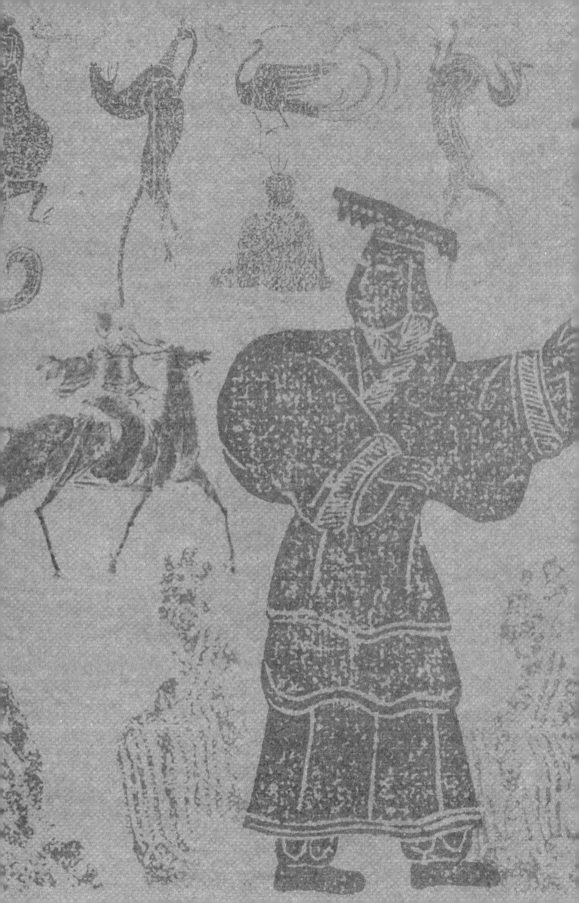

中国古医籍整理丛书

丹 台 玉 案

明·孙文胤 撰

竹剑平 欧春 金策 校注

中国中医药出版社

·北 京·

图书在版编目（CIP）数据

丹台玉案/（明）孙文胤撰；竹剑平，欧春，金策校注 .
—北京：中国中医药出版社，2016.1
（中国古医籍整理丛书）
ISBN 978 - 7 - 5132 - 3081 - 0

Ⅰ.①丹…　Ⅱ.①孙…　②竹…　③欧…　④金…　Ⅲ.
①中医学 - 临床医学 - 经验 - 中国 - 明代　Ⅳ.①R249.48

中国版本图书馆 CIP 数据核字（2016）第 007608 号

中 国 中 医 药 出 版 社 出 版
北京市朝阳区北三环东路 28 号易亨大厦 16 层
邮政编码　100013
传真　010 64405750
三河市鑫金马印装有限公司印刷
各地新华书店经销

＊

开本 710×1000　1/16　印张 25.5　字数 146 千字
2016 年 1 月第 1 版　2016 年 1 月第 1 次印刷
书　号　ISBN 978 - 7 - 5132 - 3081 - 0

＊

定价　69.00 元
网址　www.cptcm.com

前 言

中医药古籍是传承中华优秀文化的重要载体，也是中医学传承数千年的知识宝库，凝聚着中华民族特有的精神价值、思维方法、生命理论和医疗经验，不仅对于传承中医学术具有重要的历史价值，更是现代中医药科技创新和学术进步的源头和根基。保护和利用好中医药古籍，是弘扬中国优秀传统文化、传承中医学术的必由之路，事关中医药事业发展全局。

1949年以来，在政府的大力支持和推动下，开展了系统的中医药古籍整理研究。1958年，国务院科学规划委员会古籍整理出版规划小组在北京成立，负责指导全国的古籍整理出版工作。1982年，国务院古籍整理出版规划小组召开全国古籍整理出版规划会议，制定了《古籍整理出版规划（1982—1990）》，卫生部先后下达了两批200余种中医古籍整理任务，掀起了中医古籍整理研究的新高潮，对中医文化与学术的弘扬、传承和发展，发挥了极其重要的作用，产生了不可估量的深远影响。

2007年《国务院办公厅关于进一步加强古籍保护工作的意见》明确提出进一步加强古籍整理、出版和研究利用，以及

"保护为主、抢救第一、合理利用、加强管理"的方针。2009年《国务院关于扶持和促进中医药事业发展的若干意见》指出，要"开展中医药古籍普查登记，建立综合信息数据库和珍贵古籍名录，加强整理、出版、研究和利用"。《中医药创新发展规划纲要（2006—2020)》强调继承与创新并重，推动中医药传承与创新发展。

2003～2010年，国家财政多次立项支持中国中医科学院开展针对性中医药古籍抢救保护工作，在中国中医科学院图书馆设立全国唯一的行业古籍保护中心，影印抢救濒危珍本、孤本中医古籍1640余种；整理发布《中国中医古籍总目》；遴选351种孤本收入《中医古籍孤本大全》影印出版；开展了海外中医古籍目录调研和孤本回归工作，收集了11个国家和2个地区137个图书馆的240余种书目，基本摸清流失海外的中医古籍现状，确定国内失传的中医药古籍共有220种，复制出版海外所藏中医药古籍133种。2010年，国家财政部、国家中医药管理局设立"中医药古籍保护与利用能力建设项目"，资助整理400余种中医药古籍，并着眼于加强中医药古籍保护和研究机构建设，培养中医古籍整理研究的后备人才，全面提高中医药古籍保护与利用能力。

在此，国家中医药管理局成立了中医药古籍保护和利用专家组和项目办公室，专家组负责项目指导、咨询、质量把关，项目办公室负责实施过程的统筹协调。专家组成员对古籍整理研究具有丰富的经验，有的专家从事古籍整理研究长达70余年，深知中医药古籍整理研究的重要性、艰巨性与复杂性，履行职责认真务实。专家组从书目确定、版本选择、点校、注释等各方面，为项目实施提供了强有力的专业指导。老一辈专家的学术水平和智慧，是项目成功的重要保证。项目承担单位山东中医药大学、南京中医药大学、上海中医药大学、福建中医药大学、浙江省中医药研究院、陕西省中医药研究院、河南省中医药研究院、辽宁中医药大学、成都中医药大学及所在省市中医药管理部门精心组织，充分发挥区域间互补协作的优势，并得到承担项目出版工作的中国中医药出版社大力配合，全面推进中医药古籍保护与利用网络体系的构建和人才队伍建设，使一批有志于中医学术传承与古籍整理工作的人才凝聚在一起，研究队伍日益壮大，研究水平不断提高。

本着"抢救、保护、发掘、利用"的理念，该项目重点选择近60年未曾出版的重要古医籍，综合考虑所选古籍的保护价值、学术价值和实用价值。400余种中医药古籍涵盖了医经、基础理论、诊法、伤寒金匮、温病、本草、方书、内科、外科、女科、儿科、伤科、眼科、咽喉口齿、针灸推拿、养生、医案医话医论、医史、临证综合等门类，跨越唐、宋、金元、明以迄清末。全部古籍均按照项目办公室组织完成的行业标准《中医古籍整理规范》及《中医药古籍整理细则》进行整理校注，绝大多数中医药古籍是第一次校注出版，一批孤本、稿本、抄本更是首次整理面世。对一些重要学术问题的研究成果，则集中收录于各书的"校注说明"或"校注后记"中。

"既出书又出人"是本项目追求的目标。近年来，中医药古籍整理工作形势严峻，老一辈逐渐退出，新一代普遍存在整理研究古籍的经验不足、专业思想不坚定等问题，使中医古籍整理面临人才流失严重、青黄不接的局面。通过本项目实施，搭建平台，完善机制，培养队伍，提升能力，经过近5年的建设，锻炼了一批优秀人才，老中青三代齐聚一堂，有效地稳定了研究队伍，为中医药古籍整理工作的开展和中医文化与学术的传承提供必备的知识和人才储备。

本项目的实施与《中国古医籍整理丛书》的出版，对于加强中医药古籍文献研究队伍建设、建立古籍研究平台，提高古籍整理水平均具有积极的推动作用，对弘扬我国优秀传统文化，推进中医药继承创新，进一步发挥中医药服务民众的养生保健与防病治病作用将产生深远影响。

第九届、第十届全国人大常委会副委员长许嘉璐先生，国家卫生计生委副主任、国家中医药管理局局长、中华中医药学会会长王国强先生，我国著名医史文献专家、中国中医科学院马继兴先生在百忙之中为丛书作序，我们深表敬意和感谢。

由于参与校注整理工作的人员较多，水平不一，诸多方面尚未臻完善，希望专家、读者不吝赐教。

国家中医药管理局中医药古籍保护与利用能力建设项目办公室
二〇一四年十二月

许 序

　　"中医"之名立，迄今不逾百年，所以冠以"中"字者，以别于"洋"与"西"也。慎思之，明辨之，斯名之出，无奈耳，或亦时人不甘泯没而特标其犹在之举也。

　　前此，祖传医术（今世方称为"学"）绵延数千载，救民无数；华夏屡遭时疫，皆仰之以度困厄。中华民族之未如印第安遭染殖民者所携疾病而族灭者，中医之功也。

　　医兴则国兴，国强则医强。百年运衰，岂但国土肢解，五千年文明亦不得全，非遭泯灭，即蒙冤扭曲。西方医学以其捷便速效，始则为传教之利器，继则以"科学"之冕畅行于中华。中医虽为内外所夹击，斥之为蒙昧，为伪医，然四亿同胞衣食不保，得获西医之益者甚寡，中医犹为人民之所赖。虽然，中国医学日益陵替，乃不可免，势使之然也。呜呼！覆巢之下安有完卵？

　　嗣后，国家新生，中医旋即得以重振，与西医并举，探寻结合之路。今也，中华诸多文化，自民俗、礼仪、工艺、戏曲、历史、文学，以至伦理、信仰，皆渐复起，中国医学之兴乃属必然。

迄今中医犹为国家医疗系统之辅，城市尤甚。何哉？盖一则西医赖声、光、电技术而于20世纪发展极速，中医则难见其进。二则国人惊羡西医之"立竿见影"，遂以为其事事胜于中医。然西医已自觉将入绝境：其若干医法正负效应相若，甚或负远逾于正；研究医理者，渐知人乃一整体，心、身非如中世纪所认定为二对立物，且人体亦非宇宙之中心，仅为其一小单位，与宇宙万象万物息息相关。认识至此，其已向中国医学之理念"靠拢"矣，虽彼未必知中国医学何如也。唯其不知中国医理何如，纯由其实践而有所悟，益以证中国之认识人体不为伪，亦不为玄虚。然国人知此趋向者，几人？

国医欲再现宋明清高峰，成国中主流医学，则一须继承，一须创新。继承则必深研原典，激清汰浊，复吸纳西医及我藏、蒙、维、回、苗、彝诸民族医术之精华；创新之道，在于今之科技，既用其器，亦参照其道，反思己之医理，审问之，笃行之，深化之，普及之，于普及中认知人体及环境古今之异，以建成当代国医理论。欲达于斯境，或需百年欤？予恐西医既已醒悟，若加力吸收中医精粹，促中医西医深度结合，形成21世纪之新医学，届时"制高点"将在何方？国人于此转折之机，能不忧虑而奋力乎？

予所谓深研之原典，非指一二习见之书、千古权威之作；就医界整体言之，所传所承自应为医籍之全部。盖后世名医所著，乃其秉诸前人所述，总结终生行医用药经验所得，自当已成今世、后世之要籍。

盛世修典，信然。盖典籍得修，方可言传言承。虽前此50余载已启医籍整理、出版之役，惜旋即中辍。阅20载再兴整理、出版之潮，世所罕见之要籍千余部陆续问世，洋洋大观。

今复有"中医药古籍保护与利用能力建设"之工程，集九省市专家，历经五载，董理出版自唐迄清医籍，都400余种，凡中医之基础医理、伤寒、温病及各科诊治、医案医话、推拿本草，俱涵盖之。

噫！璐既知此，能不胜其悦乎？汇集刻印医籍，自古有之，然孰与今世之盛且精也！自今而后，中国医家及患者，得览斯典，当于前人益敬而畏之矣。中华民族之屡经灾难而益蕃，乃至未来之永续，端赖之也，自今以往岂可不后出转精乎？典籍既蜂出矣，余则有望于来者。

谨序。

第九届、十届全国人大常委会副委员长

许嘉璐

二〇一四年冬

王 序

　　中医学是中华民族在长期生产生活实践中，在与疾病作斗争中逐步形成并不断丰富发展的医学科学，是中国古代科学的瑰宝，为中华民族的繁衍昌盛作出了巨大贡献，对世界文明进步产生了积极影响。时至今日，中医学作为我国医学的特色和重要医药卫生资源，与西医学相互补充、相互促进、协调发展，共同担负着维护和促进人民健康的任务，已成为我国医药卫生事业的重要特征和显著优势。

　　中医药古籍在存世的中华古籍中占有相当重要的比重，不仅是中医学术传承数千年最为重要的知识载体，也是中医为中华民族繁衍昌盛发挥重要作用的历史见证。中医药典籍不仅承载着中医的学术经验，而且蕴含着中华民族优秀的思想文化，凝聚着中华民族的聪明智慧，是祖先留给我们的宝贵物质财富和精神财富。加强对中医药古籍的保护与利用，既是中医学发展的需要，也是传承中华文化的迫切要求，更是历史赋予我们的责任。

　　2010 年，国家中医药管理局启动了中医药古籍保护与利用能力建设项目。这既是传承中医药的重要工程，也是弘扬优秀民族文化的重要举措，不仅能够全面推进中医药的有效继承和创新发展，为维护人民健康做出贡献，也能够彰显中华民族的璀璨文化，为实现中华民族伟大复兴的中国梦作出贡献。

相信这项工作一定能造福当今，嘉惠后世，福泽绵长。

国家卫生与计划生育委员会副主任

国家中医药管理局局长

中华中医药学会会长

王国强

二〇一四年十二月

王序

二

马 序

　　新中国成立以来，党和国家高度重视中医药事业发展，重视古籍的保护、整理和研究工作。自1958年始，国务院先后成立了三届古籍整理出版规划小组，分别由齐燕铭、李一氓、匡亚明担任组长，主持制订了《整理和出版古籍十年规划(1962—1972)》《古籍整理出版规划（1982—1990）》《中国古籍整理出版十年规划和"八五"计划（1991—2000)》等，而第三次规划中医药古籍整理即纳入其中。1982年9月，卫生部下发《1982—1990年中医古籍整理出版规划》，1983年1月，中医古籍整理出版办公室正式成立，保证了中医古籍整理出版规划的实施。2002年2月，《国家古籍整理出版"十五"(2001—2005)重点规划》经新闻出版署和全国古籍整理出版规划领导小组批准，颁布实施。其后，又陆续制定了国家古籍整理出版"十一五"和"十二五"重点规划。国家财政多次立项支持中国中医科学院开展针对性中医药古籍抢救保护工作，文化部在中国中医科学院图书馆专门设立全国唯一的行业古籍保护中心，国家先后投入中医药古籍保护专项经费超过3000万元，影印抢救濒危珍、善、孤本中医古籍 1640 余种，开展了海外中医古籍目录调研和孤本回归工作。2010 年，国家财政部、国家中医药管理局安排国家公共卫生专项资金，设立了"中医药古籍保护与利用能力建设项目"，这是继 1982～1986 年第一批、第二批重要中医药古籍整理之后的又一次大规模古籍整理工程，重点整理新中国成立后未曾出版的重要古籍，目标是形成并普及规范的通行本、传世本。

为保证项目的顺利实施，项目组特别成立了专家组，承担咨询和技术指导，以及古籍出版之前的审定工作。专家组中的许多成员虽逾古稀之年，但老骥伏枥，孜孜不倦，不仅对项目进行宏观指导和质量把关，更重要的是通过古籍整理，以老带新，言传身教，培养一批中医药古籍整理研究的后备人才，促进了中医药古籍保护和研究机构建设，全面提升了我国中医药古籍保护与利用能力。

作为项目组顾问之一，我深感中医药古籍保护、抢救与整理工作的重要性和紧迫性，也深知传承中医药古籍整理经验任重而道远。令人欣慰的是，在项目实施过程中，我看到了老中青三代的紧密衔接，看到了大家的坚持和努力，看到了年轻一代的成长。相信中医药古籍整理工作的将来会越来越好，中医药学的发展会越来越好。

欣喜之余，以是为序。

中国中医科学院研究员

马继兴

二〇一四年十二月

校注说明

　　孙文胤，字对薇、薇甫，号在公，自称尊生主人，明代医家。研习《素问》《灵枢》《难经》，悉发古今医家论著，穷搜博讨，考故征新。行医二十余年后，孙氏遂将平生治验心得，"以济物之暇，益肆力于仲景、元素诸家之秘旨，精思剧解，汇辑成编"，名之曰《丹台玉案》，以嘉惠后学。

　　本次整理是以明崇祯十年（1637）孙氏仁寿堂刻本为底本，明崇祯十一年（1638）近圣居刻本（简称近圣居本）为主校本，清顺治十七年（1660）学余堂刻本（简称学余堂本）、清乾隆元年（1736）三乐堂刻本（简称三乐堂本）、清五凤楼刻本（简称五凤楼本）为参校本。此外，对书中引录《内经》等相关文献，必要时以相应的医籍予以他校。

　　1. 底本与校本文字不一，若显系底本错讹而校本正确者，则据校本改正或增删底本原文，并出校记；如属校本有误而底本不误者，则不校注；若难以肯定何者为是，但以校本文义较胜而有一定参考价值，或两者文字均有可取需要并存者，则出校记，说明互异之处，但不改动底本原文。

　　2. 对难读难认的字，注明读音，一般采取拼音和直音相结合的方法标明之，即拼音加同音汉字。如无对应直音，仅标拼音。

　　3. 对费解的字和词、成语、典故等，予以训释，用浅显的文句，解释其含义，力求简洁明了，避免烦琐考据。一般只注首见者，凡重出的，则不重复出注。

　　4. 繁体字、异体字、俗字直接改为通行简化字，不出注记。

5. 原书引用他人论述，特别是引用古代文献，每有剪裁省略，凡不失原意者，一般不据他书改动原文；若引文与原意有悖者，则予以校勘。

6. 全书添加现行的标点符号，以利阅读。值得说明的是，文中涉及书名加书名号。凡引用《灵枢》《素问》等篇名时，亦加书名号；书名与篇名同时引用时，用书名号，且书名与篇名间用间隔号隔开，如《素问·上古天真论》《灵枢·小针解》等。若泛言"经云""本草云"时，其"经"与"本草"不加书名号。原书引用古代文献，因其往往不是古籍原文，故引文前只用冒号而不用引号。

7. 原书为竖排版，现改为横排，故凡指方位的"右""左"，均相应地径改为"上""下"。

8. 原书目录据正文予以重新整理。

9. 在校注的基础上，撰写"校注后记"，对孙氏的生平、著述、师承关系、主要学术思想和诊治经验，以及对后世医学发展的影响等，做了详尽考证和研讨。

叙

余曾闻之，年友张君静云，今世天医瑞宿①，照耀润州②，故其地多扁鹊，人著《灵枢》，若阳之学，由斯称著也。孙君对薇，生长黄山白岳③间，其年典谒④，即囊括文雅，杰然⑤著作之林。顾久顿名场，不能展其六翮⑥，郁结致疾。拟逢异人而读异书，既乃从润州游。爰其地有金、焦、北固⑦之胜，可与诸名声往来辨诘⑧，期以参益，自疗羸瘠，固农轩之家之所以长者也。又久之，不囿师说，精理日茂，诊治多功，则我当湖之为桓谭者复招而致之，拯危济厄，一邑之人闻之矣。居数年，而家称户说，姓名达于鸳渚⑨。凡所治捷效之功，一郡之人亦

---

① 天医瑞宿：即"天医星"，民间传说中掌管疾病的星神。
② 润州：今江苏省镇江市。
③ 白岳：齐云山的古称，是中国四大道教名山，位于徽州休宁县城西十五公里处。
④ 典谒：掌管宾客请见的传达和接待事务。
⑤ 杰然：特出不凡貌。《后汉书·第五种传》："伏见故兖州刺史第五种，杰然自建。"
⑥ 六翮（hé）：鸟类双翅中的正羽。《战国策·楚策四》："奋其六翮而凌清风，飘摇乎高翔。"
⑦ 北固：山名。在今江苏省镇江市东北，三面临江，形势险要。
⑧ 辨诘：辩难诘问。
⑨ 鸳渚：鸳鸯湖，在嘉兴城南三里处，即今嘉兴南湖。

闻之矣。余昨岁会以赍俸①之役，假归禾城②，弟中诸辈语余曰：新都孙对薇，卫生神手也。近由鹦湖③僦居④甪里⑤，一郡疾疢，籍彼以医。余因是益服对薇有洞垣之识。夫医之为道，非深研无以精理，非博览无以明义。奈何庸师习便，稚年稍识药性，便释书卷而授丸汤，求其能考古经、著名论者，不少概见。又或地介穷僻，更未易遇。此吾友张西铭所咏：长安如海独无医，自一而至于十也。对薇精理明义，因病以设方，不执方以求病，宜乎在润州则名振润州，在鹦湖则名振鹦湖，在鸳渚则名振鸳渚。使其复归新都，不且名振新都也哉！兹梓其撰著之书，嘉惠来学。立论著诀，靡一不核；别门分类，靡一不详。近时东垣、丹溪而后，罕睹其匹。

余尝闻之：忘人忧者，赠以丹棘⑥；蠲人忿者，赠以青裳⑦。忧之与忿，慨之大不可者也。人之疾病盖无所可矣，顾配玉案诸方试之，则疾病霍然以起。若斯编者，真可当丹棘、

---

① 赍（jī）俸：押送俸银。
② 禾城：浙江省嘉兴市的简称。
③ 鹦湖：浙江省平湖市区东侧的东湖。
④ 僦（jiù）居：租屋而居。
⑤ 甪（lù）里：古地名。在今江苏省吴县西南。
⑥ 丹棘：萱草（忘忧草）的别名。
⑦ 青裳：合欢花的别名。

青裳之赠已！层山①美有恒之德，卜子誉可观之道。若对薇此书，固不独《礼》称大当，方亦将《易》，以为大医也哉！

时崇祯戊寅季秋朔日②赠进士第中顺大夫③应天府丞④前南京尚宝司⑤卿吏部文选考功清吏司⑥郎中⑦奉主计⑧徐石麒拜撰

① 层山：重迭的山。北魏·郦道元《水经注·滱水》："下望层山，盛若蚁蛭。"
② 朔日：农历每月的第一天，即初一。
③ 中顺大夫：文官名。明为正四品升授之阶。
④ 府丞：明代顺天、应天二府皆置府丞，为府尹副职。
⑤ 尚宝司：明官署名，掌宝玺、符牌、印章。设卿一人，正五品，少卿一人，从五品，司丞三人，正六品。
⑥ 吏部文选考功清吏司：吏部为管理文职官员的机关，下设四司：文选清吏司（掌考文职之品级及开列、考授、拣选、升调、办理月选）、验封司、稽勋司和考功司（掌文职官之处分及议叙，办理京察、大计）。
⑦ 郎中：官名，分掌各司事务，其职位仅次于尚书、侍郎、丞相的高级官员。
⑧ 主计：主管财政的官吏。

自　叙

　　予世居新都之休邑①，弱不好狭②，与群儿游，辄岸然③自远。先君子异之，诫曰：小时了了，大未必佳。盍走通都大邑，闻所未闻乎？因命往京口，谒渭阳④氏京兆⑤谈公。谈公一再发难，咨嗟称善，颇有宅相⑥之目。于时苦攻下帷⑦，日课经生业而已。久之，二竖⑧为祟，日与地之上池名哲砥摩，乃探襆⑨叩藏，则《灵枢》《内景》诸书，次第咸列。仆初翻览，苓、术之味，与帖括之苦略相当，徐乃渐入甘境，久而揣摩获中，病尽脱矣。因叹人能殚精，皆可证圣，安在农轩业不足寄志乎？遂悉发古今人论著，穷搜博讨，考故征新，即不敢望三十日而知物，三十日而见癥结。然而五运六气之征，五行⑩六腑之变，

---

　　①　休邑：今安徽省黄山市屯溪区。
　　②　狭：疑当作"狎"，戏耍。
　　③　岸然：严正或高傲貌。
　　④　渭阳：舅父的代称。
　　⑤　京兆：古都西安（长安）及其附近地区的古称。
　　⑥　宅相：语出《晋书·魏舒传》："（舒）少孤，为外家宁氏所养。宁氏起宅，相宅者云：当出贵甥。外祖母以魏氏小而慧，意谓应之。舒曰：当为外氏成此宅相。"后用为将出贵甥之典。
　　⑦　下帷：放下室内悬挂的帷幕。引申为闭门苦读。
　　⑧　二竖：语出《左传·成公十年》："公梦疾为二竖子，曰：彼良医也，惧伤我，焉逃之？其一曰：居肓之上，膏之下，若我何？医至，曰：疾不可为也，在肓之上，膏之下，攻之不可，达之不及，药不至焉，不可为也。"后用以称病魔。
　　⑨　襆（fú 袄）：包袱。
　　⑩　行：疑当作"脏"。

温凉生克之数，标本奇正之方，亦庶几管窥蠡测①，探其一斑矣。或曰：子业已成，盍少试乎？乃行之京口，所投辄治，问膏肓者踵相接也。顾予性不耐纷，大江南北之冲，邮使星轺②之过，日不暇给，心猒③苦之，于是又寓之古吴。古吴人士闲雅，林水潇散，读书谈道，地与性宜，遂寄籧庐④焉。因以济物之暇，益肆力于仲景、元素诸家之秘旨，精思剧解，汇辑成编，用公同志。昔陶弘景以《神农本草》，合杂家《别录》，铨释注名，尝言江南偏方，不周晓药石，往往纰缪⑤四百余物，予乃知东晋士大夫好服五石散，其时风气凉薄，习祖清玄，而国脉以促，弘景之言，此其验与？夫东郭迁灾善筮⑥，先人事而后说卦；北山愚公善医，先饮食而后丸剂。故秦越人察气观变，名闻诸侯，而不如其长兄、中兄，名不出闾里⑦也。读予是编者，并以斯言赠之，使贵五谷而贱金石，宝真气而陋参、芪，则枚生⑧《七发》，人自有之，亦无所用予书矣。

　　　　崇祯丁丑孟夏上浣⑨八日孙文胤对薇父⑩书于仁寿堂

　　① 管窥蠡测：管，竹管；蠡，贝壳做的瓢。从竹管里看天，用瓢测量海水。比喻对事物的观察和了解很狭窄，很片面。
　　② 星轺：使者所乘的车。亦借指使者。
　　③ 猒（yàn 厌）：古同"厌"。
　　④ 籧（qú 瞿）庐：犹言简陋房屋，用以谦称自己的住处。籧，用竹或苇编的粗席。
　　⑤ 纰缪：亦作"纰谬"，错误。《礼记·大传》："五者（治亲、报功、举贤、使能、存爱）一物纰缪，民莫得其死。"郑玄注："纰缪，犹错也。"
　　⑥ 筮：古代用蓍草及龟甲占卜吉凶的一种活动。
　　⑦ 闾里：里巷，平民聚居之处。
　　⑧ 枚生：即枚乘，字叔，西汉辞赋家，著《七发》。赋中假托楚太子有病，吴客前去探望，以互相问答的形式来痛砭当时社会上的腐败现象。
　　⑨ 上浣：指上旬。
　　⑩ 父：对有才德的男子的美称，多附缀于表字后面。

序

　　余尝谓经济莫论出处，活亿万生灵为大，而活亿万世生灵为弥①大，是故良医贤良相。先王父②暨先大人鉴此，遂薄功名而工岐、扁，究心诸书，精详考验，若饮上池，有所获，试之辄符，声名噪起。江以南，奇疴沉瘵，非两大人末③能下手。茕④民无告，则捐饵疗之。余从帙括⑤暇，亦不忌⑥箕裘⑦，颇于中探采，以是与术家言，悉知其伎俩。良楛⑧毕照，不为庸流蒙。乙丑冬，司铎⑨当湖，士子争以文相质，读《易》诵《诗》，亹亹不倦⑩，顾欲访一二异人谋养生事，缺然无闻。越岁，遇孙君对薇，与语语辄奇，试技技辄效，察以九窍，参以五脏，处虚实之分，定顺逆之节，知与斯道得三昧⑪焉。然渊源奚自？对薇寄当湖，非当湖人，生新安，长北固，北固乃宿曜①厥临，医独冠海内。对薇卜筑②在兹，应出寻常，地灵之验，信然乎？曰：否。北固岂人人对薇？人不杰，地亦不灵。对薇少而颖敏，治经史，飚③举不凡，自谓取青紫如拾芥④，竟以孱质⑤罹疴，于是弃坟典⑥，乞灵《素》《难》，以是捷⑦于国士⑧者，移于国手⑨，真不啻⑩反掌间，非仅仅恃北固灵耳。令伊道大行，转眄⑪活亿万生灵不浅，而对薇犹未满志，乃所出手披一集，俱从《灵枢》、《黄庭内景》、叔和、河间，以讫东垣、丹溪诸篇，细为删订，参以独解，生平伎俩，具在兹编。或诘⑫余曰：人问许宗胤何不著书，宗曰：人病在心意之巧，而知变脉之深趣，不可言传。孙氏兹编，无宁糟粕？余答之曰：二十年苦心，九折臂而证之，不可言传者能以言传，非孙氏不能有是书。昔葛洪抄《金匮方》百卷，《肘后急要方》四卷，亦宁好事？活亿万世生灵，对薇其有退心耶？先王父暨先大人，

① 宿曜：与中国的二十八宿相似，印度有宿曜，就是星座的意思，即指太阴所运行的白道上的二十八星座。

② 卜筑：择地建筑住宅，即定居之意。

③ 飚：同"飙"。暴风。形容声势大，速度快。

④ 取青紫如拾芥：语出《汉书·夏侯胜传》："士病不明经术；经术苟明，其取青紫如俯拾地。"青紫，时公卿服饰。此句比喻获取功名极容易。

⑤ 孱（chán）质：孱，软弱，弱小。孱质，指羸弱的身体。

⑥ 坟典：三坟、五典的并称，后转为古代典籍的通称。

⑦ 捷：及。

⑧ 国士：本指一国中最勇敢、有力量的人。后引申为一国中才能最优秀的人物。

⑨ 国手：精通某种技能（如医道、棋艺等），在所处时代达到国内该领域的最高水平。

⑩ 不啻（chì 赤）：无异于，如同。

⑪ 转眄：转眼。喻时间间短促。

⑫ 诘（jié 洁）：追问，责问。

颇称世德。余不敏，谫劣①承乏②两作吏，未审活人几许，然一片婆心，宁柔克无刚克，宁失出无失入，以副圣明如天之仁，养国家数百季元气，私心尔尔，闾闬③父老，窃为世德有根，余滋愧焉。忆孙长孺喜藏书，为楼置其上，后子孙举进士，矧④伊⑤养生之策，行而不藏乎？处胜于岁⑥，行看出胜于处，孙氏其昌于后，余言是券。

时崇祯戊寅仲秋承德郎⑦知江宁县事苕水通家⑧
侍教生⑨杨儁卿拜书于雨花之木末亭

---

① 谫（jiǎn 剪）劣：浅薄低劣。

② 承乏：古代暂任某官职时的谦称。《左传·成公二年》："摄官承乏。"

③ 闾闬（hàn 汗）：古代里巷的门。借指街坊，里巷。

④ 矧（shěn 审）：况且，何况。

⑤ 伊：文言助词。

⑥ 岁（suì 岁）：古同"岁"。

⑦ 承德郎：文散官名。金始置，正七品上。元正六品。明正六品初授承直郎，升授承德郎。清正六品概授承德郎。

⑧ 通家：世代交好之家，指两代以上彼此交谊深厚，如同一家。

⑨ 侍教生：明代后期御史对巡抚的自称，亦泛用为公卿对缙绅的自称。多用于名帖或其他书面文字中。

凡　例

集《素》《难》《灵枢》，仲景、河间、丹溪、东垣诸家等书，合为采撰，删其繁杂雷同，摘其精核简要，一言可当千万言，以便流览。

质诸贤达究心于此者，并海内同道诸名公，虚心辄访，不敢概恃臆见。

分卷为六，卷之内有类，类之中有论，论之次评脉，脉之后主方。苦心详析，庶几开卷井然。

《先天脉镜》得之异人秘授，并自胗①验，与轩岐、叔和有所不同，故另列一帙。

试之考验所中，兼于朝夕展卷细玩，静悟研思，别有所得，亦不敢尽剿成说。

是集经二十年参订考校，非敢草草饰阅。

自手录付之誊真，续付剞劂②，一一对明查改，当无讹谬。

外著《螽斯③秘宝录》，专为育嗣种子，深究精微，纂已成章，缘未遑④续校，以俟它日再镌⑤附入。

---

① 胗（zhēn 珍）：同"诊"。

② 剞劂（jī jué）：雕板，刻印。

③ 螽（zhōng 钟）斯：此指《诗经》中《国风周南》的第五篇，是先民祈求多子而唱的民歌。此喻为"求子"之意。

④ 遑（huáng 皇）：闲暇。

⑤ 镌（juān 捐）：雕刻。

目 录

卷之二

卷之五

卷之一

先天脉镜①

叙

夫测意在声气之微，幻矣，即究诘感因，亦臆揣耳。若以三指叩五脏，尤在意揣外，轩岐暨叔和已发玄妙，而戴氏②尚有《刊误》之辨，盖慎之也。余不敏，敢附赘疣，顾所得异人秘授，兼之诊候验证参考，更与先天有三昧焉，岂云超轶先圣贤，而实有阐先圣贤所未泄者？是亦一画之系，九畴③之衍，奚忍私之！敬公同志，以参所未逮。

尊生主人孙文胤谨识

论 云

夫脉之胃气者，何气也？一阳之气升于土中者是也，为先天之气，物之所赖以生者，此也，而人不自知，不自见。故在脉中，指下难取形状，便是胃气；但可以形状拟，便是六淫之气也。昔人以和缓拟之，吾以口中吹出重气拟之，又以软而滑者拟之，此亦无可拟之中，而强拟其略相似者以示人也。

夫诊脉下指之时，须观胃气为主，若此部得其中和，则此部无病。或云独大者病，独小者病，此言犹未尽善。譬若寸关

---

① 先天脉镜：原无，据目录补。
② 戴氏：元·戴起宗，撰《脉诀刊误》。
③ 九畴：畴，类。指传说中天帝赐给禹治理天下的九类大法，即《洛书》。后泛指治理天下的大法。

尺三部，有二部皆受热邪，则二部洪盛而一部独小者，得其中也。今若以小者配大者，不去凉二部之热，而反来温一部之寒，吾恐如抱薪救火，而反伤其一部中和之体，可不损人之天年者矣。故当以胃气为主者是也。

夫诊脉法，固以胃气为主，而胃气之取法，前言备之矣。乃指下浑浑缓缓，无形之可碍者是也，但觉有形，便是六淫阻滞，就可认之为病脉也。须大小缓急不同，乃六淫之体性有不同耳，自与中和胃气大相悬隔。苟若以邪为无形，则气血以自通畅流行，乃正气而非邪气，何病之有哉！既言为邪，必有形也，但在人察识之力，体认之真，以何经用何药而不眩，而或二或三之真见真知。而在阳分者而用阳分之药，血分者而用血分之药，浮沉不失，升降无差，轩岐之旨斯得矣。又云一阳一阴之谓道，偏阴偏阳之谓病，信哉言乎！此论当与后篇"病在中不实不坚论"兼者。

夫诊脉之时，须要澄心静虑，一毫事务不可杂扰，然又调停息气。初下指必须轻手于皮毛之间，消息其所以然也；次以按至血脉，消息其所以然；三按至肌肉之分，消息其所以然；四又按至筋之分，消息其所以然；五又按至骨之分，消息其所以然。此五等消息之方，得其详也。盖皮毛，肺之分，阳中之阳也，其形如此；血脉之分，阳中之阴也，其形如此；肌肉，脾之分，胃气分也；筋乃肝之分，阴中之阳是也，其形如此；骨乃肾之分，阴中之阴是也，其形如此。

夫一部之中五行具焉，五行之中阴阳分焉，阴阳之间胃气存焉。其胃气若桃李核中之仁，分之两片，两片之中有穿一线，其线即胃气也。所赖以生生之机者，此也；所赖以为化化之妙者，此也。

夫六部须各具五行之性，莫不由阴阳分来。若火邪乃五行之一也，总以一而言之，施运兼备，即为太极也。有表有里，即为阴阳两仪也；表中有里，里中有表，即为四象也。其土气于四象无不在，何也？如《河图》之土，五数焉。天一生水，地六成之，一得五而成六也；地二生火，天七成之，二得五而成七也。至于三、四皆由得五而方成八、九也，此土之数，所以于四时无不在也。其阴阳五行之定位如此。

其脉之有病者何也？惟欲其无太过、无不及。各得其性而已。假如部之属木者，于时为春，万物于此畅茂条达，萌芽甲拆①，此部必得软滑而长，如万物之在春者，方得木之体也，外此或短而涩，燥淫伤也；或平而渗，湿淫伤也；或微而滞，寒淫伤也；或浮而弦，风淫伤也；或洪而盛，热淫伤也；或尖而数，火淫伤也，至于六淫合伤，五运害制，斯又在人察识之力耳，木须如此，火、土、金、水何也？如火也，于时为夏，万物莫不盛茂，张布施发，此部必得微洪而大，如万物之在夏也，方得火之体也，外此皆为病矣。金也，于时为秋，万物莫不完聚，收敛而实，此部必得清肃而浮，如万物之在秋也，方得金之体也，外此则皆为病。水也，于时为冬，万物莫不归藏，安静潜伏，此部必得沉细而实，如万物之在冬也，方得水之体也，外此太过、不及皆为病矣。至于土者，惟以和缓安静，且三焦包络之火，非心火之比，游行于天地之间，惟以滑数流利。前体若此者，乃本来自然之性，以知消息处治之道。但恐智者过之，愚者不及，难以造斯道之精耳。

---

① 甲拆：亦作"甲坼"。谓草木发芽时种子外皮裂开。《易·解》："天地解而雷雨作，雷雨作而百果草木皆甲坼。"孔颖达疏："雷雨既作，百果草木皆孚甲开坼，莫不解散也。"

前云五行之性如此，亦惟以在经者言耳，而络脉之分布，此又不可不知也。络者与经之何异？盖经犹木之有根，而络犹木之有枝也。枝若有伤，于根何预？是以络须病，而经不病者有之。既以察其经矣，又当察其络，察络之方又不易也。又云大干者走经，旁枝者走络，甚是至理，在人详辩，升降浮沉而用之耳。譬若天地为经，日月星辰为络。人脉之直行者为经，傍发者为络。是以生疮疖于手足，或积块于身旁，必察络而后知其病之所在也。此图略载以示大端，后当详论。前论备而未详，尚有输、孙两手络图，两手须左右不同，络脉为病，大同小异。

右手经络图形

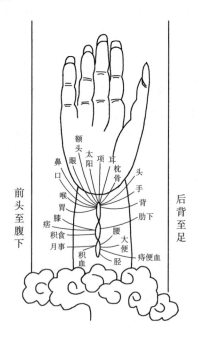

左手经络图形

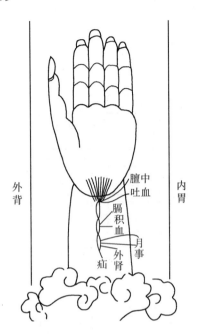

外背　膻中　吐血　膈　积血　月事　外肾　疝　内胃

五脏外发见之图

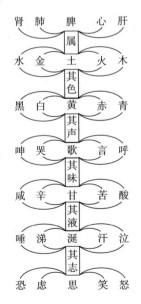

肾　肺　脾　心　肝
属
水　金　土　火　木
其色
黑　白　黄　赤　青
其声
呻　哭　歌　言　呼
其味
咸　辛　甘　苦　酸
其液
唾　涕　涎　汗　泣
其志
恐　虑　思　笑　怒

如病人面青，或好呼，或喜酸，或泣，或怒，数内有一见于外者，知其肝经受病也。余脏仿此而推之。

五脏外应之图

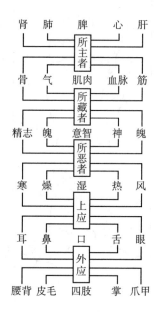

《内经》曰：上竟①上者，喉咙及头间事也；下竟下者，后腰及足胫间事也。前以候前，后以候后。左寸外以候心，内以候膻中；左关外以候肝，内以候膈。左尺外以候肾，内以候膀胱。右寸外以候肺喉，内以候膈；右关内胃外脾，右尺内以命门，外以候三焦。

前图所载部位络脉，若此部此络有病脉，则主此处有病，毫发不差，但审六气，知其作何病为异耳。前说须是一家传受看病认证，亦有似是而非，但以输、孙脉分来，无不详备者。

夫六淫之邪，皆阴阳二气推迁，相代太过、不及而成，此

---

① 竟：原作"境"，据《素问·脉要精微论》改。下皆同。

六邪也。阳中之阴则为风，阳中之阳则为热，阴中之阳则为燥，阴中之阴则为寒。而火乃三焦包络之部，为发生之本始，气血之父母；土乃脾胃之分，无所不该，故难定位。但脉中有外寒而内热，有外热而内寒，彼此相制而不得其自然，以致病相隐伏于其中，实不外乎阴阳升降之性也。故用药者，当知升降阴阳为主。

夫治六邪之药佐之，而六淫之邪非外来物也。然人之一身，本乎六气而成，十二经络之中不可无一气也。但各不安其位，或太过、不及，于是僭杂①则为病耳。而天地之所以为天地者，亦不外此六气，相代以为造化之机也。

论六淫之邪浮越起于上，而得按入里便不相似者，风也，百病不离乎风。迟滞微虚者寒也，尖而数者火也，洪而盛者热也，平阔而渗者湿也，细而涩者燥也。或独至，或兼来，在人体认，如地理之辨星辰，头同而脚异者。

阳邪在表，自得发散之体，如甑②上热气，烘烘上升，四围无约束之状也，乃阳气自旺。本部如此者，当伏以降之。

阴邪在表，自得涩滞之体，如煎银将化，面上有鉛③盖覆不开也，乃阴乘阳也。如此当发之、散之、升之、举之，阴有形而阳无质者，此也。

论人身之中，惟阴阳二气而已，阴在内，阳之守；阳在外，阴之使也。阴须在内而根于外阳之下，阳须在外而根内阴之上，

---

① 僭（jiàn 建）杂：谓下者犯上，混乱失序。《后汉书·赵咨传》："至于战国，渐至颓陵，法度衰毁，上下僭杂。"

② 甑（zèng 赠）：古代炊具，底部有许多透蒸汽的小孔，放在隔上蒸煮食物。

③ 鉛：疑作"脂"。

故曰阴根阳、阳根阴也。是以脉中，表须属阳，以活动为其体性，而犹有静顺之阴在内；里须属阴，以静顺为其体性，而犹有活动之阳在中，如此乃两得相依倚也。或表脉惟散尖洪大，里脉惟蹇迟细小，乃阴阳相拒而不相和。各盛于本位。当以药之气味轻清者，收敛表阳，使根于内；又以气味俱厚者，温和里阴，使根于外。又或有表涩下而里冲上者，在外为阳气不升，在内为阴火冲发，此常情多有也。当升表之阳气，降里之阴火。亦有表蹇涩而里洪数者，亦有阴乘阳、阳乘阴也，当升发之，当升降之。其治法脉法之纲，不过如此。其中或兼五运六气之邪，或有积聚成痰，此又在人所择药味治之而已，而阴阳之理不能离也。

论人身中，惟阴血阳气而已，贵乎不可有偏胜也，一有偏胜，皆为病矣。胜轻则病轻，胜重则病重，至日久则病愈胜，微者愈微，渐至孤阴孤阳，是皆死也。脉若孤阳，死在春夏之日中；脉若①孤阴，死在秋冬之夜半。所谓孤阳不生，孤阴不成，何也？盖阳无阴则散漫不能收敛，阳之所倚者阴也；阴无阳则翕聚不能发散，阴之所倚者阳也。观之天傍地，地傍天，天地自相倚杖，而人则可见矣。

论阴阳之性：阴之性静，阳之性动；阴之性收，阳之性散；阴之性降，阳之性升；阴之性沉，阳之性浮；阴之性迟，阳之性数；阴之体平，阳之体尖；阴之性横，阳之性直；阴之性成，阳之性生；阴之性杀，阳之性长；阴之性内，阳之性外；阴之体弱，阳之体强；阴之体浊，阳之体清；阴之味咸，阳之味辛；阴之味苦，阳之味甘；阴之气凉，阳之气温；阴之气寒，阳之

---

① 若：原作"在"，据上句文例改。

气热；阴之体润，阳之体燥；阴之体扁，阳之体圆；阴之体短，阳之体长；阴之体有形，阳之体有质。此阴阳形质之大道也。

论阴阳升降之道：其阳上升，非在阳分而复上升，乃阴极阳生之道，阳自阴分上升至阳分耳；阴下降，非在阴分而复下降，乃阳极阴生之道，阴自阳分下降至阴分耳。故曰：天阴自上而降地，天晴自下而上升。正此意也。又曰：地气上而为云，天气下而为雨。

论阳性无不发散，阴性无不收敛。阳性发散，散何物？不过发散乎阴耳，非外有物与阳发散也；阴性收敛，敛何物？不过收敛乎阳耳，非外又有物与阴收敛也，或有阳收敛、阴发散者，乃阳中之阴收敛，阴中之阳发散耳，而阴阳之性，未尝先也。

论六淫之邪，性有浮起升散者，有沉平降敛者，所风热火者，其性属阳，本乎天者亲上，其来必浮起升散；寒湿燥者，其性属阴，本乎地者亲下，其来必沉下降敛。但各得其位，受胃气之所养，升降浮沉得遂其性，则为天地推迁运化之气耳，何病之有哉！一不如此，则阳去乘阴，阴去乘阳，则阴阳不和。各先其职。故性相倚仗者，而变为相形者矣，渐必至于阳微阴胜，阴微阳胜。感则阴去阳难独守，阳去阴难独存，常道值此，大变可立待矣。

论升降浮沉，在脉中贵在平和，但浮沉若夏冬二时，寒热至此极矣，极则改常，然或有生者，犹未至于极也。升降者，若春秋寒热未极之时也，或升降不得其平则病见矣，察病之道亦惟以此。若前寒热浮沉之极，则阴孤阳寡，固不必治，而亦不能治也。

夫治病者，主脉不及，治之宜缓；客邪居之，治之宜急，药性分两不可惑也。

夫三阳之表，有邪当汗，其汗宜急；三阳之里，有邪当下，其下宜缓，三阴之表，有邪当汗，其汗宜缓；三阴之里，有邪当下，其下宜急。阳之表乃里之表，无形经络受病，故宜大发其汗；阳之里乃表之里，有形经络受邪，故宜利小便、下大便；阴之表乃里之表也，亦为经络受病，故宜清形以为汗；阴之里乃里之里也，实为有形经络受邪，故宜大便下之。何也？盖表乃阳之分也，阳性本浮之客，塞滞阴邪，故宜发散，以顺其阳之性；里乃阴分也，阴性本沉降之客，洪数阳邪，故宜利下，以顺遂阴之性也。升降浮沉，治法须异，不过顺阴阳之性而利导之耳。外是失之，皆为穿凿，所以智者恶其凿也。

夫治肿毒初得，宜发汗，亦以其所得未深，在无形经络；久则宜下，以其渐进入里也，在有形经络中矣。其所谓脓成而补者，以其邪热已定，正气已被所伤，故补其气血之不足，非补邪也。观此杂病皆与伤寒治法同，今人以为不同，是不知阴阳之理也。

夫十二经在三阳，外无不主，内有所受者，受水谷传糟粕也；在三阴，内无所受，外有所主者，皮毛、血脉、肌肉、筋骨耳。用药主治者，在所当知。夫胞络者，本三焦之配也，今人惟以命门为三焦之配，不知十二经惟有胞络之名，今弃胞络而不言者，惑之甚也。吾故以三焦为气之父，其性轻清居上；命门为液之祖，较之于吾①，则有形质矣。故次三焦之下，胞络为血之母全属阴矣。故此于命门之下，是以为父、为祖、为母，皆生生之原，不得不同居于一部也。但当以气质而论其清

---

① 吾：据文义疑为"气"。

浊，以定其上中下之位次可也，若经所谓审清浊而知部分欤。

夫结滞积聚，多属阴脉，何也？盖阴性收敛，向实归之意。若阳性则主发散冲开，何积聚之有！所以经云：阴搏阳别，是名有妊，亦以阴脉成聚，完结之意也。是以有妊之妇得阳脉来，便主落胎。阳化气，阴成形，天地生成之功用也。又云：血旺气衰应有体。正此意也。

夫小儿痘疹，惟其右尺相火，熬煎左尺肾水，以致肾水逆克心火，乃一定之病机也。若水胜则阴胜，其痘必主气虚不能发起，故以助阳发表之药为主；若火胜则阳胜，其痘必主血虚，其气之发，无所盖覆，必难成浆，渐至干枯，又以敛表之药为主。愚按：风热相兼，惟治热为主，佐以收药；风寒热相兼，惟治风为主，佐以温药之论，大概在人消息之耳。

论人身有十二经络，统之五运六气而已，运气又不可执一也。总之者，惟一阳一阴，人能自运气而推其阴阳之理，则轩岐脉针之旨得之矣；自阴阳而根究其无极之妙，则浮沉升降之化得之矣。学者不肯溯流穷源，而惟限于《局方》之习，终于《局方》而已，其不枉人之天年者得乎？

论人身之胃气，乃先天之炁，前以言之矣。但此气在人身少而壮，由此气以渐而成也。人之大小、强弱、寿夭，皆由得此炁之厚薄耳。运用之尽，则有死而已。所以能养之士，固守此炁，而不使丧耳，亦不能外有所增益也。又云：能延年者，如烛在风中则不耐久，移在密室之中则所差远矣。是以常人惟损之，志人固守之。

论胃气在人之脉固滑而和，本是，或有邪淫之来，此脉浑然在中，邪淫日久，此气残伤，残伤至尽，生气殄①矣。所以人须病，而脉犹有胃气者可医，无则不能治也。故诊之时，既是邪脉，犹当表里之中寻取胃气也。此脉但可被邪脉伤，终不与邪脉混，故当审察分看，不可茫茫然无杂别也。人能知此医理，斯过半矣。

论大肠脉自外而下降，三焦脉自内而上升，小肠脉自内而下降，膀胱脉自外而上升。故《内经》云：天阴自上而降，地阳自下而升。是此意也。

详 论

论前载六淫之气来应指下，必有太过、不及之形也，倘六脉不实不坚，且散且聚，而症却在中，此无形而有病也。殊不知人身有六气、有五运，既无六气有余之邪，则必属五运不足之邪矣。若岐伯所谓无积者求其藏，虚者补之，药以却之，食以随之，行水渍之，和其中外，可使毕已之谓欤。邪已退，正未复，此意也，兼前论看。

论寒热交争者，何也？盖阴外乘阳，阳与阴争此言寸也，或阳乘阴，阴与阳争此言尺也，于是寒热作也，其寒热即阴阳之气也。或表脉见迟滞蹇涩，或里脉弦数动滑，皆主作寒热也。司治者，在表阴邪当升发，以复其阳之性；在里阳邪当降敛，以复其阴之性。阴阳得位，于寒热何争之有！若夫阳分洪数，或阴分蹇涩，此乃偏胜之脉，惟寒惟热而已，不至于寒热争也。又有阳去乘阴，阴不能与阳争，是阳独胜也，惟主热而已；又有阴去乘阳，阳不能与阴争，是阴独胜也，亦惟主寒而已。三等理论，在所当知。

---

① 殄（tiǎn 舔）：断绝，竭尽。《说文》："殄，尽也。"

论寒热之客于人身也，寒邪多自皮毛而入筋骨，热邪自筋骨而出皮毛。故曰：寒自外入，热自内出。如是观之，天阴自上而降地，地阳自下而上升，其理盖可见矣。

论表脉乃尖之尖者，若稍平来，则似里脉之体，风寒、风湿是也；里脉若尖，则反似表脉，燥火之体也。

论脉尖数在上为阳，平阔在下为阴，此常人之平脉也。或微有尖数在下，而不见平阔之体，此阳极也，当下之；或微有平阔在上，而不见尖数之体，此阴胜也，当升之。此篇当前论看。

论人身之筋，过热则纵，过寒则缩。纵则痿缓，缩则疼痛。或有痿、疼痛悉备者，因受湿热，而大筋弛长、小筋软短之谓也。

论人之病出于六淫之邪，实不外乎四时寒热温凉之气，此脉须辨升降浮沉，而以六淫参之，斯得病情矣。因以用药，无不动也。

师云：风淫之邪，无晴不有，若风湿、风燥、风热、风火、风寒之类。若三者兼来，如风寒湿、风湿热类也，故前云百病不离乎风。一日问师云：水风在脉何以认？答曰：须与湿相似，而略有不同，如野马①氤氲之意。以师言度，乃浑浑不清之体。

论凡知病处法，亦有一大理也。心肾二部，上至顶巅，下至足心，若子午上下之中正也。肝若天三生木，属左也；肺若地四生金，属右也。脾土虽属于右，而实在中多；三焦相火虽属于左，而亦寄膻中也。

---

① 野马：指野外蒸腾的水气。《庄子·逍遥游》："野马也，尘埃也。生物之以息相吹也。"郭象注："野马者，游气也。"

论用药之法，譬若心脏大热，肾脏大寒，此乃阴阳各盛本位也，当凉阳分之热，温阴分之寒，上呼下痓①者方是，予意以黄连之类凉心，桂、附之类温肾。师云不可也，黄连固是，而桂、附不宜用，恐反助阳火矣。惟以泽泻泻肾之寒，则脉自转平和。

论药味之甘者上行而发，苦味直行下泄，二味更相平也；辛味横行而散，酸味收而来敛，二味更相平也；又若苦能坚软，咸能软坚，二味少相反也。须然二味相兼，则以重者论，则轻者又难为主矣。

论脉中有输、有经、有络、有孙，四端纵横错综，方成人形。输者，乃气助行，无有定体，若人生之初，可善可恶也，是以偏胜之气，而居处于饮食之间，稍得调之，则无有矣。

经脉者，乃此气行来，已有着实定体，如人之生，习学已成，善则善，恶则恶，至此病端定已，可施医药调养之力也。生死在此分，安危在此判。

络脉者，得之各经受来，若经中元气、谷气充盛，不为所因，间有发于络脉，为病之小者，无关人之生死矣。

孙脉者，则又受之络，为有小节之刺可以治，可以无治，可以外用敷贴而愈矣。其脉之在人手也，其行直经也，其行横络也，其行亦横孙也。一横一直，无少差也，譬若天地逆行之序焉。

输脉者，若一输者，输气至于经也；经者，总而经理者也。如寸关尺三部，表里分之两手，共十二经也。络者，络分四旁也；孙者，又络之分布出也。予曾得大肠风燥，病痔下血，须

① 痓（qiè 怯）：同"怯"。

不常见，其根常在，自察其脉，右手得浮弦小涩，挨在输脉之分，久治未愈。师云：此乃热被寒郁，在输而不得达于经也。据脉言，乃寒火之类，故以荆芥苦温之药主之，加以薄荷、苏叶，又以贝母行滞气，其荆芥能传送五脏，乃使输脉发行至经，其味苦能降火，湿能散寒，以之主治，恰是至当。学者宜以此知彼，扩而充之可也。

　　凡有人求治于予者，不可因贫富而异其心，当潜心察脉，辨色验症，惟图愈疾为主，不可轻易求其了事而已。常闻古人云：得失之中增见识，亦为吾之一小试可也。苟以谩心乘之，非惟无益于彼，抑且有失已之初心矣。又云：才放肆则就放荡。五谷不熟，不如美草。日流污下，何能登轩岐之堂而为当世之司命也。

诊脉捷要歌

浮紧弦迟属风寒，升之散之气自完。

弦数浮洪风热认，药用收降病自安。

浮弦小涩如丝线，风燥药宜降润施。

浮而平渗来归指，风湿升散加参主。

小涩无力寒燥伤，温润之药端可与。

洪盛而涩乃燥热，降药润药当急取。

平润革迟为寒湿，升燥之药为第一。

渗阔洪数为湿热，苦寒药饵宜用急。

枯涩小涩乃火燥，滋润之药用之可。

数而无力寒火观，甘补温药俱勿少。

数而有力热火功，苦寒之药正相同。

亦有湿盛火俱下，寒火之脉认宜真。

有见表滞里表实，此脉莫把热认之。

分明寒郁热难发，发散寒邪热自驱。

又有表数里无力，阴盛格阳正此期。

温内更加敛表药，阴阳和时脉自如。

积滞之脉自沉伏，流注如珠或结芤。

血积有形按不散，气积按有寻却无。

按滑如苔名痰积，食积惟在右关系。

气口紧盛食积新，关若伏兮食多日。

食不下兮气口滑，食不化兮气口滞。

大凡痛脉多属阴，阳脉即散痛难成。

亦有火热来作痛，外由阴郁故来侵。

照脉玄窍诀

夫人身之有五脏六腑，俱静而不能自动。惟脾一脏，时时能动，磨掣水谷，以司变化。故五脏六腑之系于脾者，由万物禀育于土也。若脾有病，则不能以养百脉。凡各脏有病，或各腑有病，亦不能不干累于脾。凡各脏腑有病，内则病气干于脾之脏，外有脉气见于脾之部。故有诸中必形诸外，形诸外则有所据，是以看脾为之关钥①。凡诊脉稍有疑难，随将脾部下指，看是甚体真切，一照即知病脉见于某部，遂将这部移指去寻。又当体认十八脉状，响应如神，世莫知此，实玄窍也。照法参究，抄录于后。

---

① 关钥：犹关键。

右手表里图形

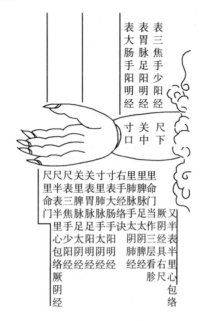

表大肠手阳明经　表胃脉足阳明经　表三焦手少阳经

寸口　关中　尺下

尺里命门半表里心包络厥阴经
尺半表三焦脉手少阳经
尺里三焦脉足太阴经
关表胃脉足阳明经
关里肺脉手太阴经
寸表大肠脉手阳明经
右手肺大肠络手决阴太阴肺经络
里脾脉足太阴经具右尺膈看
里命门厥阴经
又半表半里心包络

左手表里图形

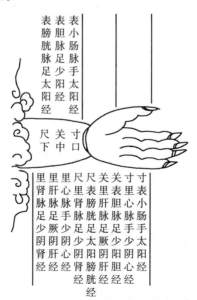

表膀胱脉足太阳经　表胆脉足少阳经　表小肠脉手太阳经

尺下　关中　寸口

里肾脉足少阴肾经
里肝脉足厥阴肝经
里心脉手少阴心经
尺里膀胱脉足太阳膀胱经
尺表肾脉足少阴肾经
关里肝脉足厥阴肝经
关表胆脉足少阳胆经
寸里心脉手少阴心经
寸表小肠脉手太阳经

详症脉照图

假如，经脉者，若十二月也；络脉者，若三百六十日也，

孙脉者，若四千三百二十时也，人亦如一小天地，于此则可见矣。

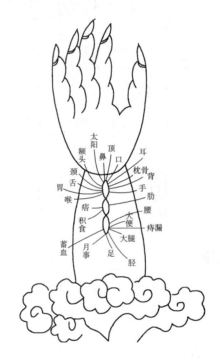

输经络孙图

经孙直，输络横。

照脉口诀

脾经见浮脉，其病受在肺与大肠经其肺与大肠相表里。

见芤脉，其病受在五脏，与六腑无干其五脏属阴，心肝脾肺肾也。

见滑脉，其病受在肺与胃二经。

见实脉，其病受在心与小肠。

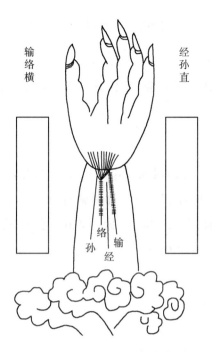

输络横   经孙直

络 输
孙 经

见弦脉，其病受在肝与胆二经。

见紧脉，其病受在膀胱一经。

见洪脉，其病受在心与膀胱、肾三经。

见微脉，其病受在三焦、命门。

见沉脉，其病受在肾一经。

见缓脉，其病受在本经之脉也若太缓太急，其病在胃经。

见涩脉，其病受在肺与肾。

见濡脉，其病受在膀胱一经。

见弱脉，其病受在肾与命门。

见迟脉，其病受在大肠一经。

见伏脉，其病受在三道之内气道、血道、津液道，女人受在命门。

见虚脉，其病受在心包络其数脉六部未尝缺也。

若诸部俱无犯，成病脉，单在脾经见，又作脾经受病。

三焦照六腑

六脏受病处，脉形疑似不明，三焦照之相同、相似即是无差。

脾照五脏

五脏受病处，脉形疑似不明，以脾照之相同、相似无差。

脾见浮脉，肺亦有浮脉，即断肺有风。

三焦见浮脉，大肠亦有浮脉，即断大肠有风。

脾见芤脉，五脏相应，与三焦无干。

脾见滑，肺亦滑。

三焦见滑脉，胃亦滑。

脾见实脉，心亦实。

三焦见实脉，小肠亦实。

脾见弦脉，肝亦弦。

三焦见弦脉，胆亦弦。

脾见紧脉，肾亦紧。

脾见洪脉，心亦洪。

三焦见洪脉，小肠亦洪。

十八脉形歌

浮洪濡虚是扁脉，圆脉芤滑实沉迟。

尖脉惟有细一样，长脉数紧并弦微。

缓弱涩伏皆长类，十八脉形细认知。

五运体性

圆、扁、尖、长，乃金、水、火、木之体。金之形圆，水之形扁，火之形尖，木之形长，四者本来自然之体，而岂无体耶！各旺四时，中和之体也，乃土之体也。圆形中和，乃圆形内有土体也；扁形中和，乃扁形之内有土也，而尖长皆然。所谓土旺四时，无不在也。四者之体固如此，而升降浮沉，人为四者之性。急为木之性，聚为金之性，渗为水之性。亦道《易》① 云：本乎天者亲上，本乎地者亲下，意同。

其各部中，当认天阳地阴，乃天地自然之本体。若地阴居上，而天阳在下，而阴郁阳当，以散其阴邪，而复其天阳矣。

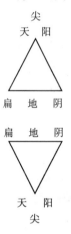

六气合来为邪脉

以上六脉，下部脐至腿足止，中部胸至脐止，上部首脑至背胸止。

论三部脉，先定阴阳与太过、不及。

---

① 易：《易经·乾卦九五》。

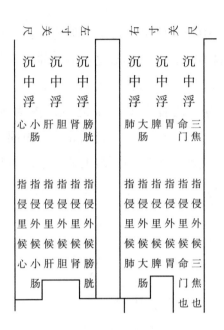

左手太过脉

左尺脉浮主肾，其脉上至关部，下不及尺，乃为阳是太过也。主肾虚冷，定令人怯弱，腰脊强，恶寒，足胯疼痛。

左关脉主肝，上至寸口，下不应指，乃为阳太过也。主目暗，筋疼，多怒。缘肝属木，岂无根而有枝叶？

左寸脉主心，其脉上至鱼际，下不应指，是阳有余，为太过也。主心怔忡，梦多旧事，多忘。缘心属火，合当离明，不当太过。

右手太过脉

右尺部主命门，其脉上至关部，下不及尺，是阳有余，乃太过也。主遗精多梦，思交过度，经水白浊，脱肛战栗。缘命门主藏精，不合，精液如水流。

右关部主脾，其脉上至寸口，下不守关，阳有余，乃为太过。主面黄，眼泡浮肿，贪睡懒动，四肢倦怠。缘脾主中央，尺当安宁，不宜动。

右寸脉主肺，上至鱼际，下不及关，是阳有余，乃太过。主气短身瘦，咳吐稠浓，时如疟状。缘肺①属金，四季多浮如毛。

左手不及脉诀

左寸脉主心，其脉下至关上，上不守寸，是阴不及也。主谵语乱言，目内生花，常不识人。缘心属火，火当炎上，不当消灭。

左关脉主肝，下至尺上，上不守关，是为阴，乃不及也。主怒多口舌，眼赤，目内生翳障，泪多流滴。

左尺脉至肾，其脉上不及关，下不应指，是为阴，乃不及也。主小便频数，腰如带石不可动侧，呻吟。缘肾属水，当溢满，不合枯少。

右手不及脉诀

右寸脉主肺，其脉流下至关，上不及气口，是为阴，乃不及也。主气短，胸胁哽闷，咳嗽吐痰，身体瘦削。缘肺属金，四季多浮。

右关脉主脾，其脉流下至尺，上不守关，是为阴，乃不及也。主腹痛肠鸣，口舌饮食不纳，思甜口臭。缘脾主中央，只当安守。

右尺脉主命门，其脉上不应指，下至命门，是不及也。主小腹阵痛，膀胱偏坠，小便赤少，足膝腿疼，女子则血脉不通，五心烦热，黄瘦。缘命门主藏精，合当溢少，不可枯少。

凡尺脉上不至关为阴绝，寸脉下不至关为阳绝，阴阳相绝，人何所依？盖脉太过、不及，皆有疾患而作焉《脉镜》终。

---

① 缘肺：原无，依上下文例补。

调摄养生计一十六款

夫治疴犹治国，然国有政，所以调其元气，防其残害。抱疴者而不谋夫调之、防之者，鲜不灭裂矣。故录调摄最要者十有六，以为却病者司南云。

却　妄

彼妄想者，名为客尘。而我真神，原不妄行。悠忽八极，神飞杳冥。真元几何，堪此淫骋？

远　色

脂干灯尽，汲频水竭。物理固然，匪云妄说。皓齿蛾眉，是吾勾牒①。伐性斧斤，永宜简节。

贵　达

静坐观空，皆为幻景。死生大事，蝶梦泡影。达者视之，千古一瞬。何与天真，日用凛凛②。

调　息

身中坎离③，即在土釜。不向天边，别寻子午④。取彼铅龙，益我汞虎。炼炁归神，还吾真府。

除　烦

无明为障，莫大烦恼。种种多碍，自性明了。肝木上炎，

---

① 勾牒（dié 蝶）：拘票。勾，勾销；牒，文书，证件。

② 凛凛：恐惧貌。

③ 坎离：本为《周易》的两卦，后以“坎”借指阴精，以“离”借指阳气。

④ 子午：指南北。古人以“子”为正北，以“午”为正南。

如焚如燎。矧此沉疴，识之宜早。

节 食

五经环列，土位中都。病从口入，昔有良谟①。过饱脾怯，食多胃浮。不节则嗟，是则谁辜？

慎 劳

乾静故专，坤静故翕。人身二气，惟休乃逸。如彼劳薪，燃之犹急。筋骨日瘁，安有余息？

酌 饮

曲台糟丘②，滥肠狂药。无量不乱③，至人斯乐。溺④则精挠，湎⑤则神索⑥。知止弗殆，是在自酌。

惩 忿

怒气属肝，过并伤肺。冲冠裂眦，忽发难制。炎炎隆隆，天君⑦狂吠。克之弗力，胡以息气？

守 口

古人有训，守口如瓶。匪第⑧蓄德，亦以尊生。多言耗气，

---

① 良谟：良谋。晋·卢谌《赠刘琨》诗："弼谐靡成，良谟莫陈。"谟，《文选》作"谋"。
② 糟丘：积糟成丘。极言酿酒之多，沉湎之甚。
③ 无量不乱：语本《论语·乡党》："惟酒无量不及乱。"
④ 溺：沉迷不悟。
⑤ 湎（miǎn 免）：沉溺，耽于。
⑥ 索：离散。汉·王充《论衡·问孔》："如自知未足，倦极昼寝，是精神索也。"
⑦ 天君：旧谓心为思维器官，称心为天君。
⑧ 第：不只是。

谩语摇心。渊然①静默，抱寂凝真。

防 感

邪气乘虚，风寒袭逆。荣卫稍疏，感辄易入。譬犹劲敌，有间则突。慎之慎之，宜固吾镯②。

去 疑

弓影非蛇，蕉梦岂鹿③。境因疑生，致此成郁。忽二忽三，茫无定局。涣然冰消，乃慊④幽独。

破 拘

神圆则融，脉胶则括⑤。抱此沉忧，天机宜活。潇然散步，洒然独乐。解挛释拘，生意灼灼。

寡 交

伐木丁丁⑥，友生是求。值此烦疴，艰厥⑦应酬。静处一室，可以优游。何用往还，频如马牛。

自 贵

吾性吾命，吾爱吾真。彼苍畀⑧我，肩荷匪轻。百尔⑨调

---

① 渊然：深沉貌，沉默不语。
② 镯（jué 绝）：本义指箱子上安锁的环状纽，此处喻指人身之枢要。《庄子·胠箧》篇："固扃镯。"注："镯，纽也。"
③ 蕉梦岂鹿：蕉梦鹿，典出《列子·周穆王》，比喻虚幻恍忽、犹如梦境。宋·辛弃疾《水调歌头·再用韵呈南涧》词："笑年来，蕉鹿梦，画蛇杯。"
④ 慊（qiàn 欠）：怨恨，不满。《集韵》："慊，意不满也。"
⑤ 括：约束，束缚。《孔丛子》："以礼括其君。"
⑥ 丁（zhēng 争）丁：象声词，状伐木之声。
⑦ 厥：其。《尔雅·释言》："厥，其也。"
⑧ 畀（bì 币）：赐予，给予。《尔雅·释诂》："畀，赐也。"
⑨ 百尔：所有，一切。宋·李觏《袁州州学记》："百尔器备，并手偕作。"

摄，卫生有经。藐然桎梏，胡不自尊？

能　断

我有慧剑，倚天耀雪。水可断蛟，陆可剸①革。况此情缘，何难斩截。一挥立碎，乃为俊特。

以上数款，不假药石，其用较药石犹精；无事饵术②，其功视饵术更捷。所谓一帖清凉，二竖立瘥。抱疴者洵③宜置之榻左，永为针砭焉。

尊生主人孙文胤谨识

灵兰秘典篇<small>藏象论，附脏腑图形，并各经补泻温凉、引经</small>

帝曰：五脏应四时。各有收受乎？岐伯曰：东方青色，入通于肝，开窍于目，藏精于肝。其病发惊骇，其味酸，其类草木，其畜鸡，其谷麦。其应四时，上为岁星，是以春气在头也。其音角，其数八，其臭臊，是以知病之在筋也。其声为呼，其变动为握，在志为怒，怒伤肝，悲胜怒，风伤筋，燥胜风，酸伤筋，辛胜酸。

南方赤色，入通于心，开窍于耳，藏精于心，其病在五脏。其味苦，其类火，其畜羊，其谷黍。其应四时，上为荧惑星④，是以知病之在脉也。在志为喜，喜伤心，恐胜喜，热伤气，寒胜热，苦伤气，酸胜苦。

中央黄色，入通于脾，开窍于口，藏精于脾，故病在舌本。其味甘，其类土，其畜牛，其谷稷。其应四时，上为镇星，是

---

① 剸（tuán 团）：截断，割绝。
② 饵术：指养生修道之事。一谓服食苍术，久服可以成仙。
③ 洵（xún 寻）：诚然，确实。《诗·陈风·宛丘》："洵有情兮。"
④ 荧惑星：即火星。荧，原作"荣"，据《素问·金匮真言论》改。

以知病之在肉也。其音宫，其数五，其臭香，其声为歌。在变动为哕，在志为思，思伤脾，怒胜思，湿伤肉，风胜湿，甘伤肉，酸胜甘。

西方白色，入通于①肺，开窍于鼻，藏精于肺，故病②在背。其味辛，其类金，其畜马，其谷稻。其应四时，上为太白星，是以知病之在皮毛也。其音商，其数九，其臭腥，其声为笑。在变动为咳，在志为忧，忧伤肺，喜胜忧，热伤皮毛，寒胜热，辛伤皮毛，苦胜辛。

北方黑色，入通于肾，开窍于二阴，藏精于肾，故病在溪。其味咸，其类水，其畜彘，其谷豆。其应四时，上为辰星，是以知病之在骨也。其音羽，其数六，其臭腐，其声为呻。在变动为栗，在志为恐，恐伤肾，思胜恐，寒伤血，燥胜寒，咸伤血，甘胜咸。

帝曰：愿闻十二脏相使、贵贱何如？岐伯对曰：心者，君主之官也，神明出焉；肺者，相傅之官，治节出焉；肝者，将军之官，谋虑出焉；胆者，中正之官，决断出焉；膻中者，臣使之官，喜乐出焉；脾胃者，仓廪之官，五味出焉；大肠者，传导之官，变化出焉；小肠者，受盛之官，化物出焉；肾者，作强之官，伎巧出焉；三焦者，决渎之官，水道出焉；膀胱者，州都之官，津液藏焉，气化则能出矣。凡十二官，不得相失也。故主明则下安，以此而养生则寿，殁世不殆，以为天下则大昌。主不明则十二官危，使道闭塞而不通，形乃大伤，以此养生则殃，以③为天下者，其宗大危，戒之！戒之！

---

① 于：原无，据《素问·金匮真言论》及文义补。
② 病：此下原衍"于"字，据《素问·金匮真言论》删。
③ 以：原无，据《素问·金匮真言论》及文义补。

脏腑正面图

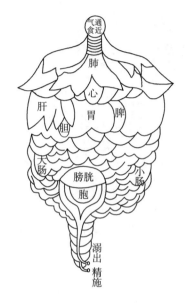

脏腑背面图

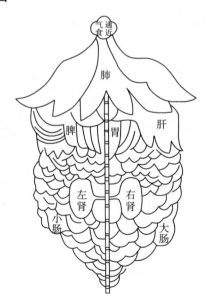

心脏形

心形如未敷①莲花，重十二两，中有七孔三毛，盛精汁三合，附脊第五椎。

补：枣仁，麦门冬，远志，山药，当归，天竺黄。

泻：贝母，玄胡索，黄连，木香。

温：藿香，石菖蒲。

凉：竹叶，牛黄，朱砂，连翘，犀角。

引经：独活，细辛。

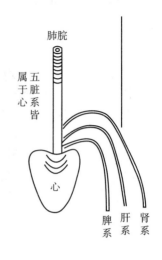

肝脏形

肝重四斤四两，左三右四，凡七叶，附脊第九椎。

补：木瓜，阿胶，薏苡仁，枣仁。

泻：青皮，芍药，柴胡，青黛。

温：木香，肉桂，吴茱萸。

凉：甘菊，车前子，胡黄连，龙胆草。

引经：柴胡本经，川芎行上，青皮行下。

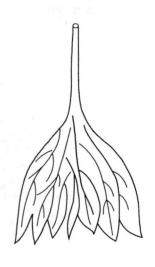

---

① 敷：开放。

脾脏形

脾重二斤二两，扁广三寸，长五寸，有散膏半斤。

补：人参，白术，黄芪，莲子，芡实，陈皮，扁豆，甘草，山药，苍术。

泻：枳实，青皮，石膏。

温：丁香，藿香，胡椒，良姜，附子，官桂，吴茱萸。

凉：滑石，玄明粉。

引经：升麻，白芍药。

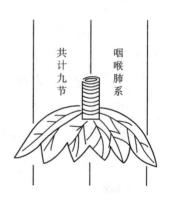

肺脏形

肺重三斤三两，六叶两耳，凡八叶，附脊第三椎。

补：人参，黄芪，五味子，山药，紫菀，百部，茯苓，麦门冬，阿胶。

泻：防风，葶苈，桑白皮，枳壳，泽泻，苏子。

温：干姜，生姜，款冬花，木香，白豆蔻。

凉：沙参，玄参，天门冬，贝母，桔梗，瓜蒌仁，枯芩，马兜铃，山栀，人溺。

引经：葱白，升麻，白芷。

肾脏形

肾有两枚，形如豇豆，重一斤一两，附脊第十四椎，当胃下两傍，前后与脐平直。

补：芡实，地黄，龙骨，虎骨，牡蛎，桑螵蛸，龟板，山药，锁阳，五味子，牛膝，枸杞，杜仲，山茱萸，泽泻，知母。

温：附子，肉桂，破故纸，鹿茸，沉香，腽肭脐。

凉：黄柏，知母，牡丹皮，地骨皮。

引经：独活，肉桂。

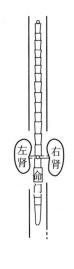

胆腑形

胆在肝之短叶间，重三两三铢，藏精汁三合，状如瓶。

补：龙胆草，木通。

泻：青皮，柴胡。

温：半夏，生姜，陈皮，川芎。

凉：黄连，竹茹。

引经：川芎上行，柴胡本经，青皮下行。

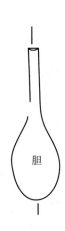

胃腑形

胃重二斤十四两，纡曲屈伸，长二尺六寸，大一尺五寸，径五寸，容谷二斗，水一斗五升。

补：白术，莲子，芡实，陈皮，扁豆，黄芪，山药，半夏，百合，苍术。

泻：枳实，朴硝，大黄。

温：藿香，厚朴，益智，丁香，吴茱萸，草豆蔻，白豆蔻，肉豆蔻，良姜，干姜，生姜，香附，木香，胡椒。

凉：滑石，石膏，石斛，玄明粉，黄连，黄芩，天花粉，山栀，升麻，连翘，葛根，竹茹，知母。

引经：升麻，白芷，葛根上行，石膏行下。

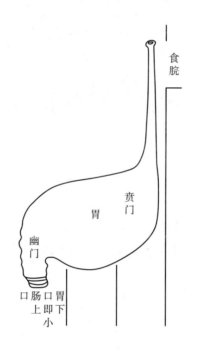

大肠腑形

大肠重二斤十二两，长二丈一尺，广四寸，径一寸，当脐右回叠积十六曲，盛谷一斗，水七升半。

补：牡蛎，肉豆蔻，诃黎勒，五倍子，龙骨，莲子，粟壳。

泻：枳壳，桃仁，麻仁，芒硝，大黄，槟榔，石斛。

温：干姜，肉桂，吴茱萸。

凉：槐花，条芩。

引经：葛根，白芷，升麻上升，石膏下行。

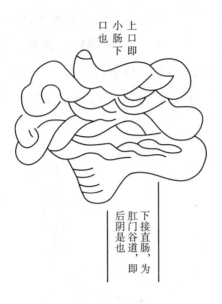

上口即
小肠下
口也

下接直肠，即为
肛门谷道，
后阴是也

小肠腑形

　　小肠重二斤十四两，长三丈二尺，广二寸半，径八分，分之少半，左回叠积十六曲，容谷二斗四升，水六升三合，合之大半。

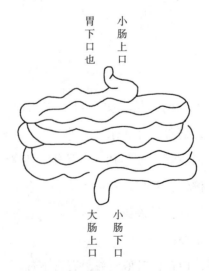

小肠上口
胃下口也

小肠下口
大肠上口

补：牡蛎，石斛。

泻：荔枝子，葱白，紫苏，木通。

温：小茴香，大茴香，乌药。

凉：天花粉，黄芩。

引经：藁本，羌活行上，黄柏行下。

膀胱腑形

膀胱重九两二铢，纵广九寸，
盛溺九升九合，广二寸半。

补：橘核，菖蒲，龙骨，续
断，益智仁。

泻：芒硝，滑石，泽泻，车
前子。

温：茴香，乌药。

凉：生地，甘草梢，黄柏。

引经：藁本，羌活行上，黄柏
行下。

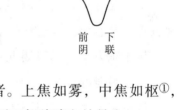

十二经络中，惟三焦独无图者。上焦如雾，中焦如枢①，
下焦如渎，有象无质，即上、中、下三部脏腑空处是也。

补：黄芪，甘草，益智仁。

泻：泽泻。

温：附子。

凉：石膏，地骨皮。

引经：柴胡，川芎行上，青皮行下。

---

① 枢：原作"沥"，据《灵枢·营卫生会》改。

八风宜避

风者，发屋折木，扬砂起石，开发腠里。体虚弱、病后宜当避之

从正南方来，名曰大弱风，其伤人，内舍于心，外在于脉，其气主为热夏至为实风，冬至为虚风。

从西南方来，名曰谋风，其伤人，内舍于脾，外在于肌，其气主弱立秋为实风，立春为虚风。

从正西方来，名曰刚风，其伤人，内舍于肺，外在皮肤，其主气为燥秋分为实风，春分为虚风。

从西北方来，名曰折风，其伤人，内舍于小肠，外在于手太阳脉，脉绝则溢，脉闭则结立冬为实风，立夏为虚风。

从正①北方来，名曰大刚风，其伤人，内舍于肾，外在于骨与肩背之膂筋，其气主为寒冬至为实风，夏至为虚风。

从东北方来，名曰凶风，其伤人，内舍于大肠，外在于两胁腋骨下及肢节立春为实风，立秋为虚风。

从正东方来，名曰婴儿风，其伤人，内舍于肝，外在于筋纽，其主为身湿春分为实风，秋分为虚风。

从东南方来，名曰弱风，其伤人，内舍于胃，外藏于肌肉，其气主体重夏至为实风，冬至为虚风。

此八风，皆从其虚之所袭，乃能病人，故圣人云：避风如避矢石焉。

---

① 正：原作"西"，据《灵枢·九宫八风》改。

卷之二

伤寒门

夫伤寒者，冬月天气严寒，水冰地冻，而成杀厉之气。体弱之人触犯之者，中则即病，名曰正伤寒；不即病者，乃寒邪藏于肌肤之间，伏于荣卫之内，至春因温暖之气而发者，名曰温病；至夏因暑热而发者，名曰热病，虽曰伤寒，实为热病。凡治伤寒，必先辨明六经，而后可以用药。

如初发于一二日之间，便觉头顶痛、腰脊强而发热恶寒者，乃足太阳膀胱之受病也。而诊之则尺寸俱浮，浮紧有力为伤寒，浮缓无力为伤风，而太阳经症可辨矣。太阳病已，以次而传经，必传于胃。

发于二三日之间，便觉目疼鼻干、不得眠、日晡潮热、不恶寒而反恶热者，乃足①阳明胃经受病也。而诊之则尺寸俱长，长而微洪者脏病，长而沉数者腑病，而阳明症可辨矣。阳明病已，以次而传经，必传于胆。

发于三四日之间，便觉胸胁痛而耳聋，寒热呕而口为之苦，乃足少阳胆经受病也。而诊之则尺寸俱弦，弦而滑数者病发厥，弦而和者病欲散，而少阳经病可辨矣。少阳病已，以次而传经，必传于脾。

发四五日间，便觉腹满或痛，而咽喉干燥、大便不通、小便如常，或自利、手足温而渴者，为传经腑热，起无头疼、发热，但恶寒、自利、不渴、手足冷者，为直中阴经，乃是太阴

---

① 足：原作"太阳"，依上下文例改。

脾经受病也。而诊之则尺寸俱沉，沉实有力为里实热，沉迟无力为里虚寒，而太阴经症可辨矣。太阴病已，以次而传经，必传于肾。

发于五六日间，便觉口燥舌干而渴、手足乍温乍冷、便秘、谵语者为热，或泄泻清谷、不渴、手指甲而青者为寒，乃足少阴肾经受病也。而诊之则尺寸俱沉，沉实有力知其热，沉迟无力别其寒，而少阴经症可辨矣。少阴病已，以次而传经，必传于肝。

发于六七日间，便觉烦懑①而囊缩、谵语而渴者为热，口吐涎沫、小腹痛、不渴、身冷如冰者为寒，乃足厥阴肝经受病也。而诊之则尺寸俱沉，沉实有力是其热，沉迟无力定知寒，浮缓者病自愈，而厥阴经症可辨矣。

又有两感伤寒者，何也？假如一日太阳与少阴俱病，头疼为太阳邪盛于表，口干、烦满为少阴邪盛于里。二日阳明与太阴俱病，身热、谵语为阳明邪盛于表，不欲食、腹满为太阴邪盛于里。三日少阳与厥阴俱病，耳聋为少阳邪盛于表，囊缩而厥，为厥阴邪盛于里。若水浆不入，又不知人者，六日死，以其一脏一腑同受其邪，此两感之所以不救也。然其间亦有轻重之不同，表重于里者，宜先救其表，而后及于里；里重于表者，宜先救其里，而后及于表。此又求子一生于万死之中，不得已而施治也。其不两感于寒，更不传经者，至七八日间，其本经之邪渐遏，至十二日则精神清爽而自愈。然伤寒传经，种种不同，未可执为一定之序。有始于太阳，以次而传入阴经，而不传少阴者；或太阳不传阳明、少阳，而即传少阴者；或不由阳

---

① 懑（mèn 闷）：烦闷。《说文》："懑，烦也。"

经，而直入阴经者；或始终即在一经而不传者；或二阳、三阳同受而为合病者；或太阳、阳明先后受而为并病者。种种不一，详审而治可也。

又有中寒一症，或卒中天地之寒气，或口得寒物，直中阴经，六脉沉弱无力，身倦、手足厥冷、口禁不语，非若伤寒之邪循经渐深也。然真正伤寒与感冒伤寒，及似伤寒而非伤寒者，何以辨之？盖寒者，冬月严凝肃杀之气也。自霜降以后、春分以前皆属冬，此时感冒而即发者，乃为真正伤寒也。若冬伤于寒不即病，至春分后而发者，名曰温病，其症发热咳嗽、身痛口渴、不恶寒，其脉弦数不紧，右手反盛于左手，盖怫①然在内故也。冬伤于寒，春亦不病，到夏至后而发者，名曰热病，其脉洪数，其症热渴，比春更甚。温、热二症俱不恶寒而渴，不恶寒则病非外来，渴则热自内达于表间。有恶寒者，乃冒非时暴寒，非若冬月之甚也。其有不因冬伤于寒，而春自伤于风，夏自伤于暑者，则自有伤风、伤暑之别，而又不可以温、热并论矣。或有感于天行时气，而病相同者，谓之温疫，其症头疼身痛、发寒发热，一家一方长幼传染者是也。或足、膝等处忽然红肿或软弱，发热、头疼，谓之脚气伤寒；或心腹饱闷、呕逆、头疼、发热恶寒，右手关脉紧盛，左手三部②和平，而身不痛者，是伤食也；若头痛而身亦痛，左右手俱紧盛，谓之夹食伤寒；左手脉来紧盛，右手洪滑，或寸脉沉伏，身热、恶寒、隐隐头痛、喘咳烦闷、胸胁体痛，是夹痰伤寒；头痛、发热、恶寒，但右手脉来空虚，左手脉来紧盛，是劳力伤寒；左手脉

---

① 怫（fú服）：怫郁，郁结。《说文》："怫，郁也。"
② 部：原作"奇"，据近圣居本改。

来紧涩，右手脉沉芤，心、胸、胁下、小腹有痛处，汗至胫而回，是蓄血伤寒。太阳症则如狂，阳明症则善忘，少阳症则寒热似疟，此皆类伤寒，而非伤寒也。其余伤寒中杂症颇多，不能枚举，皆诸病门中所有者。但杂症一兼伤寒，即所谓伤寒杂症，医者以意求之，则不言而自喻矣。

立 方

神仙粥　治身热作饱，不思饮食，头疼，冒雨受寒，一时无觅医处，此法取汗。

用带皮老姜三两，捣烂，将热酒泡饮，出汗，轻者即愈，重者可解一时之急。

麻黄汤　太阳症，头顶痛，腰脊强，发热无汗，宜此汤主治而汗之。

麻黄一两五钱　桂枝一两　甘草五钱　杏仁五十枚

作一剂，每服用五钱，水煎，温服，汗出为度，无汗再服，春分后忌之。用此药发汗不出，脉弱者，无阳及不至足者，为难治；身热不退，脉愈燥者，难治。

葛根汤　阳明症，目痛鼻干，不得眠，身热无汗者，以此汤治之。

葛根三钱　芍药钱半　桂枝一钱

姜三、枣二。加黄芩，名葛根解肌汤。

白虎汤　治渴而有汗不解者。

知母二钱　石膏五钱　甘草六钱　粳米小半合

加人参，名人参白虎汤。无汗大忌。

小柴胡汤　少阳症，胸胁痛而耳聋，往来寒热，病在半表半里，此汤为主治。

柴胡二两　半夏八钱　黄芩　甘草　人参各七钱半

作五服，每服加姜三、枣二。但人参一味亦宜斟酌，若邪气未退，不可轻用。

大柴胡汤 治身热，谵语，不大便，恶寒。

柴胡二两　黄芩七钱半　芍药三钱　半夏六钱　枳实五钱　大黄五钱

作三服，加姜、枣。

桂枝大黄汤 太阴症，肚腹硬满，燥渴咽干，或腹痛，大便实者，为里热，以此汤主之。

桂枝　大黄　甘草　枳实　厚朴　人参　芍药　槟榔

甚者，加芒硝。

附子理中汤 腹满，自利，不渴者，属里寒。

人参　白术　干姜　甘草　附子

四逆汤 治四肢厥冷，脉微欲绝者。

干姜五钱　附子二钱半　甘草一两

水煎炖，冷服①。

大承气汤 少阴症，口燥咽干，谵语，五六日不大便，手足心并腋下濈濈汗出②，痞满燥实俱全者，用此汤主之。

大黄　厚朴　枳实　芒硝各二钱半

小承气汤 治伤寒传里，有痞满实而无燥坚者，以此汤主之。

大黄五钱　厚朴　枳实各二钱

调胃承气汤 无痞满而有燥实坚者。

大黄四钱　芒硝三钱　甘草二钱　枳实二钱　厚朴二钱

若初起手指甲青，兼之腹痛呕吐，身如彼③杖，脉细沉无

---

① 服：原无，据近圣居本补。

② 汗出：原无，据文义补。

③ 彼：通"被"。《说文通训定声》："经传皆以被为之。"

力，谓之阴毒，急用四逆汤温之，外灸关元、气海，复其阳气，不效即死。

麻附细辛汤　本经身发热，四肢冷，指甲青，腹痛，脉虽沉，亦有可汗者，此汤主治。

麻黄二钱　附子三钱　细辛一钱五分　甘草五分　人参二钱黄连一钱　芍药一钱五分

以其无头疼，故名少阴似太阳。假若身不发热，岂敢轻汗之?

桂附汤　厥阴症，烦满囊拳①，谵语而渴者，当下之，三承气汤选用。口吐涎沫，小腹痛，不渴者，当此汤主之。

桂枝一两　附子三钱　青皮　甘草　柴胡各四钱

作三服，每服加姜三片。

陶氏冲和汤　两感伤寒，虽不治之症，然所禀有虚实，所感有浅深。若胎元禀得厚者，而所感得浅，间亦可生。如两感阴阳未分，或阳先受病者，以此汤服之。

柴胡　干葛　石膏　黑豆　生地　防风　白芷　川芎　细辛　羌活　甘草　黄芩

羌活汤　治两感阴阳已分。

羌活一钱五分　独活　防风　防己　黄芩　黄连　苍术各八分　白术　甘草　细辛各三分　知母　川芎　生地各一钱

煎服，未解，再服三四剂，病愈则止。

又方：阴阳两感表里未分，用后方主治。

麻黄　升麻　干葛　芍药各二钱　甘草五分　苏叶　青皮香附　白芷　川芎　陈皮各等分

每服三钱，加姜、葱煎服，痞满加枳壳。大抵两感脉从阳

---

① 拳：通"蜷"。屈曲；卷曲。《庄子·人间世》："其棱细则拳曲。"

可治，从阴难治。

九味羌活汤 春分后感冒伤寒，宜此汤主之。

羌活 苍术 防风各一钱半 甘草 白芷 川芎 生地 黄芩各一钱 细辛四分

姜三、枣二，水煎，加葱白（捣汁）五匙，入药再煎，热服，覆取汗。原有汗，去苍术，加白术；温服汗不止，去细辛，加黄芪；再不止，加桂枝、芍药；不作汗，加苏叶；渴，加知母、石膏；呕逆，加姜汁；有痰，去生地，加半夏；肌热，加柴胡、葛根；喘，加杏仁；虚烦，加知母、麦门冬、竹茹；胸膈饱闷，去生地，加枳壳、桔梗；便秘，加大黄；中寒于经络，加附子；湿土司天，倍苍术；久雨，加木瓜、苍术；太阳症，倍羌活，加藁本；阳明症，加升麻、葛根；少阳症，加柴胡、半夏；太阴症，加厚朴、枳实；少阴症，加桔梗、知母、黄柏；厥阴症，加柴胡，倍川芎。此方通治六经伤寒，无有不验，乃四时伤寒之圣药也。

回阳急救汤 治直中阴经，无热恶寒，面惨，手足厥冷，唇紫舌卷，爪甲青黑，身重难于转侧，不渴，卧多蜷足，大便泄利，小便青白，脉细沉微。

附子 干姜 人参 甘草 白术 肉桂 陈皮

呕吐，加半夏（姜汁拌炒）；腹痛甚，加芍药、木香、老姜汁；利不止，加陈壁土（炒）、升麻少许；口吐涎沫，加吴茱萸（盐炒）；无脉，加五味子、猪胆汁；战栗，加附子、麻黄；小腹绞痛，加青皮、吴茱萸。水一钟半、枣二、生姜自然汁半盏煎，临服入泥浆水澄清，一匙温服。

合 病

或二阳合病，或三阳同病不传者。太阳合阳明，升麻葛根汤；阳明合少阳，小柴胡合升麻葛根汤；或通用九味羌活汤。

并　病

始初二阳合病，后二阳气盛，一阳气衰，并归一经独重者。阳明并太阳，麻黄汤合升麻葛根汤；少阳并太阳，麻黄汤合小柴胡汤；少阳并阳明，为木克土，难治，小柴胡合升麻葛根汤；或通用九味羌活汤。

加味理中汤　治中寒，即冬时直中真寒，一身受邪，难分经络，手足厥冷，或腹痛呕吐，甚则卒倒昏迷，不省人事，脉迟无力。

干姜　人参　白术　肉桂　甘草　半夏　陈皮　细辛
茯苓

煨姜五片煎熟，再入姜汁半盏服，其腹内外仍用姜炒热，时时熨之。轻则依本方，重则加熟附子。身甚寒者，加麻黄；挟气，加木香；呕吐涎沫，加丁香；腹痛，加木香、砂仁；挟食，加草果、枳壳；泻不止，加升麻、苍术。外灸关元、气海，再用葱熨法。

温　病

此病发于春间，经曰：发热不恶寒，反渴者，温病也。分表里治之：表症如天温，升麻葛根汤；如天寒，柴胡桂枝汤；太阳合少阳，败毒散合小柴胡汤；太阳合阳明，败毒散合升麻葛根汤；阳明合少阳，升麻葛根汤合小柴胡汤。半表半里，小柴胡汤；里症，大柴胡①汤。重者，一时表里俱发，防风通圣散；表里俱热、大便自利者，柴胡黄芩汤加木通、山栀。

①　胡：原无，据下文"大柴胡汤"条补。

竹叶石膏汤 治虚烦变杂症，表症已解，邪毒未除，热结在内，心胸烦满，渴甚，饮水无度。

石膏五分　人参二钱　甘草七分　麦门冬一钱半　淡竹叶十四片　糯米一撮

水煎，入姜汁二匙。

升麻葛根汤

葛根　升麻　芍药　甘草

表热，加柴胡；内热，加黄芩；有吐衄血，加生姜、牡丹皮；热甚，加山栀、黄连，或加连翘、天花粉；大便硬，加枳实、大黄；头痛，加川芎；身痛，加羌活；痞闷，加枳壳、桔梗；咳嗽，加枣仁；痰，加半夏；发斑，加玄参；如老人，去芍药，加柴胡、人参。

人参败毒散

羌活　独活　柴胡　前胡　枳壳　桔梗　川芎　赤茯苓　人参　甘草

皮肤疮痒，加蝉蜕；口干舌燥，加黄芩，去人参。加防风、荆芥，名荆防败毒散。

小柴胡汤

柴胡　黄芩　人参　半夏　甘草

加姜、枣，陶氏加陈皮、芍药。头疼，加川芎；胸中烦而不呕，去参、夏，加栝蒌仁；渴，去半夏，加知母、花粉；腹痛，去黄芩，加芍药；胁下痞闷，加牡蛎、枳实，去枣；胁痛，加青皮；心胸闷，加枳壳、桔梗，不效，加枳实、黄连、栝蒌仁，去甘草、茯苓；心下悸，小便不利，去黄芩，加茯苓；咳嗽，去参、枣、生姜，加五味子、炮干姜；呕，加姜汁、竹茹；虚烦，加竹叶、粳米；鼻衄，加生地、茅花；痰盛，加栝蒌仁、桔梗、枳实；喘，加桑白皮、乌梅；热盛，错语不眠，加山栀、黄连、黄柏；少阳阳明合病，口燥目疼，加芍药、干葛；坏症，加鳖甲；自汗恶热，谵语烦渴，去半夏，合白虎汤；自汗恶风，腹痛，或寒多热少，脉弱，去黄芩，合桂枝汤；血虚发夜热，合四物汤，去川芎，加麦门冬、知母、黄柏；脉弦虚无力或浮散，发热烦燥，口渴不饮水，此为虚热，去半夏、黄芩，合生脉散；热入血室，小腹痛，昼明夜昏，妄见，或寒热不定似疟，合四物汤，加牡丹皮；男子加生地；妇人加当归、红花；瘥后发热，本方和之；脉浮，加苍术、苏叶；脉实，加大黄、枳实；寒热似疟，而里未实者，加桂以温血；表热而里又燥渴，粪硬者，加大黄以清血；如无耳聋胁痛，只则身热发渴，谵语，大便实者，加大黄。

大柴胡汤

柴胡　黄芩　芍药　枳壳　半夏　大黄　姜　枣

昏乱谵语，加黄连、山栀；痞满，加枳壳、桔梗、厚朴；口燥渴，舌苔黄，加栝蒌仁；夏月热病，烦躁，脉洪大，加知母、麦门冬、石膏；发斑，加生地、玄参、牡丹皮；发黄，加茵陈、黄柏；鼻衄，加犀角；大便不通，加芒硝。

防风通圣散

防风　川芎　当归　芍药　大黄　麻黄　薄荷　连翘　芒硝　石膏　黄芩　桔梗　滑石　甘草　荆芥　白术　山栀

加姜三片。凡杂症，耳目口鼻，唇舌咽喉，风热风痰等疾，外科痈疽疮疖，小儿惊疳积热诸风，无所不治。如自利，去芒硝；自汗，去麻黄。

清热解毒汤　热病发于夏，脉细小无力，足冷，如得汗而燥盛者死，如下痢、腹痛者亦不治。

黄芩　知母　升麻　葛根各一钱　石膏　人参　白芍各一钱半　羌活二钱　黄连酒制，三分　生地酒制，五分　生甘草七分

姜三片。胸痞闷，加枳实、半夏各一钱，姜汁四五匙，去生地；脾胃不实，加白术。表症在太阳，九味羌活汤；汗后烦渴，脉洪大，背恶寒者，白虎加参汤、益元散；里症，大柴胡汤；重者，一时盛发，双解散或防风通圣散。

白虎加参汤 即化斑汤

石膏　知母　粳米　甘草　山栀　麦门冬　人参　五味子　天花粉　黄连　姜　枣　乌梅

心烦，加竹叶、竹茹；小便短少，加滑石；背恶寒，渴，加茯苓，去山栀；呕，加姜汁炒半夏；头微疼，眼眶疼，加葛根，去山栀。

益元散 一名六一散，一名天水散

滑石六两　甘草一两

为末，每服三钱，入蜜少许，沸汤调服，热者冷水调服。伤寒热不解，加苍术末三钱，葱豉汤连进数服，汗出为度，汗吐下后余热，以此解之；虚烦不眠，加辰砂少许；一切风热上壅，咽喉不利，加青黛、薄荷少许，蜜丸，噙化；产后腹痛自痢，用补脾、补血药下，或加五灵脂能行血；止痢泻甚，加肉豆蔻少许；一切痰热，吐逆及胃热、惊痫、颠狂，加黄连少许，姜汁蒸饼为丸。

瘟　疫

有瘟疫、寒疫，此天地不正之气，多感于房劳、辛苦之人，从口鼻而入。当随时令、参运气而施治，不可大汗大下，当从乎中，而用阳明、少阳二经药。初看未见端的，先以其败毒散加薄荷治之，看归何经，再随经施治。见阳明经者，用升麻葛

根汤；见少阳症者，用小柴胡加防风、羌活；少阳、阳明兼见者，柴、葛二汤合服；寒热往来而大便泄者，小柴胡合五苓；寒多，去苓，留桂；大便秘，小柴胡加大黄；小便秘，小柴胡合四苓；发黄，再加茵陈；作渴，小柴胡①加石膏、知母；发狂不识人，大柴胡加当归；如大便泄者，三黄石膏汤。若入太阴经，无热症见者，用理中汤。此症必腹痛而泻，痛止仍用小柴胡，若入少阴、厥阴经，用阴症伤寒传经治之。如春夏染者，参看温、热病二条。秋时染者，多身热咳嗽，金沸草散；若渴，白虎汤加苍术；若热蓄发疸，茵陈五苓散；若痢疾，人参败毒散，加陈仓米（炒）；倘燥太过，用润燥散。冬时染者，多身热头疼，咽干，人参败毒散，或甘桔汤加玄参。发斑者，阳毒升麻汤；通用，加减调中汤。预防四时疫气，用藿香正气散；四时外感，发热恶寒，用香苏散；四时感冒风寒、鼻塞头疼、痰涎呕逆，用参苏饮。又有大头伤寒，天行时病，初觉寒热身痛，次则头面红肿疙瘩，甚则咽喉堵塞，害人最速，多发于冬温之后，脉浮在表，用普济消毒散，或荆防败毒散；脉沉在里，羌活、黄连、黄芩（俱酒炒）、大黄（酒蒸）、鼠粘为主；连两目、鼻、面肿者，阳明也，加干葛、升麻、石膏、赤芍药；发耳前并头角，少阳也，加柴胡、栝蒌仁；发脑后颈下肿起，太阳也，加防风、荆芥，水煎，时时呷；邪气甚者，通大便，加芒硝；遇凶荒劳役，宜普济消毒散即普济散。

普济消毒散 专治大头伤寒。

黄芩 黄连各一钱 鼠粘子 板蓝②根 连翘 马屁勃③各一

---

① 胡：原无，依上下文例补。
② 板蓝：原作"蓝板"，据文义乙正。
③ 马屁勃：中药"马勃"之别名。

钱　陈皮　生甘草　桔梗　玄参　柴胡各一钱　升麻　僵蚕各五分　人参三钱

为末，白汤调服，时时呷之，留一半，蜜丸噙化。或加防风、薄荷、当归、川芎，水煎服。大便硬，加大黄，若非便秘，忌用降下之剂。肿不消者，砭去血，可用通关散，倍羊踯躅，及藜芦少许嗜鼻，以泄其毒。久不愈，欲作脓者，内服托里消毒散。

疏风清热饮　治蛤蟆瘟，遍身如蛤蟆之皮，皆属于风热。

羌活　防风　荆芥　黄芩　甘草各二三钱

煎服。

又方：侧柏叶自然汁，调蚯蚓泥敷之。

又方：丁香尖、南星（醋磨）敷之。

三黄石膏汤

黄芩　黄连　黄柏　山栀各二钱　麻黄钱半，自汗者去之　石膏五钱　香豉三钱

水煎，加辰砂服。

又方：治时疫寒热，将黑豆二合（炒香）、甘草二寸（炙黄，切碎）用水煎，时时呷之。

理中汤

人参　白术　干姜　甘草

大便涩者，用散；利者，用丸；寒甚、腹痛、四肢冷，加附子；脐下动气，欲作奔豚，去术，加肉桂；吐多，去术，加半夏（姜汁制）；下多，还用术；悸，加茯苓；渴，倍白术；腹痛里虚，倍人参；寒，倍干姜；吐不止，去甘草，加姜汁；吐蛔，去甘草，加乌梅；呃逆，加丁香、柿蒂；哕逆，加木香；霍乱转筋，加石膏；寒湿发黄，加茵陈；脾弱、泻不止、溺不

利，倍参、术，合五苓散；内虚腹痛，合小建中汤。陶氏加肉桂、陈皮、茯苓、姜、枣，临服入陈壁土（炒）一匙；自利，肚腹痛，加木香（磨）、姜汁；腹痛甚，去白术；或阴结症，本方加大黄利之。

金沸草散

金沸草　荆芥　麻黄　甘草　赤芍　半夏　前胡　姜　枣

润燥汤

生地　山栀　升麻　柴胡　石膏　生姜

自汗，加桂枝；无汗，加苏叶、干葛；虚烦，加麦门冬；渴，加天花粉；咳嗽，加杏仁。

阳毒升麻汤

升麻　犀角　射干　黄芩　人参　甘草

加减调中汤

芍药　茯苓　白术　麦门冬　生地　陈皮　桔梗　乌梅

痰，加贝母；热甚，加黄芩。

藿香正气散　此方治内伤脾胃，外感风寒。若病在太阳，头疼发热，骨节痛，不可用。

藿香　紫苏　白芷　大腹皮　茯苓　厚朴　白术　陈皮桔梗　半夏曲　甘草　姜　枣

一方：去白术，加香附米。

香苏散

香附　紫苏　陈皮　甘草　葱　姜

头目痛，加川芎、白芷；热甚，加柴胡。

参苏饮

人参　半夏　茯苓　陈皮　枳壳　桔梗　前胡　干葛　甘草　紫苏

后人去人参，以川芎代人参，柴胡代前胡，名芎苏饮。若寒天，气促咳嗽，加麻黄、杏仁、金沸草；若温天咳嗽，加桑白皮、杏仁；如有热痰，加黄芩、栝蒌仁；周身骨节疼，加羌活；妇人胎前产后，加川芎、当归、芍药。

又秘方：人中黄五钱，苍术、羌活各三钱，煎服立愈。

小陷胸汤 胸膈迷闷，乃邪热结于上焦而生痰也。

半夏六钱　黄连三钱　栝蒌一个

连皮肉取四分之一作一服，水二钟，先煮栝蒌至一钟半，下余药，煎至一钟，温服。如未效，再服，口出黄涎即愈。

大陷胸汤 胸前胀闷烦满、不进饮食，及渴多饮水、有停饮在上，行早之故，名曰结胸。

大黄五钱　芒硝一两八钱五分　甘遂二钱五分

为末，作二服，水二钟，煎大黄至一钟，去渣，入硝煎一沸，入甘遂末，温服，得快利止。

脚　气

恶寒发热，全类伤寒，但新起，脚膝软弱赤肿为异耳。此湿热之所聚在肌肤，流注于脚膝。

祛温汤 治热气留于肌肉之中，宜急治之。少缓，其气上行，至心即死。

苍术　黄柏　赤茯苓　牛膝　木瓜　木通　槟榔　甘草黄连　乌药　防己各三钱

量轻重治之，水煎，空心服。

又方：敷红肿处，朴硝、大黄、寒水石、牙皂为末，以鸡子清调敷，甚效。

又方：人中黄为末，芭蕉水调敷，甚妙。

食　积

外症头疼、发热恶寒，全类伤寒，惟身不痛、心腹饱闷、嗳噎呕逆为异耳。甚者，用滚盐汤调皂荚末五分探吐，复用加味平胃散。头痛身亦痛者，谓之夹食伤寒，加味治中汤。如表症多，藿香正气散；里症多，小承气汤。

加味平胃散

苍术　厚朴　陈皮各二钱　白术一钱　甘草八分　干姜一钱　山楂　神曲　草果各三钱　黄连二钱　枳实一钱半　姜

临服，入木香（磨汁）调下。如腹痛，加桃仁；便实，去楂、曲、果、姜，加大黄。

加味治中汤

陈皮　枳实　青皮　厚朴各一钱　白术八分　甘草五分　苍术一钱五分　干姜五分　草果　砂仁各一钱二分

热甚，去白术，加柴胡；呕吐，加姜汁炒半夏；胸中饱闷，去甘草、白术，加枳实；腹痛甚者，加芍药、大黄，去干姜、白术。

夹痰症

憎寒壮热、恶风自汗、胸膈满闷、气上攻冲、头不昏疼、项不强者是也。自热者，芎苏饮、金沸草散、柴胡半夏汤；无热者，二陈汤、温胆汤；通用，加味导痰汤；有痰结胸者，鹤顶丹、枳桔二陈汤；有痰上，隐隐头疼者，瓜蒂散吐之。

加味二陈汤

甘草八分　半夏一钱　茯苓一钱　陈皮一钱五分　南星　枳实　黄芩　白术　黄连　瓜蒌仁　桔梗　杏仁　山楂　柴胡少佐　贝母　金沸草　姜汁　竹沥

年力壮盛者，先吐去痰，后服此药。

瓜蒂散

瓜蒂　赤小豆各五钱

为末，盐汤调服，服后宜卧片时，欲吐且耐之，良久用指探之。

虚　烦

外亦发热，有类伤寒初症，但头身不痛，不恶寒，脉不紧数，但浮而无力。慎不可攻，热去则寒生。

人参竹叶汤

石膏五钱　人参二钱　甘草七分　麦门冬一钱五分　淡竹叶四片　粳米一撮

水煎，入姜汁二匙服。如气弱大渴，加倍人参；汗多，加黄芪；痰，加贝母；泄，加白术、泽泻；阴虚夜烦，加知母、黄柏、生地、芍药；呕吐，去石膏，加陈皮、茯苓。

加减补中益气汤　劳力伤寒，头疼，发热恶寒，但微渴自汗，身腿酸软无力，此内伤气血，外感风寒故也。

人参　黄芪　当归　生地　川芎　柴胡　陈皮　甘草　细辛　羌活　防风　白术

姜、枣、葱，水煎温服。如元气不足，加升麻少许；咳嗽，加杏仁；汗不止，去细辛，加芍药；胸中烦热，加山栀、竹茹；干呕，加姜汁炒半夏；胸中饱闷，去生地、甘草、黄芪、白术，加枳壳、桔梗；痰盛，去防风、细辛，加栝蒌仁、贝母；腹痛，去芪、术，加芍药、干姜。

蓄血症

外症寒热往来，但脉芤涩，日轻夜重。蓄于上焦，则衄血、善忘、嗽水不咽、胸胁腹皆满痛、谵语昏愦，谓之血结胸中，用犀角地黄汤；蓄于中焦，则头汗、发渴、发黄，用桃仁承气汤；蓄于下焦，则如狂、便黑、小腹急胀，按之则痛，用抵当汤丸，或用犀角地黄丸，加青皮、大黄；通用，小柴胡加桃仁、生地，兼栀子、茵陈一切血症药。此皆治法，不宜①伤寒。有用承气大下不解，反更兼善食者，瘀血也。所以打扑伤损症，亦类伤寒。

犀角地黄汤

犀角　牡丹皮各一钱　白芍一钱五分　生地三钱

一方有当归钱半。如表热，加柴胡、黄芩；鼻衄，加山栀；内热甚，加黄连；腹胀，或通瘀血未下，加桃仁、红花、大黄；小腹急痛，加青皮。陶氏加甘草、桔梗、陈皮、红花、当归，姜三片，临服入藕节汁三匙，调下。

紫雪　治发斑谵语，蓄血，三阳症烦躁作狂，气喘。

赤金十两　升麻六钱　寒水石　石膏各四两八钱　犀角　羚羊角各一两　玄参一两六钱　沉香　木香　丁香各五钱　甘草八钱

上以水五升，以赤金同升麻先煮至三升，去金，入诸药，再煎至一升，滤去滓，投朴硝三两二钱，微火煎熬，即成紫雪。

桃仁承气汤

大黄四钱　桃仁三钱　桂枝　芒硝各二钱　甘草一钱

上水煎，温服，血尽为度，未尽再服。陶氏加枳壳、青皮、当归、芍药、柴胡、姜三片，临服入苏木一钱，煎二沸，热服。

如伤寒犯内伤，食积蓄血，大便硬胀，不能言语，神思尽脱，两目直视，手足僵仆，难以下药者，将紫苏煎汤，用手巾

---

① 宜：原作"易"，据文义改。

泡热，绞干，拥肚腹及小腹上，轻轻揉运，手巾渐冷即换热者，连连揉运，待宿粪硬块或积血下，才可用药。如粪门结，用蜜导法。

江南溪毒

江东、江西诸源涧有虫，名曰短狐溪毒，又名射公。其虫有翅能飞，有一长角横在口前如弩檐，临其角端如上弓，以气为矢，无目，有耳能听。在山源水中，闻人声，使以气毒射人，故谓之射公。此虫畏鹅，鹅能食之。此症似乎伤寒，寒热往来，身不喜冷，筋急体强，目疼头痛，张口呻吟，咳嗽，呼吸闷乱，始终更不能言，朝轻暮重，非其土人中之，便谓之伤寒。今说其状，以明其症，与伤寒别矣。

螺蛳疔

恶寒发热、胸膈作闷、身发红点如蚊迹者，类乎伤寒。此点起之于手，沿至于心前，其人发狂闷乱而毙。不知者，但以伤寒发斑治之，百无一生也。

治法：以三角针刺其红点之首尾处出血，外用锈铁钉磨水敷之，内服犀角地黄汤，立愈方见前。

水渍法阳毒渐深，六脉洪大，内外结热，舌卷焦黑，鼻如烟煤叠布数重，新水渍之，稍捩①去水，搭于患人胸上，须臾蒸热，又以别浸冷布易之，频换，热稍退，再进阳毒药。

---

① 捩（liè 烈）：挤。宋·孙光宪《北梦琐言》："命捣姜捩汁，折齿而灌之，由是方苏。"

[附] 验舌形症三十六种

里黑舌

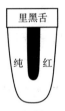

舌见红色，内有干硬黑色，形如小长舌，有刺者。此热毒炽盛，坚结大肠，金受火制，不能平木故也，急用调胃承气汤下之。

调胃承气汤 方见前。

白苔舌

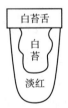

舌见白苔滑者，邪初入里也。丹田有热，胸中有寒，乃少阳半表半里之症，宜小柴胡汤、栀子豆豉汤治之。

小柴胡汤 方见前。

栀子豆豉汤 方见前。

将瘟舌

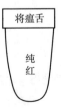

舌见红色，热蓄于内也，宜用透顶清神散。

透顶清神散

当归　白芷　北细辛　猪牙皂角

上为末，等分和匀，令病患先噙水一口，以药少许吹入鼻内，吐去水，取嚏为度，如未嚏，仍用药再吹。

中焙舌

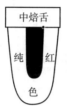

舌见纯红，内有黑形如小舌者，乃邪热结于里也。君火炽盛，反兼水化，宜服凉隔散、大柴胡汤。

大柴胡汤方见前。

凉隔散方见后。

生斑舌

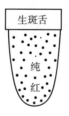

舌见红色，而有小黑色者，热毒乘虚入胃，蓄热则发斑矣。宜用升麻葛根汤加玄参化斑汤解之。

升麻葛根汤 方见前。

化斑汤 方见前。

红星舌

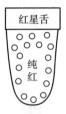

舌见淡红，中有大红星者，乃少阴君火热之盛也。所不胜者，假火热以侮脾土，将欲发黄之候，宜茵陈五苓散治之。

茵陈五苓散 方见后。

黑尖舌

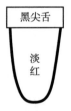

舌见红色，尖见青黑者，水虚火实，肾热所致，宜竹叶石膏汤治之。

竹叶石膏汤 方见前。

里圈舌

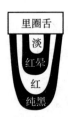

舌见淡红色，而中有一红晕，沿皆纯黑，乃余毒遗于心包络之间，与邪火郁结，二火亢极，故有是症，以承气汤下之。

承气汤方见前。

人裂舌

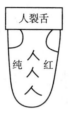

舌见红色，更有裂纹如人字形者，乃君火燔灼，热毒炎上，故发裂也，宜服凉隔散。

凉隔散方见后。

虫碎舌

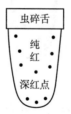

舌见红色，更有深红色斑点，如虫蚀之状者，乃热毒炽盛，火在上，水在下，不能相济故也，宜小承气汤下之。

小承气汤 方见前。

厥阴舌

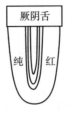

舌见红色，内有黑纹者，乃阴毒厥于肝经，肝主筋，故舌见如丝形，宜理中汤、四逆汤。

理中汤

四逆汤 方俱见前。

死现舌

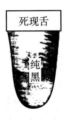

舌见黑色，水克火明矣。患此者，百无一生，治者审之。

黄苔舌

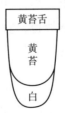

舌见尖白根黄，其表症未罢也，宜解表，然后方可攻之。如大便秘，用凉隔散，加硝黄泡服；小便涩者，用五苓散加木通，合益元散，加姜汁少许，白滚汤调服。

凉隔散

五苓散方俱见前。

黑心舌

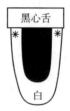

舌见弦白心黑，而脉沉微者难治，脉浮滑者可汗，沉实者可下。始病即发此色，乃危殆之芒①也，速进调胃承气汤。

调胃承气汤方见前。

十五舌

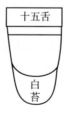

舌尖白苔二分，根黑一分，必有身痛恶寒。如饮水不至，甚者，五苓散；自汗渴者，白虎汤；下痢者，解毒汤。此亦危症也。

---

① 芒：萌芽。《白虎通·五行》："芒之为言萌也。"

白虎汤方见前。

解毒汤方见后。

十六舌

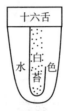

舌见白苔，中有黑小点乱生者。尚有表症，其病来之虽恶，宜凉隔散微表之即退；速当下之，下用调胃承气汤。

调胃承气汤方见前。

十七舌

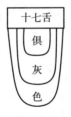

舌见如灰色，中间更有黑晕两条，此热乘肾与命门也。宜急下之，服解毒汤，下三五次，迟则难治。如初服，量加大黄。

解毒汤方见后。

十八舌

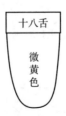

舌见微黄色者，初病即得之发谵语者，由于失汗，表邪入里也。必用汗下兼行之，以双解散加解毒汤两停①主之。

双解散

解毒汤方俱见后。

十九舌

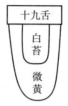

舌中见白苔，外则微黄者，必作泻，宜服解毒汤。恶寒者，五苓散。

解毒汤

五苓散方俱见后。

二十舌

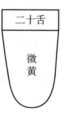

舌见微黄色者，乃表症未罢，宜用小柴胡汤合天水散主之。可下者，大柴胡汤下之。表里双除，临证时当审用之。

---

① 停：份数。

大柴胡汤方见前。

二十一舌

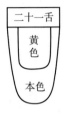

舌见黄色者，必初白苔而变黄色也。皆表而传里，热已入胃，宜急下之。若下迟必变黑色，为恶症，为亢害，鬼邪气深也。宜调胃承气汤。

调胃承气汤方见前。

二十二舌

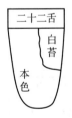

舌左白苔而自汗者，不可下，宜白虎汤加人参三钱服之。

白虎汤方见前。

二十三舌

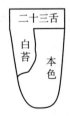

舌右白苔滑者，病在肌肉，为邪在半表半里，必往来寒热，宜小柴胡汤和解之。

小柴胡汤方见前。

二十四舌

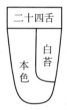

舌左见白苔滑，此脏结之症，邪并入脏，难治。

二十五舌

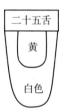

舌见四围白而中黄者，必作烦渴呕吐之症，兼有表者，五苓散、益元散兼服，须待黄尽方可下。

益元散方见前。

五苓散方见后。

二十六舌

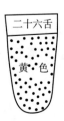

舌见黄色，而有小黑点者，邪遍六腑，将入五脏，急服调胃承气汤下之，次进和解散。

调胃承气汤 方见前。

和解散

藁本　桔梗　甘草炙。各五钱　苍术三钱　陈皮　厚朴姜制。各一钱

上水二钟、姜三片、枣二枚，煎七分，去渣，不拘时服。

解毒汤

黄连一两　黄柏五钱　黄芩五钱　山栀六钱

上每服五钱，水一钟半，煎至一钟，热服。

五苓散 加茵陈，即茵陈五苓散

泽泻二钱五分　茯苓　猪苓　白术各一两　肉桂五钱

上每服六钱，水二钟，煎至一钟，温服。

凉隔散

生甘草二钱　连翘四钱　山栀仁八钱　大黄二钱　黄芩　薄荷　朴硝各一钱

上作一剂，水二钟，加淡竹叶二十片，煎一钟，不拘时服，以利为度。

栀子豆豉汤

栀子二钱　淡豆豉五钱

上水二钟，煎七分，去渣服。

双解散 加解毒汤

防风　川芎　当归　白芍药　大黄　麻黄　连翘　芒硝各五钱　石膏　黄芩　桔梗各一两　滑石三两　甘草二两　荆芥　白术　山栀各五钱

上每服一两，水一钟半、姜三片，煎八分，去渣服。

茵陈汤

茵陈五钱　大黄三钱　山栀仁二钱

上水一钟半，煎至一钟，去渣服。

抵当汤

大黄三钱　水蛭糯米炒，七枚　虻虫炒，去翅、足，七枚

上作一服，水一钟半，煎一钟，去渣服。

十枣汤

芫花醋浸、炒　大戟　甘遂煨。各等分

上每服二钱，弱人减半，水二钟、枣十枚，煎八分，去渣服。

二十七舌

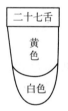

舌见黄而尖白者，表少里多，宜天水散一服、凉隔散二服合进之。脉弦者，宜防风通圣散。

防风通圣散方见前。

二十八舌

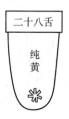

舌见黄而色有膈瓣者，热已入胃，邪毒深矣。心火烦渴，

急宜大承气汤下；若身发黄者，用茵陈汤；下血，用抵当汤；水在胁内，十枣汤；结胸甚者，大陷胸汤。

大承气汤

茵陈汤

抵当汤

十枣汤

大陷胸汤五方俱见前。

二十九舌

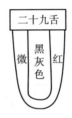

舌见四边微红，中央灰黑色者，此由失下而致，用大承气汤下之，热退可愈，必下三四次方退。五次下之而不退者，不治。

大承气汤方见前。

三十舌

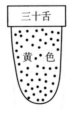

舌见黄而黑点乱生者，其症必渴、谵语。脉实者生，脉涩者死，循衣摸床者不治，若下之见黑粪亦不治。宜大承气汤。

大承气汤 方见前。

三十一舌

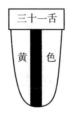

舌见黄，中黑至尖者，热气已深。两感见之，十人九死。恶寒甚者亦死，不恶寒而下利者可治，宜调胃承气汤主之。

调胃承气汤 方见前。

三十二舌

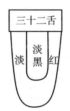

舌见外淡红、心淡黑者，如恶风，表未尽，用双解散加解毒汤相半，微汗之，汗罢急下。如结胸烦躁、目直视者，不治。

双解散加解毒汤 方见前。

三十三舌

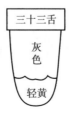

舌见灰色，尖黄而不恶寒者，脉浮可下之。若恶风恶寒者，用双解散加解毒汤主之。三四下之见粪黑，不治。

双解散加解毒汤 方见前。

三十四舌

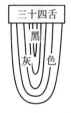

舌见灰黑色而有黑纹者，脉实，急以大承气汤下之；脉浮、渴饮水者，用凉隔散。

大承气汤

凉隔散 方俱见前。

三十五舌

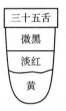

舌根微黑，尖黄。脉滑者，可下之；脉浮者，当养阴退阳。若恶风寒者，微汗之，用双解散；若下利，用解毒汤，十救七八也。

双解散

解毒汤方俱见前。

三十六舌

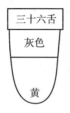

舌根灰黑，尖黄，隐见或有一纹者。脉实，急用大承气汤下之；脉浮、渴饮水者，以凉膈散解之，十可救二三。

大承气汤

凉膈散方俱见前。

以上三十六舌，乃伤寒验证之捷要，临症时当细心治之，百无一失耳。

灸少阴少阴吐痢、手反不冷、反食饮水、脉不至者

少阴，即太溪穴也。太溪二穴，在足内踝后跟骨上，动脉陷中，灸七壮。

灸关元穴脏结死症不可攻，宜此

关元穴，在脐下一寸是也，乃少阴任脉之会。

灸期门穴妇人热入血室、咳逆、打呃

妇人屈乳头向下尽处骨间，丈夫及乳小者，以一①指为率，陷中有动脉是穴。艾炷如小豆大，灸五七壮。妇人热入血室，刺之下针，令病人吸五吸，停针，良久起针。

---

① 一：原字不清，据五凤楼本补。

［附］伤风

伤风之症，乃风邪客于腠里，洒淅恶寒、喷嚏呵欠、头疼发热，类于伤寒，但见风寒即怕，亦不太甚者是也。

脉　云

阳浮阴弱，大盖肺部见浮者，多以此为辨。

立　方

加味香苏饮

川芎　紫苏　羌活　防风　苍术　香附　甘草　荆芥　白芷各三钱　葛根　前胡各一钱

上加葱头十枚、生姜三片，煎服，以被覆，取汗为度。若以为小疾而不治，日久则风入于肺，必成咳嗽，即费调理矣。凡感风邪，初起忌服茯苓，以其味淡，善于渗泄，有表症服之，则引邪入于阴经也。如当用补，或消痰，或消食，以香苏饮为主方，随症加减，不得一一细赘矣。

中风门^{附痫症}

夫人似乎无恙而卒然中风者，岂一朝一夕之故哉？盖内必先腐也，而后虫生之；土必先溃也，而后水决之；木必先枯也，而后风摧之。夫物且然，而况于人乎。经曰：邪之所辏①，其气必虚。风岂能以自中乎人？亦人之自受乎风耳！使其内气充足，精神完固，则荣卫调和，腠理缄密②，虽有风，将安入乎？惟其不戒暴怒，不节淫欲，或饥不暇于食，或寒不暇于衣，或

---

① 辏：通“凑”。《广韵》：“辏，亦作凑。”
② 缄（jiān）密：密封。

嗜酒而好色，或勤劳而忘身，或当风而沐浴，或大汗而行房，或畏热而露卧，或冒雨而奔驰，以致真元耗亡，气血消尽，大经细络，积虚弥年①。平时无甚痛苦，而不知荣卫皆空，徒存躯壳，正犹无心之木将折未折，无基之墙欲颓未颓。其势已不可支，而方且自谓无恙，遂迷而不知戒，一旦为贼风所袭，如剧寇操刃，直入无人之境，势若破竹，不移时而皆溃。则杯酒谈笑之间，举步转移之顷，卒然颠仆，顿为废人，不亦重可骇哉！由是观之，虽由外风之中，实因内气之虚也。然人之一身，表里上下未必皆虚，惟积虚之处，气多不贯而势有偏重，故一为风所入，而肢体于②是乎废矣。若以脏腑言之，则又各有形症焉。中脏者，多滞九窍，故有唇缓失音、鼻塞耳聋、目瞀③便秘之症；中腑者，多着四肢，故有半身不遂、手足不随、左瘫右痪之形。又有中血脉者，则外无六经之形症，内无便溺之阻涩，惟口眼歪斜，或左或右而已，而手足动静、起居食息故无恙也。其或股不能举，口不能言，更无别症，乃中经也。比中脏腑则为轻，比之中血脉犹为重耳。然因其病而药之，则中脏者宜下，中腑者宜汗，中经者宜补血以养筋，中血脉者宜养血以通气，此皆可治之症也。而又有难易于其间，中脏为难，而中腑次之，中经又次之。其或初中于血脉，药之而愈，苟不守禁忌，必复中，而中必在于脏，中一次则虚一次，虚一次则重一次。故中腑虽可治也，由先中血脉与经，而后及于腑，则难治矣；中脏本难治也，由先中腑，而后及于脏，则不治矣。若中腑而兼中脏，与伤寒两感者何异，其又可生耶？凡中风，

---

① 弥年：经年，终年。

② 于：原无，据文义补。

③ 瞀（mào 冒）：目眩，眼花。《玉篇》："瞀，目不明貌。"

口开者为心绝，手撒者为脾绝，眼合者为肝绝，遗尿者为肾绝，声如鼾睡者为肺绝，汗出如油者为元气内绝，筋痛者为无血，发直指而为头上窜，面赤如妆，而汗缀如珠，皆所不治之症也。其有一中即死者，何为而如此之急耶？盖人之五脏，以心为君。心也者，所以主宰乎一身者也。五脏之中，惟心最难死，故人死气绝，一身尽冷，而心头独热者，以其难死故也。中脏之人，不即死者，以四脏之气虽绝，而心犹未绝也。一中其心，则杯酒未干，片言未尽，而魂魄先亡矣。纵有起死回生之药，亦何所施乎？大法：中风诸症，总属风痰，初中之时，不论在表在里，必先以攻痰祛风为主，待其苏醒，然后审其经络，分其气血而治之，不可因其内气之虚，而骤用补剂。盖一中之间，道路以为痰阻绝，虽欲补之，孰从而补之？若其病的系太虚，口眼不㖞斜，手足不偏废，便溺不阻涩，但汗出不休、眩运①不定、四肢软弱、气息短促，方可用独参汤，而犹必佐之以橘红，加以姜汁、竹沥，始可服也。若无监制，一时或可全愈，而痰邪不泄，当为患他日。或发痈疽，必无救药者矣。

脉 云

风之中人，六脉沉伏者多，但以人迎为主。《诀》②云：中风口噤迟浮吉，急实大数三魂孤。《举要》③云：中风脉浮，滑兼痰气。其或沉滑，勿以风治。浮大者带虚，浮缓者带湿，浮紧者带寒。其有微而数者，虚弱热极也。

---

① 运：通"晕"，眩晕。《灵枢经》："五阴气俱绝，则目系转，转则目运。"
② 诀：《脉诀》。
③ 举要：明·李言闻著的《四言举要》。

立 方

通关利窍散 治中风不省人事，牙关紧闭，汤水难进。

麝香一钱　半夏三钱　青黛八分　猪牙皂角五钱

上为细末，用少许吹鼻。有嚏者生，无嚏不治。

仙授立刻回生丹

牛黄真西者，一两　胆星制过九次者，一两二钱　铅霜二钱　橘红广皮，去白，一两五钱　蛇含石醋煅七次，五钱　麝香三钱　枳实用小者，麸炒，一两　沉香一两，忌火　真金箔三十片　朱砂研极细，三钱

取铅霜法 用出山铅十斤，打寸许方牌，以线穿悬之于大磁钵内，下以烧酒六斤、好醋二斤，上另以一钵覆之，外用盐泥封固，炖在锅内热水中，五日取开，扫下即成铅霜矣。

上各为极细末，以竹沥加老姜汁为丸，分作七十二丸，朱砂、金箔为衣，外加蜡封之。每服一丸，去蜡，姜汤调下。此丹乃异人秘授，效验通神，真万金不易之方。予以济众心切，不敢自私，故尔录之。治一切中风，不拘脏腑、中痰中气、不省人事、垂危等症，灌下一丸，立醒，并治一切急慢惊风。辛未年秋，槜里①姚叔祥先生七旬有二，忽然中倒，不省人事，便遗出，痰壅上，声如鼾睡，手措眼合。先贤有言：遗便者必不能治。投下一丸，少顷即醒，至今甚健。功效广大，救人甚溥②，不能一一概录。

小续命汤 治卒暴中风，不省人事，痰涎壅盛，半身不遂，口眼㖞斜，手足颤摇，言语謇③涩，身体麻痹，神昏目眩，筋

---

① 槜（zuì 最）里：今浙江嘉兴市。

② 溥（pǔ 圃）：通"普"，普遍，广大。《诗·小雅·北山》："溥天之下，莫非王土。"

③ 謇（jiǎn 检）：口吃，言语不通利。《广雅》："謇，吃也。"

脉拘挛，四肢不能屈伸者，并疗之。

川芎　附子童便制过。各八分　防风　官桂　黄芩　杏仁去皮尖　甘草　防己各一钱二分　人参　白芍　麻黄去节。各一钱

水二钟，煎八分，临服加姜汁五茶匙。

乌药顺气散　治一切风攻四肢，骨节疼痛，脚膝软弱，妇人血风，老人冷气上攻，胸腹胀痛，吐泻肠鸣。

乌药　陈皮　川芎各二钱　僵蚕　白芷　麻黄去节　枳壳桔梗各一钱　甘草　干姜炒黑。各五分

水二钟，加姜三片、枣二枚，煎八分，热服。

排风汤　治风邪中入于脏，狂言妄语，精神错乱，手足不仁，痰气上逆。

茯苓　独活　川芎　当归　杏仁　白芍　防风　甘草各八分　肉桂四分　白术　麻黄　白鲜皮各七分

水二钟、姜三片，临服加竹沥半酒钟，热服。

愈风汤　治言语难，肝肾虚，筋骨弱，及风热体重，四肢偏枯，半身不遂，一切中风等症。

独活　羌活　蝉壳　半夏姜、矾制　川芎　黄芩酒炒。各一钱二分　黄连姜汁炒　白芍一钱五分　胆星八分

水二钟，姜五片、枣二枚，煎八分，温服。

稀涎散　治中风痰涎隔壅，服此下痰。

明矾一两　肥皂角四条

上共为细末，每服五分，温水调下。

清神解语汤　治中风痰迷心窍，不省人事，舌强不能言语，四肢不能举动，口眼㖞斜，半身不遂。

石菖蒲　南星姜汁炒　黄连姜汁炒　茯苓　麦门冬去心　防风　陈皮　当归各一钱　白芍　生地　川芎　远志去骨　半夏姜、矾制

乌药　枳实　羌活　甘草各六分

水二钟，生姜三片、竹茹三分，煎熟，加童便、竹沥同服。

保命金丹　治中风，口眼㖞斜，手足軃①拽，言语謇涩，四肢不举，晨昏痰多。

贯仲七钱　生地　大黄各五钱　青黛　板蓝根各三钱　朱砂　蒲黄　薄荷各二钱　珍珠　龙脑各一钱五分　麝香一钱　牛黄三钱

上为细末，炼蜜丸，如鸡豆②大，每日晨昏以清茶调化一丸。

解语丸　治中风语言不正。

白附子　石菖蒲　远志各一两　全蝎三钱　羌活　明天麻　僵蚕各五钱

上为细末，蜜丸，绿豆大，每服三十丸，空心姜汤下。

正舌汤　治中风舌强难言。

明雄黄　荆芥各等分

上为极细末，每服二钱，以豆酒调下。

豨莶丸　中风，或初中或中过者，并体胖之人宜久服，甚妙。

豨莶草，又名火杴草，五月五日或六月六、九月九采者，甚效。去其花实，只留叶，刷去叶上毛，以酒、蜜拌，入甑蒸，晒九次，焙干，为细末，炼蜜为丸，如梧子大，空心以温酒或米汤下六十丸。服过千服，须发变黑，筋骨强健，饮食倍进，步履如飞。

类中风证

忽卒倒不语，但风必有斜歪搐搦之症为异。有因受气而中

卷之二

七七

---

① 軃（duǒ 躲）：垂，下垂。《广韵》："軃，垂下貌。"
② 鸡豆：疑当作"鸡头"。鸡头，即芡实。

者，脉沉身冷，无痰故也，用姜汤调苏合香丸灌之，至醒随其寒热虚实调之，轻者用乌药顺气散。或曰此气暴逆而然，气复即已，虽不药而愈，然闭口脉绝者亦不治。

有因停食而厥者，必胸中满闷。

有夏月卒倒，为暑风，此类中风而实中暑者。

有因火者，内火外火合而炎铄①，刘守真作将息失宜，一水不胜二火也。

有因痰者，火气激搏，痰塞碍心窍也。以上四者，皆用盐汤吐之。

防风至宝汤

南星　防风　天麻　陈皮　当归　半夏各一钱　僵蚕一钱二分　白芍　川芎　甘草　青皮　栀仁　乌药　羌活　黄芩　黄连　麻黄　白芷　牛膝各八分

水二钟，加姜五片煎服，忌食蒜。

［附］痫症

痫证一发，即颠仆眼直，口吐痰沫，其声类畜，不省人事，少顷即苏。此因惊风食而得之，其症有五，而似五畜，以应五脏。原因或七情之郁结，六淫之所感，或曰大惊，神不守舍，亦有幼小受惊，以至痰迷于心窍故也。

脉　云

虚弦为惊，浮洪为阳痫，沉为阴痫，浮散为风痫。

立　方

育神镇心丸秘传　治五种痫症，并颠狂惊恐、痰迷心窍

---

① 炎铄：酷热。

等证。

羚羊角　犀角各四钱　胆星制过九次者　远志去心　茯神去木
柏子仁去油　石菖蒲　橘红各八钱　礞石煅过，六钱　大黄五钱
天麻煨过，七钱　牛黄二钱　瓜蒌曲五钱　麝香一钱二分　朱砂二钱
真金箔三十张

上为细末，竹沥同胆星打糊为丸，朱砂、金箔为衣，每服
空心姜汤送下一钱。

清心豁痰汤

石菖蒲去毛　麦门冬去心　茯苓去皮　枳实炒。各一钱二分　远
志去心　天花粉　贝母去心　酸枣仁去油　玄参　黄连姜汁炒　橘
红各一钱　甘草梢四分

水二钟，加姜五片、竹茹八分，煎一钟，温服。

疬风门

夫疬风者，即大麻风也，又名曰癞。盖缘感受天地肃杀之
气。古人谓之疬风，以其酷烈暴悍可畏尔。人得之，须分上下
治之。看其疙瘩先见上体多者，病在上也；先见下体多者，病
在下也。人之一身，总不外乎气血，血随气以为之运化，气所
伤则为凝滞，气滞则血必聚矣。血聚不行，则肉烂生虫、鼻崩
眉堕，此固理之必然者。然风之入人，又有气血之分。气受之，
上身多；血受之，下体多；上下俱多，气血俱病也。凡治此症，
必当审其从上、从下治之，然所主不外乎阳明一经，盖阳明主
胃，无物不受。病之所感如此，非医者神手，病者铁心，罕有
免于死焉。按法治之，惟宜绝厚味，断酒色，戒劳碌。若不守
此，虽或少愈，必至再举，则无救药矣。

脉 云

浮洪者属风热，浮滑者属风痰。沉迟无力，气血俱虚，难治。

立 方

换肌散 治大麻风，年深不愈，眉毛堕落，鼻梁坍坏，额颅肿破，此方神效。

白花蛇三两　乌梢蛇三两，酒浸一宿　地龙去土，三两　当归酒制　北细辛　白芷各一两　天麻　蔓荆子　威灵仙　荆芥穗　甘菊　苦参　紫参　沙参　木贼　不灰木①　川芎　甘草炙　沙苑蒺藜　天门冬　赤芍　何首乌　石菖蒲九节佳　胡麻炒　草乌头　苍术米泔浸　木鳖子去壳　定风草②各三两

上同为细末，每服五钱，食后酒调服。

通天再造散 治大麻风初起。

郁金一钱五分　大黄一两，炮　白牵牛六钱九分，半生半炒　皂角刺一两，黑大者，去尖

上为末，每服五钱，日初出面东，以无灰酒调下。

祛疠神效丸

丢子肉③十五斤　防风二斤半，去芦　白蒺藜二斤半　荆芥二斤半　银柴胡六两　胡黄连六两　草胡麻二斤半　当归二斤半，酒浸　芜荑二斤半　木鳖子十五两，去壳　薄荷一斤

诸品药味，切要精制为末，以酒为丸，每服五钱，日服三次。轻者五六升，重者一斗即愈。若脾经受病，加白术五两；肺经受病，加黄芩五两；胃经受病，加厚朴五两；肝经受病，

---

① 不灰木：即石棉。功能清热除烦、利尿、清肺止咳。

② 定风草：即天麻。

③ 丢子肉：即诃子肉。

加连翘五两；心经受病，加山栀仁、胡黄连各八两；肾经受病，加破故纸五两；五脏受病，加苍术四两、甘草二两；六腑受病，加威灵仙四两、续断四两、何首乌八两。春则气暖融和，加连翘一斤；夏则火旺烦躁，加胡黄连八两、薄荷八两；秋则乍寒乍暖，多生雾露，加苍术八两、白术八两；冬则严寒冰冻，加乌药一斤。面生浮肿，加白芷五两、续断八两；遍身浮肿，加苍术八两；脚底肿，加牛膝八两；手蜷挛，加威灵仙八两；骨节疼痛，加虎骨一斤。凡遇是病，根据前法加减，其验如神。

消肿泻毒汤 治面肿痛，十日可泻一次。

苦参三钱 白蒺藜 草胡麻 连翘 大黄 芒硝各二钱 防风
丢子肉 羌活 独活各五分 牛膝 白芷 苍术 木瓜各一钱

水二钟，煎八分，空心服。泻三次，以温粥补之，午后再服丸药。

搽药方 治遍身发斑。

川椒一两五钱，炒黑 枯矾一两五钱 水银三钱 松香一两 蛇床子一两五钱 大枫子肉一两 苦参一两五钱 硫黄一两 防风三钱

上为细末，菜油调搽。

冰熊散 治脚底心烂。

辰砂一两 冰片二钱 熊胆二钱

上为细末，鸡子白调搽，每日洗三次、搽三次，百日全愈。

厥门附痉

厥者，逆也。阴阳气不相接则厥，手足逆冷是也。其症不一，散之方书者甚多，今姑撮大概。有阳厥，烦渴谵①妄，身

---

① 谵：原字不清，据三乐堂本补。

卷之二

八一

热，而其脉洪数也；有阴厥，身冷，脉沉，足蜷卧，唇口青，或自利不渴，小便色白也。然阳厥伏热深而振栗，及见身冷，脉微欲绝而死者，阳极似阴，服热药即死；阴厥虚寒甚而发燥，欲坐于泥水之中，此阴极似阳，服寒药即死，不可不辨。外此又有暑厥，中暑耗气发厥，脉虚自汗；有气厥，因暴怒而得，即气中也，与中风相似，风中身热，气中身冷；有痰厥，其脉洪滑，或咽中如拽锯声；有蛔厥，胃中冷，吐出长虫者是；有气虚厥，脉细者是；有血虚厥，脉大如葱管者是；有惊厥，因劳役后饮水被惊而发者是；有尸厥，凡吊死问疾，或入庙登冢，卒中外邪，与脏气相忤，气遏不行，忽手足冷、头面青黑、牙关紧急、昏晕卒倒，或错言妄语，决不可作风治。

脉 云

厥逆之脉多于沉伏者，但沉迟散为之寒，沉伏而数为之热，浮而无力者是气虚，洪滑有力属顽痰，沉滑身冷者难治。

立 方

苏合丸 凡厥症，先以姜汁调服灌醒，然后议脉辨症用药。

白术土炒 青木香 朱砂研，水飞 犀角 沉香 麝香 诃梨勒煨，取皮 安息香酒熬膏 丁香 白檀香 荜茇 香附以上各二两 龙脑五钱 薰陆香 酥合油各一两

上为细末，研匀，和安息香膏，加炼蜜丸，如龙眼核大，每服一丸。

大承气汤 治阳厥与阳极似阴方见伤寒门。

四君子汤 治气虚厥。

白术土炒 白茯苓去皮。各一钱 人参二钱 甘草五分

水二钟，加黑枣二枚，热服。

四物汤 治血虚厥。

当归　白芍　川芎　怀生地各二钱

水二钟，加龙眼肉七枚，不拘时服。

加味理中汤 治蛔厥。

大附子童便制，一钱　干姜炒黑　甘草　槟榔　白术生炒　人参各八分　肉桂　川椒各六分

水一钟、乌梅三个煎服。

逐痰汤 治寒痰发厥。

广橘红二钱　半夏　甘草各一钱二分　大附子　川贝母各一钱

水二钟，加竹沥、姜汁煎服。

四逆汤 治阴厥与阴极似阳方见伤寒门。

祛暑汤 治暑厥气升，不省人事。

香薷　厚朴姜汁炒　白扁豆各一钱，炒　沉香二钱　川黄连酒炒　陈皮　桔梗各一钱二分

水二钟，加灯心三十茎，煎七分服。

乌药顺气散 治气逆厥方见中风门。

镇邪饮 治尸厥如神，先以酥合丸灌醒，再服此方。

紫朴　胆星　苍术　广木香　橘红各一钱　甘草　辰砂各三分

水二钟，加姜汁半盏、酒一盏，同煎服。

痉　门

《活人》① 云：太阳中风，因作刚、柔二痉。大抵痉之为病，因风、湿二气袭于太阳之经，亦有轻重之分。其风气胜者

---

① 活人：即《类证活人书·五十问》。

为刚痉，风性刚急故也；湿气胜者为柔痉，湿性柔和故也。外有诸虚之候，表虚不能任风寒，亦能成痉。是以或产后，或金疮，或跌仆扑伤、痈疽溃脓之后，一切去血过多之证，皆能成此疾也。是乃虚为本，而风为标耳。亦有绝无风邪，而亦能使人筋脉挛急，而为角弓反张之候者，血脱无以养筋故也。丹溪云：此症甚不可作风治而用风药①，恐反燥其余血而致不可救也，宜补药兼降痰火，如参、芪、芎、归、竹沥之类。然而刚、柔之痉不可不辨也。如太阳发热，无汗恶寒，脉弦长劲②急，胸满口噤，手足挛急，切牙③，甚则搐搦筋，头强直，角弓反张，此为刚痉；太阳微热多汗，不恶寒，脉迟涩弦细纫，四肢不收，时时搐搦，开目含口，此为柔痉也。

脉 云

太阳病发，其脉沉而细者为痉。

立 方

葛根汤 治刚痉。

干葛四钱　麻黄三钱　桂枝　甘草　羌活各二钱

姜三片、枣二枚，煎服。

桂附汤 治柔痉。

官桂　大附子　防风　黄芩　川芎　防己　甘草　玄参各一钱

生姜三片，煎熟，热服。

---

① 甚不可……而用风药：语本《丹溪心法》卷四"痉"："切不可作风治，兼用风药。"

② 劲：原作"头"，据文义改。

③ 切牙：咬紧牙齿。

八味顺气散 治七情痉。

陈皮 青皮炒 白茯苓去皮 乌药各一钱五分 人参 白术土
炒 白芷各一钱 甘草三分

水二钟，加黑枣二枚，煎熟，热服。

益元汤 治去血过多痉。

当归 生地 人参 黄芪各一钱 川芎 白术 丹皮各一钱
五分

水二钟、枣二枚，煎服。

祛风逐痰汤 治痰痉挟风。

半夏曲 枳实炒 橘红各一钱五分 桔梗炒 胆南星 明天
麻湿纸包煨 防风 薄荷各一钱 全蝎七枚，洗净

水二钟，加竹沥半酒杯、姜汁十茶匙。

抑火汤 治火痉。

川黄连酒炒 当归酒洗 白芍酒炒 黄芩酒炒 黄柏炒。各一钱
五分 知母盐水炒 枳壳麸炒 甘草 玄明粉各一钱

水二钟，加灯心三十茎、童便半酒杯。

麻木门附脱阳

人皆以麻木为一病，而不知麻与木固自有不同也。所谓麻
者，非痒非痛，肌肉之内如千万小虫乱行杂沸，按之不止，搔
之愈甚者是也；所谓木者，非痒非痛，自己之肌肉如他人之肌
肉，按之不知，搔之不觉者是也。麻如木之乱，故名曰麻；木
如木之厚，故名曰木。麻犹知痛痒，而木则全无觉矣。然求其
痛之所属，将何以断之？盖麻有久暂，木有久暂。暂时之麻者，
或因坐卧不得其所，四体相压阻节，荣卫血行既迟，而气亦未
至故也。然麻或太甚，亦有似于木焉。暂时之木者，亦因坐卧

不得其所，四体重压，又着寒气，一时不曾护持，而荣卫不相联属，血已不行，而气久不至故也。然木或还醒，亦有似于麻焉。此其暂时之麻木，虽因气血不足，而有未足为病，惟久麻久木者，斯为病耳。盖经年累月无一日而不麻者，麻之久者也。麻之久者，非坐卧不稳所致，必其内气虚甚，风痰凑为患，不能作麻，以其挟于风邪，痰为风之所嘘，如风吹波浪，自腾沸而去，肌肉之中已为风痰所据①，阴阳二气失其营运之柄，安得而不麻乎？经年累月无一日而不木者，木之久者也。亦非坐卧不稳所致，乃是死血凝滞于内，外挟风寒，又因阳气虚败，不能运动，而肉已死，若与我不相干，此其所以木也。人之一身，皆气血所养，气血行迟，即能成病，况其不行乎！此久麻、久木所以可畏也。然麻木之处，小犹可治之，若半体一肢，甚难救疗。医者知此，则人之死生，病之轻重，了然于胸中，而用药之妙，尤在善处，其可以执法乎？使暂麻、暂木而用重剂，则损其真元；久麻、久木而用轻剂，则不能取效，审而治之可也。

脉 云

脉浮而濡属气血虚，脉浮而缓属湿，脉浮而紧属寒，脉涩而芤属死血，脉紧而滑属湿痰。

立 方

人参调元汤 治一身麻木，四肢倦怠。

人参 沙参 黄芪各二钱 甘草五分 肉苁蓉 白芍 川芎各一钱 北五味二十七粒

---

① 据：原字不清，据五凤楼本补。

水煎，温服。

舒气活络丸　治男、妇七情所感，气血不行，手足顽麻。

当归酒洗　白芍酒炒　沉香忌见火　香附醋制。各二两　桂枝八钱　川芎　牛膝　乌药　苍术炒　薏苡仁炒　生地忌铁器　柴胡　丹皮炒　桑寄生各二两五钱　甘草　防己　茯神各一两　大附子一个，童便、黄连制

上为末，老姜四两捣汁，加水法为丸，每服空心服三钱，白滚汤下。

大法：麻木之属虽有风、痰、死血之分，然治疗之药，皆当以热药为引导，如生姜、附子、官桂、川乌之类，以引经药引至各经，如手臂用桑条，股足用牛膝、威灵仙之类，以行气药通其气，如乌药、木香、枳壳、青皮之类，以通窍药开其经络，如木通、穿山甲、牙皂之类。有痰则去痰，有风则去风，有血则行血，此其总纲也。

久麻者，皆气虚，为风痰所辖也。然系气虚，亦不暇补其气。先补其气，则风无能而自散，痰无能而自去矣。宜以生姜为引导，枳壳以开气，半夏、南星以逐痰，防风、羌活、荆芥以散风，牙皂、木通以通经络，手臂用桑条、股足用牛膝以引经。待其病减，然后用参、芪、白术、茯苓、甘草之类可也。

久木者，皆阳气不运，死血滞凝，外挟风寒所致也。宜以附子、官桂之类以为引导，木香之类以开其气，穿山甲、木通、牙皂之类以通经络，当归、桃仁、蓬术、红花、阿魏之类以消其血，因其病之所在，以引经药引之，加桑条、牛膝之类。待其病减，以八物汤补其血可也。背上麻木，以羌活为引经；胸前麻木，以桔梗为引经。风用风药，痰用痰药，皆以开气为主，而此三处惟以生姜为引导，而附子之类不必用也。

遍身肌肤大麻痒，淫淫①然如虫行者，风也。宜以僵蚕为君，羌活、防风为佐，乌药以匀气，木通以开经，生姜为引导。盖木通能行十二经络，乌药能匀一身之气，生姜能开一身之腠②理，羌活、防风能去一身之风，而僵蚕一味，专治如虫行者之圣药也。至于加减轻重之间，则存乎其人耳，而岂吾之所能备述者乎？

［附］脱阳

大吐大泻，或房欲过度，大耗真元，阳气既去，阴血不能固守，亦随而脱去也。如丈夫交媾过度，脱在妇人身上，须妇人紧紧抱住，用气嘘入口内，少顷自省，若就放开，必死。

回阳汤

大附子三钱　人参二钱　白术　干姜各一钱　广木香一钱五分

水煎，热服。

蒸脐法

葱叶一大把，以线扎紧，两面切平，半寸厚，内用麝香三分掺入葱内，外加艾圆灸之，以蒸热气入腹，神妙。

熨气海穴在脐下

食盐一斤，炒热，先熨气海，再服回阳汤。

中暑门附注夏

暑者，夏月炎蒸之气也。丙丁③当权，祝融④用事，炎威酷

---

① 淫淫："痒"的摹状叠声词，如虫蠕动。
② 腠：原作"辏"，据文义改。
③ 丙丁：丙丁都属火，故借以指火。
④ 祝融：本名重黎，中国上古帝王以火施化，号赤帝，后尊为火神。

烈，烁石流金，柔脆之躯，不堪燔炙，而中暑之病有不免矣。病之初起，身热自汗、口渴面垢而已，其余杂症皆后传变。然昔人有中热、中暑之分，岂暑之外别有所谓热耶？盖暑与热本无所异，而人感之则有异耳。富贵之人，避暑于凉亭水阁之中，修竹绕栏而成荫，清泉漱玉①而生寒，偃②簟③以取凉，挥羽扇以祛热，浮瓜沉李以消渴，鲜菱脆藕以解烦，自谓可以无暑矣。不知富贵必生骄奢，骄奢必生淫欲，元气日消，肌里必疏，坐谈之顷，卒然为暑风所伤，邪气直入，霎时昏聩，迷不知人，此所谓静而得之为中暑是也。贫穷劳苦之人，竭力于畎亩④而汗血成浆，驱驰于道途而咽喉似炙，赤日方为魃⑤而清风不来，热地已成炉而寒泉难觅，精神疲而欲绝，筋力困而不知，卒然倾仆，不省人事，此所谓动而得之为中热是也。然暑初入，自口鼻牙颊，达于心包络，以火从火，故古法当暑取冷水灌溉勿咽，入肝则眩晕顽麻，入脾则昏睡不觉，入肺则喘咳痿躄，入肾则消渴。中暑归心，神昏卒倒，此症之重者。缓则为伤浅，急则为冒深。又为伏暑，又何以辨之？盖伤暑在肉分，周身烦躁，或如针刺，或有赤肿。盖天气浮于地表，故人气亦浮于肌表也。冒暑或腹痛水泻者，胃与大肠受之。恶心者，胃口有痰饮也。伏暑即冒暑，久而藏伏三焦、肠胃之间，热伤气而不伤形，旬月莫觉，变出寒热不定、霍乱吐泻、膨胀中满、疟痢烦渴、腹痛下血等症，但暑气病多不身痛，间有痛者，或为热浴

---

① 漱玉：谓泉流漱石，声若击玉。
② 偃：仰卧。
③ 簟（diàn 垫）：竹席。
④ 畎（quǎn 犬）亩：田间，田地。
⑤ 魃（bá 拔）：传说中能招致旱灾的鬼，极言赤日酷烈如焚。《说文》："魃，旱鬼也。"

水湿相搏耳。又有暑风厥，手足搐搦为风，手足逆冷为厥。治此病者，当视其所处贫富、所为劳逸、所禀虚实、所感轻重而斟酌用药，斯得之矣。

脉 云

经曰：脉虚身热，得之伤暑。《举要》曰：热[①]伤于气，所以脉虚。弦洪芤迟，体状无余。

立 方

祛暑神秘丹 治夏月中暑，摔[②]倒不省人事，一丸立愈。

青蒿净末，一斤　白梅　乌梅　生姜各四两　生姜皮一两　沙糖十两

上为末，共捣为丸，如龙眼肉大，每服一丸，井水调下。

解急方法 中热在路，昏迷不知人事，汤药不便，恐气脱难治。急扶阴凉处，不可卧湿冷地，掬[③]道上热土于脐上，拨开作窍，令人尿于其中，急求生姜或蒜嚼烂，以热汤或童便灌下，外用布蘸热汤熨气海，立醒。醒后切勿饮冷水，饮之即死。

香薷饮 治脏腑冷热不调，饮食不节，元气久亏，好食生冷；或卧湿地，当风取凉，中暑等症。

香薷五钱　厚朴二钱，姜汁炒　白扁豆一钱五分，炒

上为一剂，水煎，候冷，不拘时服。中暑后伤风、搐搦、不省人事，加黄连、羌活；伏暑头痛、小便涩浊，加茵陈、车前子；霍乱吐利，加藿香、木瓜、生姜；脏腑积热、便血，加枳壳、黄连、赤芍、乌梅；小便有血，加瞿麦、小蓟、车前子；

---

① 热：《脉诀》作"暑"。
② 摔：原作"率"，据近圣居本改。
③ 掬（jū 掬）：用两手捧。

壮热大渴，或五心烦热，加麦门冬、淡竹叶、茅根、灯草；脚气作痛、行步艰难，加木瓜、羌活、陈皮、苍术、枳壳、半夏；中风，加防风、羌活；手足搐搦，加羌活、白芷；挟痰，加南星、半夏；腹痛、小便赤，加枳壳、木通、甘草；单只腹痛，加黄连、枳壳、赤芍、莪术。

清暑益气汤 治夏月暑热蒸人，不思饮食，四肢乏力，神思困倦，小便赤涩，大便作泻，时时作渴，胸膈饱闷。

人参 白术土炒 黄芪各一钱，蜜炙 北五味二十一粒 当归 麦门冬去心 甘草 干葛 青皮炒 神曲炒 泽泻各一钱二分 黄柏酒炒 陈皮 苍术 升麻各八分

水二钟，煎七分，温服。

生脉散 夏月以此代茶，能生津液，益气和中。

人参一钱 麦门冬二钱，去心 北五味二十一粒

水煎，当茶饮之。

清暑十全汤 治伤暑头目昏重，潮热烦闷，多渴呕吐，身体倦怠，并一切伏暑、暑疟，神效。

香薷 木瓜 苏叶 厚朴各一钱二分 人参 甘草 白茯苓 白术 白扁豆 半夏 白芍各一钱

清暑六和汤 治心脾不调，气不升降，霍乱转筋，呕吐泄泻，寒热往来，痰喘咳嗽，肢体浮肿，嗜卧昏倦，小便赤色，并冒暑、中酒。

人参 杏仁去皮、心 厚朴姜汁炒 白茯苓去皮。各一钱 香薷 白扁豆炒 砂仁炒 半夏姜、矾制 藿香各一钱五分 甘草 木瓜各八分

加姜三片、枣二枚，煎七分，热服。

桂苓甘露饮 治伏暑饮水过多，肚腹膨胀，霍乱吐泻。

泽泻　猪苓各一钱二分　寒水石二钱　桂枝八分　苍术　滑石甘草各一钱

水煎，温服。

消毒饮　治暑毒入内，心中烦躁，睡卧不宁，精神恍惚。

香薷　川黄连　远志肉各一钱　石膏　麦门冬各一钱二分　北五味二十一粒　生甘草　茯神各八分

水二钟，加灯心三十茎，煎服。

辰砂益元散　治中暑身热，小便不利，睡不安稳；此药清心火，除胃脘热。

滑石六两，飞净　甘草一两，去皮净　辰砂一两，研极细

上共为细末，每二钱灯心汤调下。

冷香饮子　治虚人中暑烦渴，身倦，燥甚，服凉药不效者。

大附子二钱　橘红一钱五分　甘草　草果各一钱

水三钟，加姜五片，煎八分，热服。

辰砂五苓散　治中暑烦渴，身热，头疼，霍乱吐泻，小便短少，心神恍惚。

白茯苓去皮　泽泻去毛　猪苓各二钱　白术一钱二分，土炒　官桂一钱　辰砂八分，研极细

水二钟，加灯心三十茎，煎服。

［附］注夏

每遇春末夏初，便觉头疼脚酸，神思困倦，饮食减少，四肢消瘦，软弱乏力。

补中固元汤　治注夏一切等症。

人参　黄芪　白术　甘草各一钱　生地二钱　当归　陈皮各八分

枣二枚，煎八分，临卧服。

又方：治汗不时出、发热恶寒、四肢无力、作渴。

石膏二钱，煅熟　知母盐水炒　人参　甘草　陈皮　玄参各一钱五分

加浮小麦八分，煎服。

中湿门 附痿症

湿者，天地郁蒸之气也。方其升腾于上，气犹笼结而未开，虽寒天值之，亦觉其温暖，此湿气之热者也。及其布护于下，气将流演而舒散，虽暑月值之，亦觉其清凉，此湿气之寒者也。湿气之热者，多中于气虚之人，则发而为湿热之症，头面如裹而四肢浮肿，身体沉重而转侧不便者是也；湿气之寒者，多中于血虚之人，则发而为寒湿之症，四肢酸疼而关节不利，筋脉拘挛而行履重滞者是也。其有不因郁蒸之气而得者，必其冒雨而行，涉水而走，或露卧以取凉，或汗衣而不解，渐渍[①]于肌肉之中，渗入于骨髓之内，流溢于脾胃之间，牢缠于腰肾之处，则肌内冷而骨髓痛，脾胃薄而腰肾疼，挟于风痰则麻而不仁，兼乎死血则木而不觉，动乎火邪则肿痛而难忍，随其所感而病斯痼焉。其有不因冒雨涉水等而得者，必其内伤生冷酒面之类，多肚腹肿胀。医者审其湿之或寒或热、或虚或壮，病之在上在下，感之在外在内，因其病而药之，庶乎其得之矣。

脉 云

中湿之脉，沉缓微细。兼风者浮，兼寒者涩，兼热者滑数，

---

① 渐渍：浸润。引申为渍染，感化。《史记·礼书》："而况中庸以下，渐渍于失教，被服于成俗乎？"

兼痛者洪而浮缓。湿在表，浮而缓；湿在里，沉而微。

立　方

渗湿汤　治湿伤脾胃，下部虚肿，大便泄泻，小便不利。

丁香　苍术　白术　姜黄　茯苓　甘草　陈皮各等分

枣二枚、姜三片，煎八分服。

清燥汤　治六七月之间湿令大行，子能令母实，致寒凉以救之。燥金受湿热之邪，绝寒水生化之源，源绝则肾亏、腰下痿软、瘫痪不能举动、行步不正，此方主之。

茯苓去皮　苍术米泔浸、炒　泽泻　猪苓　人参各一钱　神曲炒　当归　黄芪蜜炙　橘红各八分　升麻　黄柏酒炒　柴胡　白术土炒　甘草　生地　麦门冬各七分，去心　北五味九粒

枣二枚，煎八分服。

肾着汤　治肾伤湿，身重，腰冷如坐水中，不渴，小便自利。

云术　茯苓各二钱　干姜一钱五分　甘草五分

枣二枚，煎七分，热服。

防己黄芪汤　治风湿相搏，客在皮肤，四肢少力，

防己二钱五分　白术　黄芪各二钱　甘草八分

姜三片、枣二枚，煎七分服。

独活寄生汤　治肾气虚弱，坐卧湿地，或当风取凉，风邪流入脚膝，为偏枯冷痹，缓弱疼痛，行步艰难，并治白虎历节风。

白芍酒炒　独活　当归各一两　桑寄生二两　熟地酒煮　人参川芎　茯苓去皮　杜仲盐水炒　秦艽各五钱　防风　牛膝　细辛桂心各四钱　甘草一钱，炒

上锉一剂，加生姜，煎熟，作数次服。

柏术四制丸 滋阴抑火，开胃进食，能除周身之湿。

川黄柏去皮四斤，酥炙一斤，人乳浸一斤，童便浸一斤，盐水浸一斤 茅山苍术括去皮二斤，川椒炒八两，破故纸炒八两，五味子炒八两，当归炒八两

拣去同炒之药，只用苍术、黄柏，为末，炼蜜为丸，如梧子大，每服五十丸，空心酒下。

生附汤 治湿溜下部，两足无力，步履艰难，腰膝疼痛等症。

大附子　苍术　香附　白术各一钱　甘草三分　干姜五分 杜仲　牛膝　茯苓　厚朴各八分

姜三片、枣二枚，煎八分服。

当归拈痛散 治湿热为病，肢节烦疼，肩背沉重，流注足胫痛不可忍者；口干壮热，两足湿毒疮痛痒。

当归　防风　黄芪各一钱　甘草五分　黄柏　玄参　人参 茯苓　白术　苍术各八分　干葛　升麻　知母　茵陈　羌活各六分

水二钟，煎八分服。

清热泻湿汤 治湿攻注四肢，周身发肿，面色痿黄，小便不利。

茯苓　黄连　车前子各一钱二分　木通　猪苓　滑石　苍术各一钱　石苇　山药　黄柏各八分

灯心三十茎，煎八分，空心服。

［附］痿症

四肢软弱，身体重滞，经年不能起床，而饮食如故，不痛不酸，有似乎湿而实非湿，乃肺经受热，其叶焦垂，不能统摄

一身之气，故成痿疾。

脉 云

《举要》曰：尺脉虚弱，缓涩而紧①，洪大者不治。

立 方

润肺扶气汤 治痿症肺枯气弱。

茯苓　人参　白术　甘草　麦门冬　黄芩各一钱　桔梗　百合　薏苡仁各八分　北五味九粒　当归　生地各一钱二分

水煎，加藕汁半钟，食后服。

又方：治火炙肺枯，不能统摄。

山栀仁炒黑　栝蒌仁去油　当归酒洗　生地　百部各一钱五分紫河车二钱　天门冬去心　陈皮　桔梗蜜炒　人参　沙参各一钱

枣二枚、灯心三十茎，食后服。

---

① 尺脉虚弱缓涩而紧：语出宋·崔嘉彦《脉诀》。

卷之三

疟疾门

夫疟者，残虐之意也，从病从疟，故名曰疟。是病者，多发于秋，因夏伤于暑，故至秋而发也。有先寒后热、先热后寒、单寒无热、单热无寒、大寒大热、微寒微热之异。分而言之，先寒后热者，先得于寒；先热后寒者，先得于热。又云先热者为血虚，先寒者为气虚，单寒无热者内伤必重，单热无寒者内病必多，大寒大热者邪必深，微寒微热者邪必浅。又有久寒久热，经年累月而不愈者，必其不守禁忌，兼以元气虚弱故也。合而言之，不专于外伤客邪，亦平日饮酒不节，及七情六欲所伤，兼之以脾裹痰而不散，与内之饮食、外之暑气相结交固，流聚于少阳之分。少阳位人身之中，为阴阳往来必由之路，又在半表半里之间，阴血流过其处，激而发热，或阴阳交会，则寒热交作，久而不愈，则结成疟母，藏于胁下。胁下者，少阳之分也。治此病者，以引经药引至少阳之分，而以消食化痰、疏风调气之剂，量其轻重而投之，无不应矣。然同一疟也，有一日之发，间日一发，有三日一发者，何也？盖病之所由来者有远近也。冬伤于寒不即病，直至明年秋而后发者，则三日一发之疟也。三日一发者，受病或一年；间日一发，受病或半年；一日一发，受病或三月，每以得病之远近为所发之日期也。医者以心度之，见其三日一发，则知其得于寒，当以辛温之药散之；见其间日一发，则知其得于暑，当以清暑之药治之。然又必见其症有相合者，方可投也。如浙西但初发疟疾者，皆言谓之胎疟，盖莫敢服药。若疟疾始初不去疏表邪，何能自散？而愈发愈盛矣。及至延之日久，气血两虚，肝邪日旺，脾经受克，以至四肢消瘦，饮食少进，面黄肤肿，才议用药，如体厚者还可救疗，体弱者竟无救矣。既然有胎疟，亦该有胎伤寒、胎痢疾之说，何独疟疾有胎而他疾无胎乎？此言大谬之甚。如此说明，后人谅不再朦蔽，以至误人之性命者耳。然不拘初发、再发，但有食则消食，有痰则化痰，有风则散风，有寒则攻寒，有热则驱热，有气则开气，新病则去其病，久病则补其元。神而明之，则存乎人也。

脉 云

疟脉自弦，弦迟多寒，弦数多热，代散则死。弦短者伤食，弦滑者多痰。弦如刀刃者死，弦小者生。

立 方

清脾饮 治脾疟脉来弦数，或热多寒少，口苦咽干，小便赤涩。

茯苓去皮 青皮醋炒 厚朴姜制 草果去皮 半夏各六分，姜、矾制 白术土炒 黄芩酒炒 柴胡各一钱二分 甘草四分

水二钟、姜三片、枣二枚，煎七分，空心服。

桂枝芍药汤 治疟大作战动，阳盛阴虚，此太阳、阳明合病也。

桂枝一钱五分 黄芪 知母 芍药 石膏各三分

水二钟、姜五片，热服。

四兽饮 治五脏气虚，阳明偏胜，结聚涎饮，与胃经相传者。

白术 人参各一钱 甘草 茯苓 半夏各八分 陈皮一钱二分乌梅二个

水二钟、姜三片、枣二枚，空心服。

七宝饮 治一切疟痰，无论寒热多少，及山岚障气。

青皮　陈皮　厚朴　甘草各一钱二分　草果　槟榔　常山各一钱

水、酒各一钟，清晨服。

鳖甲饮子 治疟久不愈，胁下痞满，腹中结块，名曰疟母。

川芎　黄芪　白术　鳖甲各一钱五分　草果　橘红　甘草
白芍　槟榔　厚朴各八分　乌梅二个

水二钟、枣二枚，食远服。

秘验方 治疟疾久远不愈，一服止。

人参二钱　知母　白术　柴胡　藿香各一钱六分　常山一钱
乌梅七个　何首乌一钱四分

水二钟，姜三片，煎八分，露一宿，空心服。

神妙丸 治疟母积块作痛，发热。

真沉香一两　阿魏　槟榔　穿山甲　云术各一两五钱　朱砂
雄黄各八钱

上共为细末，醋和为丸，如梧桐子大，每服六十丸，空心
姜汤下。

参苓养胃汤 治疟多寒少热，脾胃虚弱，饮食不进。

茯苓　人参各一钱　苍术　半夏　陈皮　草果　藿香　厚朴
各八分　甘草四分　乌梅一个

水二钟，枣二枚，煎七分，另以老姜三两取汁和匀，露一
宿，空心服。

祛疟饮 治疟经岁月不愈者，诸药不效，方可服之。

白术　苍术　青皮　陈皮　草果各一钱二分　厚朴　槟榔
茯苓　甘草　良姜　半夏各一钱　人参三钱　乌梅三个

水二钟，加姜五片，空心服。

茯苓扶元汤 治疟疾阴阳不和，元气虚弱，寒热渐盛。

柴胡　黄芩　人参各一钱五分　猪苓　泽泻　白术　青皮各一①钱　何首乌二钱　茯苓　肉桂各八分

水二钟，枣二枚，食远服。

加味补中益气汤 治平素不足，兼劳碌内伤，感寒受暑，以致疟疾。

黄芪　白术　黄芩　人参　柴胡各一钱　半夏　陈皮各八分升麻三分　白芍　当归各一钱二分　甘草五分

水二钟、姜三片、枣二枚，空心服。

七枣汤 治疟疾，但寒无热。

附子一个，以盐水浸泡七次，去皮、脐

分为二服，水二钟，枣七枚，姜七片，煎七分，临发日空心服。

二陈汤 以此汤为主，照各经病症，加药录后。

茯苓一钱　甘草六分　陈皮　半夏各二钱五分

太阳经疟，必腰背头项俱痛，加藁本、防风、羌活；少阳经疟，必口苦呕吐、恶心胁痛，加柴胡、黄芩、青皮；少阴经疟，发于子、午、卯、酉四正之日，舌干口噪、呕吐，欲闭户牖，加芎、归、黄连、黄柏或小柴胡、半夏；厥阴经疟，发于寅、申、巳、亥四旁之日，小腹痛，引入阴作淋，加桂枝、姜、附，重者四物加玄胡、金铃子、附子；太阳经疟，发于辰、戌、丑、未之日，腹满自利、善呕、呕已乃衰，加苍、白术、柴胡，此三味，疟家必用。以上三阴血分受病，发在处暑后者，俱谓

---

① 一：原无，据近圣居本补。

之痰疟。寒重者，理中汤方见伤寒门。

痢疾门

古无痢疾之名，惟曰滞下，今从病从利，故名之曰痢。然其为症，岂一朝一夕之故哉？盖因平素饮食不节，油腻生冷，恣食无忌，或饥饱不时，或冷热不择，停蓄于中，久而不化，又或外感暑湿，内伤七情，行房于既醉之余，努力于过饱之后，所积之物，煅炼稠黏，有赤白相杂与纯黄之异。不见其粪，而惟见其积者，盖籍气血而变成也。伤于血则变为赤，伤于气则变为白，气血俱伤则赤白兼。黄则脾家亦伤，而纯于赤白者，亦未必非伤脾之所致也。使其无赤白，而其色纯黄，则专伤脾土，而气与血犹未甚动焉。至若下痢如黑尘之色及屋漏水者，皆不治之症。而噤口者亦多死，以其无胃气，而邪热独结于上也。大法：初起当先推荡，而后调理，病久则带补带收，切不可骤用涩药，初痢一涩，积蓄不去，多致死亡。又不可因久利之人气血不摄，妄投黄芪、升、麻之类，下痢若服黄芪，即发膨胀，多服升麻则小便与积皆升至上焦，此速死之道也。但伤血则调血，伤气则调气，伤脾则养脾，当寒而寒，当温而温，当燥而燥，当清而清。因病用药，其可以执一乎？

脉 云

下痢之脉宜微小，忌浮洪；宜滑大，忌弦急。所谓身凉脉细者生，身热脉大者死。叔和云：下痢微小却回生，脉大浮洪无瘥日。

立 方

导滞汤 治初痢浓血，赤白混杂，里急后重，日夜无度。

黄芩酒炒　黄连酒炒　木香各二钱　当归　赤芍　槟榔　山楂各一钱五分　大黄三钱

水二钟，煎八分，热服。

术苓调中汤　治过伤饮食，大便泄泻，下痢，肚腹膨胀等症。

白芍　猪苓　茯苓　泽泻　厚朴各一钱二分　陈皮　甘草　苍术　白术各八分　山楂　香附　麦芽　神曲各一钱

灯心三十茎，食前服。

仓廪汤　治噤口痢，热毒盛极，水米不下。

前胡　柴胡　甘草　厚朴　川芎各一钱　独活　羌活　茯苓　桔梗　人参　枳壳各八分　陈仓米三钱

枣二枚，食前服。

乳香饮　治久痢肠滑。

乳香　人参　肉豆蔻　白术　地榆　当归　防风　甘草

枣二枚，不拘时服。

屡验方　治疟疾兼之于痢，脉气虚弱，身痛，以此活血养胃。

人参五分　白术　苍术　滑石各一钱　白芍　陈皮　川芎　甘草　桃仁各八分

水煎，空心服。

加味香连丸　治一切新久痢疾。

大川黄连四两，酒炒　广木香五钱　真沉香五钱，同上忌火　吴茱萸八钱，水泡，炒　肉豆蔻五钱，面包煨

上制为末，荷叶汤法为丸，每服大人二钱，小儿一钱，空心米饮汤下。

立效散 治休息痢。

当归一两　白芍八钱　粟壳七钱　石榴皮一两一钱　地榆　甘草各四钱

上为末，每服三钱，空心，灯心汤下。

血痢汤 专治血痢。

白术　条芩各一钱　苍术　黄连各一钱五分　干姜　黄柏　当归　滑石各八分　乌梅二个

水煎，食前服。

宝灵散秘传　治一切痢疾，神效。

当归二两，酒洗　黄连四两，用吴茱萸一两煎汤浸　白芍二两，炒　白术一两，土炒　山楂肉一两　石莲子一两　苍术一两，米泔水浸、炒　枳壳三钱，炒　麦芽一两，炒　神曲一两，炒　肉豆蔻一两，面包煨　木香一两，忌见火

上制为末，每服大人二钱，小儿一钱。白痢，姜汤下；赤痢，白滚汤下；水泻，米汤下。

点眼散 治噤口，并赤白痢。

以首胎粪一钱，炙干　雄黄五分　黄连八分　冰片一分

上为细末，点两眼大眦。

胃风汤 治风冷乘虚客于肠胃，水谷不化，及肠胃湿毒，下如豆汁，瘀血。

肉桂八分　赤茯苓　人参　苍术　芍药各一钱　川芎　当归　粟壳各六分

水煎，温服。

四味连香丸 治诸痢，神效。

黄连十两，酒炒　大黄四两，酒煨　木香二两　槟榔二两五钱

上为末，糊丸，绿豆大，每服七十丸，空心米饮下。有积

自行，无积自止。如下痢色黑，大黄汤下；色紫，地榆汤下；色红，黄芩汤下；色淡，姜汤下；色白，肉桂汤下；色黄，山楂汤下；水泻，粟壳汤下；痛甚，木香汤下。

固肠汤　治冷热不调，下痢赤白。

木香　陈皮　白芍　当归　人参　枳壳各一钱　粟壳　诃子肉　茯苓　干姜各八分

水煎，温服。

连薷汤　治受暑下痢鲜血。

黄连三钱，吴茱萸炒　香薷一两　乌梅三个

水煎，食前服。

升阳除湿汤　治痢久脾阴下陷，里急后重，至圊不能便。

苍术　白术　茯苓　白芍　防风各二钱　木通　车前各一钱

水煎，食前服。

黄疸门附黄肿，附黄汗

黄疸之症，皆湿热所成，湿气不能发泄，则郁蒸而生热；热气不能宣畅，则固结而生湿。湿得热而益深，热因湿而愈炽，二者相助而相成，愈久而愈甚者也。然求其湿热之所由生，未有不由于大醉大饱，及醉饱后贪睡久卧，与努力行房而得者。或醉饱后入水洗浴，寒气敛束，密其腠理，汗不得出，以致湿热相感而成此病焉。外不得汗，内不得泻，熏蒸濡染，流入皮肤，上达面目，下至足跌，中及手臂，前腹后背，皆如涂金，小便赤如姜黄，犹之罨①盐、罨酱，因湿热而变其色也。大法：上半身黄甚则宜发汗，下半身黄甚则宜利小便，以分消其湿，

---

①　罨（yǎn 掩）：覆盖，掩盖。

而兼以退热之剂。然又必观其所伤之物而消化之，非徒治其湿热而已。其疸有五，酒疸、黄疸、黄汗、谷疸、女劳疸，须有种之分。病源起之于湿热，欲知其不治之症，何以辨？曰：黄疸变黑如烟尘者死，小便如膏者死，腹胀者死，饮食太少死。若眼渐白、小便长者，病将退也。

脉 云
五疸实热，脉必洪数。其或微涩，症属虚弱。

立 方
茵陈清湿汤 治湿热伤脾，四肢困倦、身体麻木、饮食不化、小便不利。

茯苓去皮 茵陈各一钱 麦芽 山栀炒黑 苍术炒 白术各二钱，土炒 黄芩酒炒 黄连酒炒 枳实炒 猪苓 陈皮 防己各八分

加灯心三十茎，食前服。

济生茵陈汤 治黄汗染衣，内有积热，不能流通，小便不利。

茵陈一两 大黄七钱 山栀五钱，炒黑

水煎，热服。

泻湿汤 治酒疸作渴者。

黄柏一钱五分 黄连 猪苓 泽泻各八分 青皮 茵陈 山栀 龙胆草各一钱

水煎服。

参桂通湿汤 治疸症，脉虚便赤。

白术 人参各八分 猪苓 茵陈 泽泻 木通各一钱 山栀一钱五分 桂枝五分

灯心三十茎，空心服。

又方：治诸疸，取小麦秆杵汁绞饮，昼夜饮三四次，愈。

调元渗湿汤 治肾疸，目与浑身金色，小便赤涩。

羌活 白术 防风 独活各八分 升麻四分 苍术 猪苓
柴胡 茯苓各一钱 泽泻 干葛 甘草 人参 黄柏 神曲各
六分

水煎，空心服。

栀子大黄汤 治酒疸，心中懊恼，或作心痛。

淡豆豉五钱 大黄四钱 山栀 枳实各三钱

姜二片，煎八分，空心服。

清利汤 治黄疸，腹胀，小便不利，表和里实，以此下之。

大黄六钱 芒硝四钱 山栀仁 黄柏各二钱

水煎，不拘时服。

黄连饮 治疸症，大小便秘涩、壅热。

大黄五钱 黄连四钱 芒硝五钱 栀子三钱

加灯心三十茎，不拘时服。

除湿汤 治黄疸，内热，呕吐而渴，欲饮冷水，身体、面
目俱黄，小便不利。

茯苓 泽泻 茵陈 猪苓各八分 黄芩 黄连 知母 天花
粉 白术各六分 防己 陈皮 青皮 苍术各三分

水煎，空心服。

牛黄散 治酒疸，谷疸及水气蛊症；饮酒太过，宿食积久，
面目甚黄，通身浮肿，肚腹如鼓。

黑牵牛春八钱，夏九钱，秋七钱，冬一两 大黄春八钱，夏九钱，秋
七钱，冬一两 槟榔春八钱，夏九钱，秋七钱，冬一两 甘草春八钱，夏
九钱，秋七钱，冬一两

上为细末，每服五钱，五更时面东，以井花水调服，服后不动，朝太阳吸气三口即愈。

秘方 治伤食成疸。

山楂 厚朴 阿魏 麦芽各二钱 神曲 青皮 枳实各一钱 茵陈 萝卜子各三钱

加灯心三十茎，食前服。

效验方 治黄疸久久不愈。

茵陈一两，为末 红枣每一岁一枚

水一碗半，煎八分，空心食枣并汤。

神效丸 治好食诸物，停积成黄疸者。

使君子肉四两，炒 胆南星二两 槟榔二两

共为末，如好吃生米，加麦芽一斤；好吃茶叶，加茶叶一斤；好吃黄泥，加壁土一斤；好黑炭，加黑炭一斤。随其所好加入，炼蜜为丸，每五六十丸，空心砂糖汤下。

养荣丸 治五疸，体弱血虚，口淡耳响，微寒发热，小便白浊。

黄芪 当归 桂心 甘草 陈皮各八分 白术 人参 白芍 生地各一钱 五味子九粒 茯苓 远志各二钱

水煎，温服。

滑石散 治女劳疸并湿疸。

滑石八钱 明矾五钱，枯过

上为细末，每服一钱，大麦汤调下。

秦艽饮子 治黄疸，口淡咽干，恶寒发热。

白术 茯苓 秦艽各二钱 薄桂 橘红各一钱

水煎服。

谷疸丸　专治谷疸。

苦参三两　龙胆草一两　水牛胆一个

上为末，入胆汁，加蜜少许为丸，每服二钱，空心姜汤下。

又方：治黄疸久不愈者，桃树根向东行者一束，洗净切碎，煎二三碗，空心服之。如人行二十里，即欲大便，下尽黄水，疸实时愈。不可谓全安而不调理，须必服参桂通湿汤调补，庶不生他症。

又方：治五疸，老丝瓜连子，烧存性，为末，因面病者面汤下，酒病者酒下。

又方：治湿疸，万年青捣汁，加煮酒饮三四钟愈，如大便不实者忌之。

［附］黄肿

人有病黄肿者，不可误以为黄疸。盖黄疸者，遍身如金，眼目俱黄，而面无肿状，又呼曰黄胖。黄肿之黄，则其色带白，而眼目如故，虽同出脾胃，而病形不同，医者当审而治之。黄疸之起，由于湿热蒸染；而黄肿之症，则湿热未甚，而多因虫积、食积之为害也。或偶吞硬食过多，碍其脾家道路，经久不消，脾胃失运化之权，浊气上腾，故面部黄而且浮，手足皆无血。有虫者，又吐黄水，毛发直指，肌肤不泽，且好食生米、茶叶之类者是也。若肿及四肢者难治，肿及腹者不治，饮食减少者不治，以其无胃气也。

大温中丸　专治黄胖。

香附一斤，童便浸　甘草二两　针砂一斤，炒红，醋煅三次　苦参春夏二两，秋冬一两　厚朴五两，姜制　芍药五两，酒炒　白术　茯苓各三两俱为末，醋糊为丸，如桐子大。面黑、筋骨露、气实者，米饮下六十丸；面肥白与气虚羸弱者，白术汤下四十丸。

调脾汤　一妇年六十，面黄倦甚、足酸口苦、脉散而大，此湿伤也。

白术　陈皮　苍术　木通各一钱　黄芩　砂仁　人参　川芎各一钱二分　黄柏　甘草各八分

水煎，食前服。

神效丸　治男、妇大小黄病。

皂矾八两，加面一斤，和作饼，入火内煨，焦为度　苍术米泔浸　厚朴姜汁炒　陈皮　甘草各六两　川椒十两，去目闭口者

上为末，用红枣三斤（煮熟，去皮核）、胡桃三斤（去壳）同捣成膏，和药丸如桐子大，每服七八十丸，酒服。初服时觉此药甘美，服至病将愈，便觉药臭矣。

［附］黄汗

黄汗之为病，身体肿兼发热、汗出而渴，其汗沾衣，其色黄如柏汁染者，脉来沉细。此症因何而得之？人若以汗出时入水而浴，病从毛孔中入得也。

芪桂酒　治黄汗。

黄芪　白芍各一两　桂枝三钱

苦酒半碗，水一碗，煎八分，空心服。

又方：

黄柏　黄芪各一钱　枣仁　人参　牡蛎　黄连　白术各一钱五分

水煎，不拘时服。

火　门

　　火之为病，其害甚大，其变甚速，其势甚彰，其死甚惨，何者？盖缘燔灼焚焰，飞走狂越，一动便伤，元气偏胜①，遗害他经。《内经》病机十九条，而属火者五。刘河间推展五运：为病属肝者，诸风之火；属脾胃者，诸湿痰火；属心肺者，诸实热火；属肾者，诸虚之火；散于各经，浮游之火；入气分，无根之火；入血分，消阴伏火。故曰：诸病寻痰火，痰火生异症。要分内外虚实：外因邪郁经络，积热脏腑，此为有余火；内因饮食情欲，气盛似火，此为有余之中不足，阴虚火动，乃不足之火。又有大怒之火起于肝，则手掉目眩；醉饱之火起于胃，则痞塞肿满；悲哀之火起于肺，则气郁喘息；房劳之火起于肾，则骨蒸潮热。气从左边起者，肝火也；气从脐下起者，阴火也。热从脚下起至腹者，虚之极也。若壮实之人有此，是湿郁成热之候也，不可不辨。实火内外皆热，口渴，日夜潮热；大小便闭；虚火潮热有间，口燥不渴。虚火可补，实火可泻。轻者可降，重者从其性而升之。君火正治，可以湿伏，可以水灭，可以直折；相火反治，不可以水湿折，惟从其性而伏之。即如实火发狂，宜三黄汤治；虚火发狂，先与姜汤，然后补阴，其火自降。凡火盛，不可猛用凉药，必酒炒过，或兼温散，甘②能缓急，火不妄动，动由于心。静之一字，其心中之水乎。

脉　云

　　经曰：脉来弦数无力为虚火，实大有力为实火。洪数见于

---

　　①　胜：原字迹不清，据近圣居本补。
　　②　甘：原字不清，据近圣居本补。

左寸为心火，见于右寸为肺火，见于左关为肝火，见于右关为脾火，见于两尺，肾与命门火。

立 方

黄连解毒汤 治实火躁乱烦渴，蓄热内盛。

黄连 黄芩 黄柏 山栀仁各二钱

水煎服。加大黄，名栀子金花丸。

滋阴抑火汤 治阴虚火动，火起于涌泉穴，此补坎水，降离火。

当归 川芎 知母 白芍各一钱二分 生地 黄连 人参 熟地各一钱 龟板二钱 丹皮 杜仲各八分

枣二枚，煎服。

葆膈散 治一切郁火。

连翘 黄芩 山栀 薄荷各一钱二分 大黄三钱 甘草五分 芒硝二钱

加姜三片，煎服。如咽喉痛，加桔梗、荆芥；酒毒，加黄连、干葛、淡竹叶；咳而呕，加半夏；衄血，加当归、赤芍、生地；小便淋沥，加滑石、茯苓；风眩，加防风、川芎、石膏；斑疹，加干葛、荆芥、赤芍、防风、天花粉；咳嗽，加桑皮、杏仁、桔梗、款冬花；谵语发狂，加黄连；目生翳障、流泪，加菊花、木贼、生地。

益元散 治火不流通方见伤寒门。

碧雪 治积热不行，口舌生疮，心烦喉闭；并痰火，神效。

芒硝 石膏 青黛 寒水石 马牙硝各二两，研细末 甘草六两 牛黄三钱

上将甘草煎浓汤，去渣，入诸药末，再以柳木条不住手搅，令硝溶，入青黛和匀，倾砂盆内，候冷结成霜，研为末，每用

少许，含化津咽下。

清咽丸　治肺火作嗽，咽喉痛甚。

薄荷叶五两　犀角一两五钱　川芎八钱　防风一两　桔梗二两
真柿霜一两五钱

上研细末，蜜为丸，如龙眼核大，噙化。

三黄丸　治三焦积热，咽喉烦躁，小便赤涩，大便秘结。

黄连二两　黄芩　大黄各四两，酒浸，蒸晒

共为末，蜜丸，如梧子大，每服五十丸，白汤下。

玄明粉　治邪热所干，胸中气滞，一切痰火，咳嗽等症。

朴硝二十斤，入锅化开，炒极燥，贮阳城罐①内，上以园
瓦盖之，盐泥封固，入火煅至里外通红为度，乘热倾入水，研
化用，竹篮上以布绵纸二层，将水沥下清汁，露一宿，明早去
水，其下凝结白如冰者，复照前法，滚汤化开，又露约数次，
待其味淡即成粉矣。晒收瓷罐内，每一斤加甘草（生、熟各一
两），为末和匀，每服一二钱，不拘时服。

清火神秘汤　治四肢发烧、郁火不散、心烦内热、口苦
咽干。

丹皮　地骨皮　柴胡　沙参各一钱二分　人参一钱　玄参
天花粉　生地　当归各二钱　白芍　甘草　知母各六分

灯心三十茎，食前服。

祛火利痰丸　治一切痰火、久嗽不住。

大黄锦纹者，一斤，切片，好酒浸二日上下，柳叶蒸黑色，晒干，为末
巴戟天四两，水泡，去骨　萝卜子炒　真苏子炒　麦芽炒　枳实炒。

---

①　阳城罐：是河北阳城地方生产的一种陶质丹罐，因有受高热而不裂
的优点，故被用以炼丹药。

各二两

上为细末，蜜丸，如梧子大，每服五十丸，空心清茶下。

凡大怒动火起于肝经，醉饱动火起于脾经，悲哀动火起于肺经，房劳动火起于肾经，思虑动火起于心经。见牙痛龈宣、腮颊颐肿，此胃火动也；见目黄口苦、坐卧不安，此胆火动也；见舌苔喉痛、便秘不通，此大肠火动也；见头眩体倦、手足心热，此三焦火动也。

泻各经之火药

黄连泻心火，黄芩泻肺火，芍药泻脾火，柴胡、人中白泻肝火，知母、黄柏泻肾火，木通泻小肠火，青黛泻五脏之郁火，玄参、石膏泻胃经之游火，龙胆草泻肝胆之火，童便降诸经之火，山栀仁能去一身曲折之火，滑石能降三焦妄火，大黄泻大肠火，玄明粉能润十二经之燥火。此皆苦寒之剂，能泻有余之火也。

发热门

世间发热数种，治各不同，而外感、内伤乃大关键。然外感之热与内伤之热又有虚实之分，医者不可不辨。如伤感发热，是实邪入卫，与阳气交争而为外热，其脉紧而有力，此发于正冬之时也。类伤寒发热，冬伤寒不即病，至春变温，至夏变热。又有一种天行瘟疫热病，多发于春夏之间，沿门阃①境相同者，此天地之疫气，时令不正，乍寒乍热之感也。病有发喘者，热则息粗而气不循序也；病有发呕者，胃中有热而火炎上也；有鼻窒者，热客阳明而鼻胀也。又有一种冬瘟之病，治之非其时

---

① 阃：原作"阁"，据近圣居本改。

而有其气，盖冬寒时也，而反病温焉。此天时不正，阳气反泄而热也。又有一种时行寒疫，却在冬温之时，此亦天时不正，阴气返逆而热也。又有夏月伤暑之病，虽属外感，却类内伤，与伤寒大异。盖寒伤形，寒邪客表，有余之症，故宜汗之；暑伤气，元气为热所伤而耗散，其脉虚迟而无力，不足之症。又有因时暑热，而过食冷物以伤其内，或过取冷风以伤其外，此则非暑伤人，乃因暑而自致之病也。若夫饮食劳倦，内伤元气，其热昼夜兼发，或昼重夜轻，口中无味，是阳气自伤，不能升达于阴分，而为内热，乃阳虚也，故其脉大而无力，属肺脾内伤；色欲发热，午后发热至半夜止，口中有味，是阴血自伤，不能制火，阳气升腾，而为内热，乃阳旺也，故其脉数而无力，属心肾阴阳两伤。昼夜发热、烦渴不止、鼻干者，有内伤饮食，类伤寒初症，但右手脉气口紧盛、身体不痛为异。有内伤思虑，神昏恍惚，眼烧而发热者；有内伤生冷，郁遏阳气而发热者；有因服金石炙煿，夜卧火坑，或火烘衣服，久则蕴积热毒，脉浮大，此属实热；有因销砾肾水，相火炎上，口燥烦渴，精神短少，脉细小，此属虚热。有气分实热，血分实热，血气俱实热；有气分虚热，血分虚热，血气俱虚热。有骨蒸热，有心热，热在血脉，日中甚，面赤心烦、喜哭、疮疡、自汗、掌中热、口舌干是也；有肺热，热在皮毛，日西甚，上气喘急、咳嗽咽痛、肩背痛、鼻流血是也；有脾热，热在肌肉，遇夜犹甚，怠惰嗜卧、面黄、腹胀、口甜流涎、易饥体重是也；有肝热，热在肌肉之下、骨之上，寅卯尤甚，胁疼目痛、泪出颊肿、头旋筋急、多怒是也；有肾热，热在骨间，亥子时甚，两足手心如火、多睡、溺涩、口干、足肿是也；有五心烦热，乃阴虚火盛也；有胸中烦热，头昏口燥，乃心内烦躁，无外热。仍分虚实，若因汗、吐、下后津液去多，五内枯燥者，皆属虚也；若不因汗、吐、下后而得者是实。有潮热若伤寒日晡发热，乃胃实，别无虚症，其余当审其虚实。如前有面独热，是阳明经气盛有余，或风热上升也。然积病最能发热，多夜分腹肚热甚也。经曰：治病必求其本。风热、痰热、湿热，三者尤百病之根本，宜详审之。如风热，头目肿痛眩晕、眼昏目赤、耳聋鼻塞、口燥舌干、斑疹之类，皆风热炎上之所为也；如痰热，咽痛喉闭、膈噎胸痞、颠狂惊悸之类，皆痰火凝滞中焦之所为也；如湿热，泄泻下痢、水肿鼓胀、黄疸、遗精白浊、疝痛、脚气、腰膝痛，皆湿热下流之所为也。治者于小热之气，凉以和之；大热之气，寒以收之；甚热之气，以汗发之。内热者下之，外热者发之，虚者补之，庶无误矣。

脉 云

六脉洪数而长，热病也。其寸口实者，热在脾肺；其关上滑数者，热在胃中；至尺实者，热在遍体；尺脉见数，热在脐下。

立 方

柴苓清热汤 治虚损手心，足心发热。

茯苓 柴胡 知母 人参各一钱 天花粉八分 甘草五分
白芍 黄芩各一钱二分

加灯心三十茎，食远服。

清心汤 治心血不足，发热无时，两颊忽赤，口苦作渴。

黄连一钱二分 五味子九粒 麦门冬 当归 生地 犀角各一钱

加龙眼肉七枚，煎服。

补元散热饮　治元气虚弱，口干发热，小便短赤。

人参　黄芪　白术各五分　柴胡　黄芩　甘草　白芍　车前子　当归各一钱二分

加灯心三十茎，煎服。

鳖甲饮　治病后劳复，邪热未除，房劳虚损，一切骨蒸。

当归　秦艽　柴胡各一钱　鳖甲三钱，羊酥炙　地骨皮　枳实　知母　乌药各八分

加灯心三十茎，煎七分，空心服。

导赤散　治心经发热。

生地　木通　甘草各一钱　淡竹叶二十片　犀角　薄荷　连翘各一钱五分

水煎服。

泻白散　治肺经发热。

桑白皮炒黄　地骨皮各二钱　五味子二十一个　甘草　贝母去心　天门冬去心　麦门冬各一钱，去心

水煎服。

泻黄散　治脾经发热。

山栀　藿香　石膏　甘草　防风各一钱五分

水煎服。

泻青丸　治肝经发热。

羌活　大黄　川芎　山栀　龙胆草　当归　防风　柴胡　白芍各等分

上为末，蜜丸，如芡实大，每服一丸，淡竹叶煎汤调下。

滋肾丸　治肾虚发热。

黄柏　知母各四两，俱盐水炒　肉桂四钱　山茱萸　生地　丹皮各三两，炒

上为末，蜜丸，如梧子大，盐汤空心送下六十丸。

人中白散　治五心烦热。

人中白二两　黄柏　知母　青黛　甘草各五钱

上为末，每服二钱，滚白汤调下。

升犀汤　治面独热。

升麻五分　干葛　白芷　甘草　芍药　黄连　黄芩各一钱五分　玄参　荆芥　薄荷　犀角各八分

加灯心三十茎，煎服。

地仙饮　治潮热。

地骨皮三钱　防风一钱五分　薄荷　甘草各一钱　乌梅肉八分

水煎服。如柴胡泻肝热，须以片芩佐之；片芩泻肺热，须以桑皮佐之；黄芩又泻大肠之热，须以枳壳佐之；黄连泻心热，用猪胆汁炒，更以龙胆草佐之，又能泻胆热；白芍泻脾热，须以石膏佐之；知母泻肾热，又泻膀胱之热，须以黄柏佐之；栀子泻三焦之热，须以泽泻佐之；人中白非独泻肝热，又能泻三焦及膀胱之热。

痰门 附痰饮

痰本脾胃津液，周流运用，血气由①之如道路，然不可无者。但内外感伤，则津液壅逆稠浊，故名为痰。或咳咯上出，或凝滞胸膈，或聚积肠胃，或流注四肢，或在皮里膜外，或在胁下，或随气升降，遍身上下无处不到。其为病也，种种不一。初起头疼发热，类是外感表症；久则咳嗽，朝轻夜重，内伤阴火；又有痰饮流注肢节，痰痛，类乎风症。但痰症胸满食减、

---

① 由：原作"山"，据近圣居本改。

肌色如故、脉滑不匀，为异耳。又眼胞及眼下如炭烟熏黑者，痰也。要分久新，新而轻者，形色青白稀薄，气味亦淡；久而重者，黄浊稠黏凝结，咯之难出，渐成恶味，酸辣腥臊咸苦，甚至带血而出。生于脾，多四肢倦怠，或腹痛、肿胀、泄泻，其脉缓，肥人多有之，名曰湿痰；若挟食积瘀血，遂成①窠囊痞块，又名食痰；留于胃脘，多呕吐吞酸，嘈杂上冲，头面烘热，名曰火痰；若因饮酒干呕，多成臂胁痛，又名酒痰；升于肺，多毛焦，面白如枯骨，咽干口燥，咳嗽喘促，名曰燥痰，久为老痰、郁痰。又七情郁滞咽膈，多胸胁痞满，咯之不出，咽之不下，形如破絮，或如梅核，名曰气痰；迷于心，多怔忡颠狂，梦寐奇怪，其脉洪，名曰热痰；动于肝，多眩运头风、眼目瞤②动昏涩、耳叶瘙痒、胁肋胀痛、左瘫右痪、麻木蜷跛奇症，名曰风痰；聚于肾，多足膝酸软、腰背强痛、肢节冷痹、骨痛，名曰寒痰。又劳力色欲过度，有气虚痰、血虚痰，凡身中习习如虫行，或身中结核，不红不痛，或走马喉痹，或胸腹间如有二气交纽，噎塞烦闷，或背中常有一点如冰冷痛，或心下冰冷时痛，或四肢肿硬，似痛非痛，或骨节刺痛无常处，或吐冷涎、绿水、黑汁，或大小便脓，或关格不通，以致痨瘵荏苒③，妇人经闭，小儿惊搐，皆须先去败痰，然后调理。如斗殴胸骨扑伤，刺痛不已，散血之剂罔功，续以自己小便④饮之，须臾吐痰，其痛立止。百病兼痰，如此治法，以痰生于脾胃，宜实脾燥湿；又随气而升，宜顺气为先，分导次之；又气升属

---

① 成：原无，据近圣居本补。
② 瞤（shùn 顺）：眼皮跳动。《说文》："瞤，目动也。"
③ 荏苒：迁延日久。
④ 小便：原无，据《医学入门》补。

火，顺气在于降火。热痰则清之，湿痰则燥之，风痰则散之，郁痰则开之，顽痰则软之，食痰则消之。在上者吐之，在中者下之。中气虚者，宜固中气以运痰，若攻之太急，则胃气虚而痰愈盛矣。凡痰喘声、脉散、汗出如油、身冷如冰者，必死也。

脉 云

脉弦细滑，大小不匀。痰之为病，偏弦为饮，双弦为癖饮。浮滑而洪，膈上有稠痰也。

立 方

二陈汤 此为治痰之主方，加减录后。

茯苓一钱　甘草五分　陈皮去白　半夏各二钱，姜、矾制

二陈橘半茯苓草，清气化痰为至宝。膈上不宽加枳桔，火旺生痰黄芩好。

参术如名六君子，健脾和胃无如此。中脘生痰去了参，舒中顺气香砂增。

饮食过餐不克消，曲麦山楂厚朴调。再加枳实黄芩炒，何必拘愁体弱娇。

咳嗽生痰分冷热，热即芩连并枳桔。寒痰枳缩①配原方，化气胸中痰自灭。

风寒外感嗽何辜，二陈枳桔与前胡。干葛桑杏能消去，东垣为此号参苏。

二陈半夏性本燥，血虚烦渴皆不要。人有风痰疾病生，天麻白附皂角星。

湿痰在胃身多软，二术仍须配二陈。火郁胸中是痰结，滞

---

① 缩：原作"宿"，据《医学传心录·治病主药诀》改。

住喉间咯不绝。

星蒌香附桔连翘，少佐玄胡痰自消。痰在经络及四肢，姜汁还将竹沥施。

脾胃有痰须枳实，胁间白芥永全除。温胆汤加竹茹实，宁神豁痰为第一。

五六日来呕不休，心中胀闷手难揉。多加枳朴芩连芍，便秘硝黄一服疗。

嘈杂嗳气一般看，胸中积热与停痰。石膏香附并南星，二陈加减有何难。

闷胀吞酸与吐酸，本方加入炒茱萸。此是二陈加减法，休将方与外人传。

玉枢丹即紫金锭　此丹解诸毒、疗诸疮、利关窍、治百病、开顽痰，功过于牛黄，居家出外，不可无此。

山慈菇三两，去皮净　红芽大戟一两五钱，洗，焙，为末　麝香五钱　千金子一两，去油壳净　文蛤即五倍子，二两

上各为末，以糯米粉糊和匀，于木臼①中杵千下，分作六十锭，每服半锭，重症一锭，姜汤或薄荷汤磨下。修合日于端午、重阳，勿令妇人、孝服及鸡、犬见②之，要在净室中虔心焚香修制。

竹沥达痰丸　此方清气化痰，不伤元气，痰自大便中出。

半夏姜、矾制　橘红各四两　人参　白术各二两，土炒　茯苓去皮　沉香各一两　大黄三两，蒸九次　黄芩一两五钱，酒炒　甘草五钱　青礞石一两二钱，销、煅

---

① 臼：原作"柏"，据近圣居本改。
② 见：原字不清，据近圣居本补。

上为末，竹沥一大碗、姜汁二酒钟，为丸，如绿豆大，每八十丸，白滚汤送下。

蠲痰饮 治痰流注四肢，阻滞经络，疼痛之极。

羌活 威灵仙 苍术各一钱 桂枝 沉香 乌药 胆星各一钱二分 木通 牛膝各八分

姜汁五茶匙、竹沥半杯，热服。

导痰汤 治痰凝气滞。

半夏二两 南星 枳壳 橘红 赤茯苓各五钱 甘草一钱

姜五片，煎服。

逐痰汤 治痰壅塞上焦不行。

大黄四钱 黄芩 沉香 枳实 半夏各二钱 南星一钱

竹沥半杯、生姜五片，煎服。

消痰噙化丸 治一切痰气凝结，痰嗽喘急。

苦丁茶 孩儿茶各五钱 牛黄四钱 天花粉三钱 川贝母 硼砂 真沉香各二钱

上为末，蜜丸，如鸡豆大，噙口中润下。

加味滚痰丸 治诸般痰症，失心丧志，癫狂痫病；效验如神。

大黄六两，蒸晒九次 黄芩五两，酒炒 胆南星 青礞石硝煅 沉香 橘红各二两

上为细末，竹沥为丸，每服三钱，空心白汤下。

舒中化痰汤 治气不降升，痰涎壅盛。

橘红 贝母 枳实 柴胡 胆南星各一钱二分 木通 半夏 蒌仁 桔梗 苏子各一钱

生姜三片，水煎，热服。

化痰汤 治痰嗽，并气上逆。

黄连一钱五分，酒炒 桑白皮 杏仁 枳壳 海石各二钱，研细

橘红　苏子炒、研　茯苓　黄芩酒炒　半夏曲各一钱二分

生姜三片，煎服。

和中丸　治湿痰症。

苍术米泔浸、炒　橘红姜汁拌，晒　黄芩各四两，酒炒　半夏姜、矾制　香附各三两，醋炒

上为末，水法为丸，每服三钱，空心白滚汤下。

牛黄丸　治诸风缓纵，言语謇涩，心怔健忘，头目眩晕，胸中烦郁，痰涎壅塞，心经不足，神志不定，惊恐畏怖，虚损少睡，喜怒无时，癫狂痫症，并皆治之。

茯神　远志去骨　羚羊角　麦门冬各一两五钱，去心　牛黄一两二钱　犀角　龙脑　真阿胶蛤粉炒　麝香　沉香各二两　川芎　杏仁去尖、油　人参　枳实各八钱，麸炒　金箔三百片，为衣　防风　当归酒洗　朱砂研细　大附子黄连、甘草煮　桔梗各一两，炒　白芷七钱　黄连二两，姜汁炒

上为极细末，炼蜜为丸，重一钱二分，朱砂、金箔为衣，蜡封，姜汤调下。小儿惊风，薄荷汤下。

四制丸　化痰清热，并治阴虚咳嗽。

半夏四斤，泡，去脐

分作四份，一份生姜、黄连各四两，水二碗，同煮干；一份知母、贝母各四两，水二碗，同煮干；一份人参、杏仁各四两，水二碗，同煮干；一份桔梗、桑皮各四两，水二碗，同煮干。上诸药拣出，只用制过半夏，切片晒干，为细末，水法为丸，每服二钱，空心姜汤送下。

［附］饮

痰伏胞络，自肺窍嗽出；涎伏脾胃，自口角流出；饮生胃

腑，从食脘吐出。饮症有六，水停肠胃，腹响辘辘有声，名痰饮；水流在胁，咳吐则痛，名悬饮；水流四肢，身体重痛，名溢饮；水停膈上，饱逆倚息，短气不得卧，名支饮；水停心下，背冷如手掌大，四肢历节疼痛，胁痛引^①缺盆，咳嗽转甚，名留饮；水停膈满，呕吐喘咳，腰背痛，泪出，名伏饮。六者不同，皆因饮水及茶、酒，停蓄不散，再加外邪生冷，七情相搏而成，脉多弦滑或伏，眼下皮如炭黑。治法在皮里膜外表分者汗之，在胸膈者吐之，在四肢、经络、胁肋者分利之，在肠胃里分者下之。病患一臂痛，不一时复移在一臂，其脉沉细，非风也，必有饮在上焦矣。

立　方

控涎丹 治一切痰饮症，或漉漉有声，或手足冷痹、气脉不通。

大戟　白芥子　栝蒌曲各二两　薄桂三钱　全蝎八个　雄黄
朱砂各一钱

上为末，粉糊为丸，如梧子大，每服六七十丸，临卧姜汤送下。

五饮汤 治五饮，神效。曰留饮，曰癖饮，曰痰饮，曰溢饮，曰流饮。

旋覆花　人参　橘红　枳实　白术各钱　茯苓　厚朴　半夏
泽泻　猪苓各八分　前胡　桂心　白芍　甘草各六分

姜五片，煎服。

降痰丸 治三焦气闭、痰饮痞满、咳嗽吐痰、肢体倦怠、不思饮食。

---

① 胁痛引：原无，据《医学入门》补。

木香　槟榔　青皮　陈皮　三棱　枳壳_{麸炒}　半夏_{姜、矾制}
大黄　黑牵牛_{各一两}

上为末，面糊为丸，每服三钱，姜汤食前服。

三消门

消者，易消之谓也。邪火内烁，真阴枯竭，善渴善饥，不能滋养肌肤，饮食入胃，顷刻消尽，故名消症。以其上、中、下三焦受热，故又曰三消。所谓三消者何？口干不休曰消渴，多食善消曰消中，小便频数曰消肾，乃心、脾与肾三经之火症也。而心、脾二经之热，又皆由于肾虚。盖肾之所主者水也，真水不竭，自足以滋养乎脾而上交于心，何至有干枯消渴之病乎？惟肾水一虚，则无以制余火，火旺不能扑灭，煎熬脏腑，火因水竭而益烈，水因火烈而益干，阳盛阴衰，构成此症，而三消之患始剧矣，其根源非本于肾耶？然分而言之，又若有自为病者。如心经既虚，邪火乘之，而又内挟①心火，心火与邪火一时腾起，不能制抑，熏蒸上焦，以致口干舌燥、咽喉如烧，引饮虽多而烦渴不止，小便频数而短少，所谓消渴是也。脾经既虚，邪火乘之，而内炙脾土，脾家为火所烁，胃火亦从而起，仓廪之官失职，中宫之位已空，令人消谷而易饥、饮食大倍于平日、肌肉渐瘦、小便如泔、虽甚烦渴而饮不多，所谓消中者是也。肾经既虚，邪火乘之，水本能胜火，而今反为火胜，一杯之水易干，车薪之火方炽，则先天真一之精必煎熬殆尽，由是骨髓皆枯、肢节瘦细、腿膝酸疼、唇烈火燥、渴而引饮，饮虽不多而便溺时下，不能收摄，所谓消肾者是也。三焦虽自为

---

① 挟：原作"拟"，据近圣居本改。

病，而其本总归肾经，真水一虚，而二病从之，医者可以求其原矣。此病惟好酒好色，喜食炙煿，爱服丹砂金石之药而成之。盖好酒则热易积，好色则火难制，喜食炙煿则津液耗亡，爱服丹砂金石，肠胃燥烈，而火症起矣。能食者必生痈疽，不能食者必不免中满鼓胀也，慎之！

脉 云

《脉诀》云：消渴脉数大者生，虚小病深厄难治。

立 方

生津散　治上焦之病，渴而饮水。

黄柏　天花粉　黄连　山栀各一钱　白扁豆　生地　麦门冬　知母各一钱五分　茯苓　干葛各八分

加灯心三十茎，空心服。

清心降火汤　治消渴，小便不利。

黄连　天花粉　麦门冬去心　滑石各二钱　五味子　木通　茯苓各一钱　甘草五分

加灯心三十茎，食前服。

三黄丸　治男、妇消渴、不生肌肉、饮水无度、口燥咽干、小便短涩。

春三月：大黄二两　黄连四两　黄芩四两

夏三月：大黄一两　黄连一两　黄芩六两

秋三月：大黄二两　黄连二两　黄芩六两

冬三月：大黄五两　黄连三两　黄芩三两

上三味，依时加减，为末，蜜丸，如绿豆大，每服百丸，一日三服，一月病愈。

神效散　治消渴形容渐瘦、精神倦怠。

麦门冬　黄芪　天花粉　白扁豆各一钱五分　枇杷叶　天门
冬　乌梅各一钱　甘草

水煎，食前服。

茯菟丸　治三消等症，并治白浊。

茯苓四两　菟丝子八两　北五味五两　石莲子肉三两　山药
五两

上为末，以山药为粉作糊，为丸，如梧子大，每服六十丸，
滚汤下。

加味地黄丸　治下消。

山药炒　山茱萸　北五味　泽泻去毛　黄柏盐水炒　知母各四
两，青盐水炒　怀生地八两　牡丹皮炒　白茯苓去皮。各二两五钱

上为末，蜜丸，如梧子大，每服三钱，空心滚汤下。

抑火理脾汤　治中消。

山栀　白术　扁豆　寒水石各二钱　山药　黄连　茯苓
沙参

加莲子七枚，煎服。

斑疹门

斑属少阳三焦相火，有色痕而无头粒，重者红如锦纹；疹
属少阴君火，浮小而有头粒，随出随没，没而复出也。伤寒发
斑有四，惟湿毒发斑至重，红赤者为胃热，紫黑者为胃烂也。
一则下之早，一则下之晚，乃外感热病发斑也。阴症发斑，皆
出背胸之间，手足虽有，亦稀少而微红，此无根失守之火聚于
胸中，止独熏肺，传于皮肤而为斑点，但如蚊蚋①、蚤虱形状，

---

① 蚋（ruì 瑞）：即小蚊，又名沙蚊。《通俗文》："小蚊曰蚋。"

而非锦纹也。内伤发斑者，胃气极重，一身之火游行于外，所致轻如蚊迹，多在手足也。疹虽属少阴君火，见于面多者，乃心火入肺而然。背上多者，足太阳膀胱火热而然；胸前多者，足阳明火热而然；四肢多者，脾与心火热而然也。又有所谓瘾疹者，多属脾，隐隐然在皮肤之间，故曰瘾疹，发则多痒不仁，有风热、风湿之殊。又有所谓丹疹者，皆恶热毒血蓄于命门，遇相火合发即发也。色有赤白，热有微甚耳。在小儿得之，名曰赤瘤，自有治法，见哑科。

脉 云

阳浮而数，阴实而大。火盛于表，故阳浮而数；下焦实热，故阴实而大。

立 方

消斑青黛饮 治热传里，里实有虚，血热不散，热气乘虚出于皮肤而为斑。色黑者不治。

柴胡 玄参 黄连 知母 石膏各一钱五分 生地 山栀 犀牛 青黛 人参各一钱 甘草五分

枣二枚①、竹叶十五片，不拘时服。

玄参升麻汤 治热毒发斑、咽痛、烦躁、谵语。

玄参 升麻 甘草各二钱 石膏 知母各二钱五分

水煎服。

消毒犀角汤 治斑及瘾疹。

牛蒡子五钱 荆芥 甘草 防风各二钱

水煎，温服。

---

① 枚：原作"枳"，据近圣居本改。

消风散 治丹疹属血风、血热。

荆芥 甘草 陈皮 厚朴各五钱 白僵蚕 人参 蝉蜕 茯苓 防风各二钱 川芎 藿香 羌活各一钱

上为末，每服三钱，清茶调下。

通圣散 治诸斑、身上热疹子。

防风 川芎 当归 麻黄 薄荷 连翘 芒硝 大黄 白芍各二钱 黄芩 石膏 桔梗 滑石 荆芥 山栀 白术 甘草各一钱五分

水煎，热服。

内外伤辨 _{附内伤}

凡伤寒恶寒，猛火不除；内伤恶寒，稍就温暖即止。伤风恶风，不耐一切风寒；内伤恶风，偏恶些小贼风。外伤恶热，无有休歇，日晡转剧，直待汗下方退；内伤发热，烦燥时作时止，或自袒裸，亦便清凉。内伤寒热，间作而不齐；外伤寒热，齐作而不间。内伤头痛，时止时作；外伤头疼非发散，直待入里方罢。内伤元气不足，神思昏怠，语言倦懒；外伤邪气有余，神思猛壮，语言强健。内伤，则手心热而手背不热，外伤则手背热而手心不热。内伤，邪在血脉中而不渴；外伤邪气传里则大渴。又以手按心口不痛为劳役伤，痛为饮食伤。劳役伤，发热兼恶寒，头骨节俱痛；饮食伤不恶寒但发热，头不甚痛，骨节不痛，但中脘饱闷，见食即恶，宜细辨之。

脉 云

凡内伤气口脉洪盛，外伤人迎脉浮紧。然内伤劳役，气口脉急大而数，时一代而涩。涩者，脉之本脉；代者，元气不相接也。若不甚劳役，惟宿食不消，则独右关脉沉而滑。经曰：

脉沉滑者，有宿食也。

立　方

补中益气汤　治内伤劳倦，加减于后。

人参　黄芪　甘草　当归　白术各一钱二分　升麻五分　柴胡　陈皮各八分

如咳嗽，去人参，加五味子、麦门冬，秋冬加不去节麻黄，春加款冬花；心下痞闷，加芍药、黄连；能食、心下痞者，加枳实、黄连；不能食、心下痞者，加生姜、陈皮；胃脘当心痛，加草豆蔻；腹痞胀，加枳实、厚朴、木香、砂仁，天寒加干姜，腹痛加白芍，寒痛加桂，夏加黄芩，冬加益智，脐下痛加熟地，不已，是寒也，加桂；脚软痛，加黄柏，不已，加防己；身刺痛，倍当归，加枳壳；身体重痛，乃风湿相搏，去人参、黄芪，加羌活、苍术、防风；宿食，加山楂、麦芽；食不知味，加神曲；饥饿日久，去柴胡，加干山药；食不下、胃中有寒，或气滞，加青皮、木香；精神短少，倍参，加五味。犯房者，阳虚去升、柴，加桂、附；阴虚者去升、柴，加熟地、山药、茱萸。伤饮食，视其所伤何物，各以主药治之。如伤于鱼肉，用山楂、陈皮、蓬术、三棱，甚至有加阿魏、砂仁、巴豆霜；如伤于米食，用麦芽、神曲、枳实、槟榔、草果；如伤于面食，用莱菔子为君，而佐以苍术、厚朴、陈皮；如伤于生冷，用官桂、木香、干姜、砂仁。

［附］诸内伤

伤寒家以外感风寒为外伤，内伤饮食劳倦为内伤矣。然而曰内，非止于饮食劳倦也。凡伤于血、伤于气、伤于精，皆非外传也，独不可以言内伤乎？盖好勇斗狠、奔走负重、恃壮使力、跌扑轻生，必伤于血，血之积于上则胸膈疼，血积于中则中脘痛，血积于下则小腹痛。伤重则行其血，伤不重则活其血，血既行则养其血而已矣。或忿恨冲心、暴怒顿发、争言斗舌、叫号骂詈[①]，必伤于气，气之积不散，则两胁胀满、胸膈塞闷，甚至发为鼓症、饮食不进，而病斯剧矣，宜大剂伐肝化气之药治之。或自恃强壮，不惜气力，纵情于女色，耗亡其真精，则小腹并，其冷如冰，其竖如石，痛连阴器，小便秘而不通，切不可以精虚之故，妄加补剂，又不可以误为霍乱，妄投盐水，要当以活血为主，而调气次之，待其痛止，养和方可，渐加带补之剂。

补荣汤　治五脏俱虚，思虑过度，伤精损血，头眩目昏，睡卧不宁。

天门冬　人参　麦门冬　五味子　沙参　枣仁　远志各一钱五分　地骨皮　生地　当归　柏子仁　茯神各一钱

枣二枚，煎服。

调元益本汤　治劳神过度，元气虚弱，四肢倦怠。

白术　人参　黄芪　山药　茯苓各二钱　紫河车三钱　当归丹皮　枣仁　远志各一钱五分

枣二枚，煎服。

秘授术宝真丹　治一切内伤虚损。

云苓去皮　白术土炒　人参　黄芪　阿胶各四两，蛤粉炒　当归酒浸　生地　丹皮各五两，炒　紫河车二具　海狗肾一对，酥炙甘草一两，炙　杜仲盐水炒　山茱萸　骨碎补各三两

上制为末，炼蜜为丸，每服五钱，空心盐汤送下。

和荣抑气汤　治跌坠所伤，心腹作痛。

当归　生地　玄胡索　木香　沉香各二钱　红花　乌药　郁

---

① 詈（lì力）：骂，责骂。《说文》："詈，骂也。"

金　山楂　苏木

水煎服。

又方：治血凝气滞。

桂枝　附子各一钱　乌药　五灵脂　陈皮各三钱　丁香八分

水、酒各半，煎服。内伤于血，视其所伤者何处，分上下治之，如胸前痛，则用红花、赤曲、降香、丹皮，而以桔梗引经，枳壳开气；如两胁痛，用当归、苏木、红花、桃仁，而以青皮、柴胡引经，以木香调气；如中脘痛，有当归为君，佐以玄胡、红花、苏木，而以芍药引经，大腹皮宽膨胀；如小腹痛，用桃仁为君，佐以当归、红花、蓬术，而以青皮、官桂引经，槟榔破气。凡血并不行，加穿山甲、麝香；内伤于气，宜伐肝破气之药治之，用青皮为君，佐以芍药、香附、乌药、官桂、木香；内伤于精，宜养血调气之药治之，用红花为君，佐以桃仁、丹皮、当归、生地、牛膝、甘草，少加盐一撮引经；如有痛连前阴者，必有血滞于茎中，甚至小便不通，宜以头发烧灰为末，童便调下三钱。此其大略而言，若夫斟酌损益，则非言之所能尽述也。

眼疾门

人之有两目者，犹天之有日月也。日月有明，照临万方，若烟雾障天，则明者暗矣；两目有神，旁烛万物，若风火发越，则神斯耗矣。善调摄者，安养天和，使气血常运，何至有目痛之患乎？惟夫七情内攻、六气化感，加以酒色过度、当风眺望，或冒热奔走、宿水洗面，不知自惜，是以病其目也。分而言之，眼皮上下，皆属于脾，皮红湿烂，脾火上蒸也；两眦左右，皆属于心，眦肉绽红，心火上炎也；四围白处，皆属于肺，白有红筋，肺火上腾也；乌轮圆大，皆属于肝，两轮肿痛，肝火上冲也；轮内之瞳，皆属于肾，两瞳昏痛，肾火上升也。总而言之，皆以肝为主，肝为相火，肝火一动，诸经之火从之，而痛斯作矣。然又有连札①多泪、痒不可忍者，风也。风动肝木，吹嘘鼓舞，故连札不止；其所以泪多者，泪为肝之液，风行而水流故也；其所以痒不可忍者，纯乎风而无火，故但痒而不痛也。又有瞳子散大而无光者，肾虚也。肾水不足，无以滋养肝木，肝木无力，不能收敛英华，故散大而无光也。又有视物昏花者，气虚也；干枯少润者，血虚也；羞明喜暗者，虚极也；眩晕不定者，风痰壅也；眼眶胀痛者，肝气盛也。医者审而治之，有火则泻火，有风则散风，气虚则补气，血虚则补血，虚极则补虚，风痰壅则消风去痰，肝气盛则抑肝顺气。而凡是目疾，又皆以养血为要。然古人云：五脏精血皆禀受于脾，而上贯于目，此养脾乃治目之上策。心之神发于目，宜静而安养，劳则挟动相火，妄行君令，而邪气并搏，自失其明，此养心治目之根本也。凡医者，当以理脾胃及养血安神，为夫治目之本，宜细审之。

起害诀

气主昏蒙不足，虚则热泪生花。热则赤脉涩痛，风则肿痒更加。

上下拳毛倒睫，脾胃风热堪嗟。内障皆因色欲，食毒翳障②来遮。

胬肉攀睛突出，酒浸心肝损伤。此般症候宜识，明师用药涩芦。

---

① 札：原作"眙"，据近圣居本改。下皆同。
② 障：原作"瘴"，据医理改。下皆同。

脉　云

左寸洪数，心火炎也；关弦而洪，肝火旺也；右关俱弦洪，肝木挟相火也；两尺浮洪，肾水竭而风热盛也。

立　方

明目流气饮　治男妇翳障，瘾涩难开，迎风冷泪，时气暴赤，视物不明。

大黄　牛蒡子　川芎　甘菊　白蒺藜　细辛　荆芥　防风　玄参　山栀仁　黄芩　甘草各一钱五分　蔓荆子　木贼草　草决明　苍术各一钱

水煎，食后服。

扫云开光散　点一切翳障，并时气热眼。

炉甘石二两，水漂净，火煅，童便浸五次　海螵蛸去粗壳　明硼砂　乳香　没药箬焙，去油　麝香　东丹①各六钱　血竭三钱　朱砂二钱　珍珠二两

各制为极细末，以人乳点大小眼眦。

洗心汤　治心经积热，邪气上攻，眼涩眼痛。

白术　当归　大黄　赤芍　荆芥　甘草　薄荷各一钱五分

水煎，空心服。

泻肝饮　治目痛，坐卧不宁。

大黄五钱　荆芥一两　甘草二钱

水煎，温服。

补心丸　治眼痛不已，日久无光。

当归一两五钱　川芎五钱　粉草一两　生地一两　远志一两

---

①　东丹：即铅丹。

枣仁一两五钱　人参一两五钱　柏子仁一两五钱　辰砂五钱　琥珀五钱　茯神八钱　南星五钱　半夏五钱　石菖蒲一两

上为末，蒸粉为丸，如绿豆大，金箔、朱砂为衣，每服八十丸，灯心汤送下。

泻心散　治眼赤，疼痛。

甘草二钱　泽泻五钱　黄连五钱　草决明一钱

共为末，每服二钱，灯心汤调下。

洗肝饮　治风毒上攻，赤肿流泪，昏暗羞明，突起高睛。

甘草　大黄煨　山栀各一钱五分　防风　薄荷　羌活　川芎　当归各一钱

水煎，食后服。

泻肝饮　治乌风障眼，蟹睛疼痛。

防风　羚羊角　远志　桔梗　黄芩　甘草　赤芍各一钱　人参　细辛各二钱

水煎，食后服。

补肝饮　治乌睛陷者。

甘菊　甘草　山药　熟地各二钱　防风　柏子仁　茯苓　枸杞子　白芍　柴胡各一钱

水煎，温服。

镇肝饮　治黑风内障。

菊花　旋覆花　石决明　茺蔚子各钱　车前子　蔓荆子　枸杞子各一钱六分

灯心三十茎，食后服。

泻肺汤　治浮翳白障、赤脉攀睛。

当归　赤芍　黄芩各一钱二分　桔梗　麻黄　枳壳　桑白皮　葶苈子各八分　玄参　地骨皮　旋覆花　生地黄　白芷各一钱

水煎，食后服。

清肺饮　治冲风泪出。

粉草　细辛各一钱　川芎五分　荆芥　木贼草　僵蚕　旋覆花　黄芩各八分

水煎，温服。

补肺散　治白障点珠。

人参三钱　白蒺藜　白石脂　白术　杏仁　苍术各一钱　蛤蚧　车前子　旋覆花　玉屑各一钱五分　北五味二十一粒

黑枣二枚，食后服。

平肾散　治目中不清、视物不明，只可服五剂。

黑丑一钱　泽泻　当归　枸杞各二钱　白丑　苦参各八分

水煎，食后服。

明目益水丸　治一切患目、肾水枯竭。

北五味　熟地　肉苁蓉酒浸　枸杞子　杜仲盐水拌、炒　沉香各一两　石斛二两　青盐　磁石各四钱　菟丝子三两

共为末，蜜丸，每服二钱，空心白滚汤下。

补肾丸　治肾虚眼目昏花、近视不明。

小茴香　巴戟天　肉苁蓉　牡丹皮　枸杞子　破故纸各二两　沙苑蒺藜　生地　熟地各四两　辰砂六钱

上为末，蜜丸，辰砂为衣，每服三钱，空心白滚汤下。

羊肝丸　专治内障眼疾。

羖羊①肝一副，竹刀去膜，瓦上焙　细辛　熟地　羌活　独活　北五味　菊花　草决明各二两　杏仁去皮、尖　枸杞子　青葙子　茺蔚子各一两　当归二两五钱　葳蕤仁去壳　麦门冬去心　地肤子

---

① 羖（jié 节）羊：被阉割后的公羊。

各一两二钱

上为末，蜜丸，每服二钱，日进三服。

椒红光明丸　治瞳仁黄风内障。

川椒　夜明砂　海金沙　菊花　石决明　川芎　蝉蜕　白蒺藜　防风　苍术　熟地　当归　车前子　川乌各一两　玄精石三钱　黄连　珍珠各五钱　人参八钱

上为末，蜜丸，每服三钱，空心木香汤下。

润光丸　治两眦红肿，赤灌瞳仁。

琥珀一两　防风　玄参　当归　蔓荆子　牛蒡子　草决明各一两五钱　甘草　苍术　大黄　菊花各一两二钱

上为末，蜜丸，每服三钱，空心白滚汤下。

搐鼻散　治拳毛倒睫。

木鳖子一个，去壳，为末，绵裹塞鼻，左塞右，右塞左，其拳毛各分上下

上清拨云丸　治风热昏花，迎风流泪，羞明怕日。

羚羊角　犀角各二两　牛黄八钱　川黄连酒炒　黄芩酒炒　川芎　白芷　当归各一两五钱　菊花　大黄煅　防风　草决明　羌活　生地　滑石　地肤子　蝉蜕各一两

上为末，蜜丸，每服三钱，临卧服。

复明膏　点一切翳障，并时气等眼。

川黄连五斤，煎极浓，去渣　秋梨二十斤，取汁

二汁同雪水熬成膏，入熟蜜一斤、人乳五碗、羊胆汁一碗，和匀，晒微干，成饼，用井花水磨点。

眼皮红烂者，泻脾火为主，君以石膏（煨熟）、大黄、黄连、白芷、连翘，佐以生甘草、当归。

两眦肉绽者，泻心火为主，君以黄连，佐以赤茯苓、连翘、甘草、麦门冬、灯心；白上红筋者，泻肺火为主，君以黄连、

桑白皮，佐以连翘、黄芩、升麻、山栀、甘菊。

两轮肿痛者，泻肝火为主，君以黄连、龙胆草，佐以柴胡、青皮、草决明、生甘草；瞳子昏暗作痛者，泻肾火为主，君以泽泻、黄柏，佐以连翘、黄连、升麻、甘草。

连札多泪作痛者，疏风为主，君以防风、荆芥，佐以薄荷、紫苏、黄连、甘草。

瞳子散大无光者，以补敛为主，君以当归、五味子，佐以黄柏、天麦门冬。

干枯少润者，补血为主，君以当归、生地，佐以天麦门冬、黄连、升麻、人参、甘草。

羞明喜暗者，大补为主，君以人参、白术、当归、生地、白芍，佐以黄柏、知母、黄芪、大枣。

眼眶胀痛者，抑肝顺气为主，君以青皮、黄连，佐以柴胡、草决明、龙胆草。

目眩不定者，散风去痰为主，君以天麻、半夏、防风，佐以柴胡、黄芩、甘草。

喉痹门附失音，附骨鲠

肺气通于咽，胃气通于喉。盖咽以出气，喉以纳食，乃一身之关隘也。闭塞而不通，则道路阻绝，饮食难下，死生安危，胥①此系焉。此人之至急者也，使不早治，则不救矣。而喉痛之症，惟喉风犹急，乳娥次之，若左右皆乳娥，是亦缠风也。缠风云者，喉中皆缠紧，惟有一线之通；乳娥云者，肿处如蛾，形犹有可通之路。要其致病之由，皆因平日感受风热，积之既

---

① 胥：都，皆。《集韵》："胥，皆也。"

久，留于上焦，一时未发，乘机而动，醉后而重醉，劳后而复劳，动其相火，相火一炽，而平日所积之风热一齐而起，痰血腾涌，如潮之至，结于咽喉，外不得吐，内不得下，为肿为痛，苦楚呻吟，饥不能食，渴不能饮。煎剂卒难奏功，丸散安能施效？病势已逼，将立而视其死矣。必须用刀针以决之，庶可以泄其毒而救其热，然后治之以药，乃可愈耳。

脉 云

喉痹之脉，两寸洪溢，上盛下虚，脉忌微伏。

立 方

祛火通关饮 治喉痹不通、饮食不下。

黄连 玄参 山豆根 桔梗 牛蒡子 枳实各二钱 大黄 玄明粉 栝蒌仁各三钱

姜二片，水煎，温服。

立消散

白硼砂 灯心灰以灯心塞入罐内固济，煅之罐红为度 风化硝 黄柏 青黛 冰片各等分

上为极细末，以芦管吹入喉中。

吐法

青鱼胆一具 胆矾二钱 牛黄 冰片各五分

以三味放入鱼胆内，线扎其口，悬于当风处阴干，为末，以鸡羽蘸药点喉中，即大吐痰血，立愈。

又方：

白矾半斤，巴豆肉十五枚同炒过，去巴豆

以鹅毛蘸陈醋、煅矾、姜汁、皂角末引吐，立消。

又方：

土牛膝捣汁灌下，吐痰即消。

熏法

巴豆末一两，摊在粗草纸上，一头巴豆，一头无巴豆，紧紧卷作一巨①，长可二寸余，将巴豆一头点火即吹灭，其无巴豆一头，令病患含口内，使人对火轻轻吹之，令烟透入喉中，立破脓血而宽。

屡验方 治缠风，并双乳蛾。

榆树上刺毛窝一个，剪病患指甲脚爪，如左边盛，剪左边手足；右边盛，剪右边手足；若双蛾，左右皆剪。用食盐少许，同入锅内煅过，为末，吹入患处，以手拍其后顶，如蛾在左拍左，在右拍右，双蛾两边皆拍。实时破溃，痰血立出而愈。

神仙饮 治阴经喉痹，服凉药反痛者。

黄芪　人参　白术　知母　附子各一钱　当归　柴胡　玄参各一钱五分

水煎，温服。

针法 缠喉风，水不能通死，在项刺一刺即愈

刺少商穴，在大指端内侧，去甲如韭叶许，白肉宛宛中是也。两手皆刺出血，其水、米即通。盖此穴乃手太阴肺经之穴，直通咽喉。针式用三角柳叶扁薄者。

［附］失音

神水丹

天花粉　玄参各三钱　青黛　地骨皮各二钱　冰片四分　牛黄一钱　知母　川贝母各六钱

---

① 巨：指方形条块。

上为末，以藕汁熬膏为丸，如弹子大，噙化润下。

清爽化痰汤 治喉音不清。

玄参　桔梗　甘草各一钱　生地二钱　诃子肉八分　麦门冬
橘红　百部各一钱五分

灯心三十茎，不拘时服。

［附］骨鲠

化骨神丹

楮实子一两，为末　霜梅肉三两

上共为丸，弹子大，噙化咽下。

又方：

宿砂　威灵仙　黑沙糖各等分

酒煎，时时呷之，其骨立消。

神秘方 不拘诸骨，立化。

千年矮即平地木

不拘多少，捣碎，酒煎，尽醉服之即愈。

又方：单治鱼骨鲠。

橄榄核为末，以顺流水调服二钱。

齿痛门

齿与牙同类而异名，齿者，内床也；牙者，外版也。内床
能嚼而外版无为，能嚼则恒劳，无为则恒逸，恒劳则易伤，而
常逸则无恙，故痛多在内床，而罕于外版也。味之辛酸，气之
厚薄，质之坚脆，性之冷暖，一咀嚼间，而饮食之毒流渗于齿
缝，其有余物些少偶干于中，未能即脱者，又于当风处剔之，
甚至有剔伤出血者，几何而不为致病之阶也？故齿痛之病，风

痛居多，风入于内，实时肿痛连颊，咀嚼难合，此人之所最苦者也。而风症之外，又有火与虫之属焉。风从外得，火自内伤，而虫又火之所化也。何以言之？盖齿者，骨之苗，肾之余也。而齿根之肉，当缝之深处，则属于足阳明胃之经。今之患齿者，岂真齿之痛也？齿之坚尤甚于骨，非血非筋，乃物之至顽而木者，何痛之有？痛之所在，则在于齿当缝之深处也。以阳明有火，热蒸于胃，胃经受热，上通于齿，故其痛也，必臭秽难近，根肉深赤，齿缝流水而味如盐，名为牙宣而多糜①烂，此得之于胃火而成者也。其或痒、或痛、或大痛难忍之际，又忽然痛止而如无恙者，非属于风，非属于火，其虫之为蠹。是虫也，又何从而生之？必有些须食物留于齿根，为火煅炼，借血气而成也。啮其齿则齿碎，啮其肉则肉疼，其或不啮而微痛则肉痒，此虫痛之所以异于风与火也。或不痛而焦枯脱落者，非胃火也，乃肾气衰弱，不能固其根也。是以老人之齿多疏豁，而少壮者则无焉。观于此，则可以施治矣。

脉 云

右关脉洪数，胃火上炎；浮洪，乃是风热。尺脉洪大而虚者，肾经不足，主齿动摇，相火上升作痛。

立 方

祛风抑火汤 治齿缝胀肿作痛。

防风 荆芥 薄荷 白芷各一钱五分 升麻八分 黄芩 黄连各二钱 甘草五分

葱头二枚，食后温服。

---

① 糜：原作"糜"，据文义改。下皆同。

清胃汤 治胃中积热，平昔喜酒者。

石膏煅熟，三钱　白芷　升麻各一钱　干葛　黄柏各二钱　甘草五分

水煎，食后服。

神妙饮 治牙疼不可忍，牵引头面，发热发肿者。

生地　当归　细辛各一钱五分　骨碎补　防风　赤芍　川芎　槐花各二钱　升麻　知母各一钱

水煎，温服。

蠲痛饮 治牙齿疼痛，浮动出血。

甘菊二钱　大黄　石膏各三钱　竹茹　防风各一钱

水煎，温服。

又方：治齿疼，并出血。

青盐四两，煅过，淬竹沥中，取起炙干，又淬又炙，收尽竹沥，四钟为度，朝朝擦之。

又方：治齿缝出血不止。

竹茹四两，醋浸一宿，少少含之，其血即止。

定疼散 治虫牙作痛不可忍者。

细茶叶　朴硝　白芷　细辛　钟乳石　花椒各一两　冰片　麝香各八分

为末，每日早晚擦之。

三黄丸 治一切火痛方见三消门。

又方：治牙根摇动欲落。

石膏四两　青盐　北细辛　羊胫骨　白芷各一两　雄鼠骨五钱

上为末，清晨擦，有涎水时，多噙多漱，如有摇动者，将牙咬定擦之，自然坚固。

乌须固齿神妙散秘授

当归　生地　母丁香　子丁香　青盐　旱莲草　细辛　没食子　茯神去皮，为末，以桑椹取汁浸、晒九次。各等分

上为细末，清晨擦牙，即用滚水多漱咽下。未白者永不白，已白者擦上半载，须发皆黑，齿牙坚牢。

珍珠散　治走马牙疳。

人中白二钱　铜青五分　珍珠　麝香　牛黄各三分　南枣煅灰，六分

上为极细末，吹于患处。

神秘丹　治牙疼，立止。

真川椒　雄黄　蟾酥　麝香　荜茇各等分

上为极细末，以枣肉拌药为丸，如黍米大，塞一丸于患处，其虫化为黄水。

口门附舌，附唇

脾开窍于口，饮食厚味，则脾气凝滞，加之七情烦扰过度，则心火炎盛，而口疮生矣。大要有实热，有虚热，脉洪而数乃实热，脉洪而虚浮，中气不足，又口中味有觉苦、甜、酸、辛、咸、淡、涩不同，宜细辨之。口苦兼生疮者，心热也；若谋虑不决而苦者，胆热也；口甜者，脾热也；口酸者，肝热也，亦有饮食停滞而作酸者；口辛者，肺热也；口咸者，肾热也；口淡者，脾虚也；口糜者，膀胱移热小肠也；口臭者，积热蕴于胸膈而冲于口也。又有飞丝入口，治各不同。

立　方

清膈汤　治口疮作痛，上焦实热。

黄连　黄柏　枳壳　石膏　玄参　大黄各三钱　甘草一钱

水煎，不拘时服。

千金噙化丸　治上焦实热，口内溃烂，饮食难进。

玄明粉　石膏煅红，黄连煎汁淬，如此九次　玄参各二两　白硼砂　薄荷叶　黄柏各四钱　冰片五分

上为末，生蜜为丸，如龙眼大，每服一丸，噙化，外用珍宝散掺上即愈。

甘露汤　治中焦虚火，服凉药反盛者。

人参　白术　升麻　附子　黄芪　丹皮各二钱

枣二枚，煎八分，食远服。

紫金丹　治下焦阴火炎上，日晡潮热，口内起泡。

黄柏　知母　当归　生地　天门冬　麦门冬　玄参　白芍各等分

上为细末，如弹子大，噙化润下。

珍宝散

珍珠二钱　硼砂　青黛各一钱　冰片五分　黄连　人中白各二钱，煅过

上为细末，凡口内诸疮皆可掺之。

济急饮　治飞丝入口，令人口舌生泡。

紫苏叶细嚼，白汤咽下，如此数次即愈。

清火育心汤　治口苦。

黄连　远志　茯神　人参各一钱五分　麦门冬　枣仁　地骨皮各八分

水煎，温服。

清脾抑火汤　治口甜。

黄连　青皮　黄芩　黄柏各二钱

灯心三十茎，食远服。

清金饮　治口辛。

百部　黄芩　桑皮各一钱　桔梗　枳壳　麦门冬　石膏各二钱

水煎，温服。

苓术饮　治口淡。

白茯苓　云术　人参各二钱　白芍　山药　芡实　甘草各一钱

黑枣二枚，食远服。

调肝饮　治口酸。

小柴胡　甘草　当归　青皮　龙胆草　枳壳各二钱

水煎，温服。

滋肾丸　治口咸。

当归　生地　人参各一两　杜仲　石斛　枸杞子　山茱萸

破故纸各二两　五味子八钱　何首乌　龟板胶各一两五钱

上为末，炼蜜为丸，每服三钱，空心滚汤下。

效验汤　治口糜。

陈皮　麦门冬　桔梗各一钱　玄明粉　木通　黄柏　山栀

连翘　生地各二钱

水煎，温服。

清气丸　治口臭。

青皮　黄连　黄芩　甘草各五钱　石膏　檀香各一两

上为末，蜜丸，如弹子大，每服一丸，细嚼，滚汤下。

［附］舌

心之本脉系于舌根，脾之脉络系于舌两傍，肝脉循阴气，络于舌本，肾之津液出于舌端，分布五脏，心实主之，故曰：诸经皆会于口。外感风寒传经者，则舌苔自白而黄，变黑者死。卒中者，则舌强而短，舌卷不言者死。内因七情气郁，有舌强壅肿或短者，痰热肺胀也；有舌上出血如泉者，肝热也；有舌上生疮破裂者，心热也；有舌苔干涩如雪者，脾热也；舌上有一二黑点者，肾虚也。又有木舌，舌肿满口不能转动者是也。有重舌，附舌根而重生一物，口不能言，饮食不进。又有舌出过寸者。各有治法。

立　方

清顺汤　治舌强拥肿①。

黄芩　麦门冬　黄连　连翘　山栀仁　生地各二钱　大黄四钱

姜三片，不拘时服。

又方：治舌上出血。

蒲黄　生地　麦门冬　当归　人参　甘草各二钱

临服加藕汁一钟。

又方：治舌血不止。

槐花炒过，为极细末，掺上即止

又方：治舌苔。

生姜蘸水揩擦，再煎黄连水漱之。

犀黄饮　治木舌肿胀满口。

玄参　犀角　升麻　甘草各二钱　大黄五钱

水煎，不拘时服。

立消散　治重舌。

皂角刺　朴硝　黄连　冰片各等分

上为末，掺患处，再煎黄连汤，时时呷之。

缩舌散　治舌长过寸。

---

①　拥肿：即壅肿。拥，通"壅"。《三国志·夏侯尚传》："事不拥隔。"

冰片二钱　朱砂三钱

上为细末，猪胆汁调敷即收。

又方：

鸡冠刺血，盛盏内浸舌，即缩上。

［附］唇

唇皆属于脾，脾受邪则唇为之病。若风胜则唇为之动，寒胜则唇为之揭，热胜则唇烈，燥胜则唇干，气郁则生疮，血少则惨而无色。上唇内有白点，虫食上部；下唇内有白点，虫食下部。茧唇紧小，不能开合，饮食不得，不急治即死。毋忽，毋忽。

立　方

泻胃汤　治唇肿干烈，便秘烦渴。

葛根　桔梗　桔壳各二钱　大黄三钱　前胡　杏仁各一钱

水煎，食后服。

又方：治唇不润。

生地　当归　天门冬　麦门冬　黄芪各二钱　升麻六分

水煎，食后服。

又方：治唇生白点。

芜荑炒　干漆炒烟尽。各等分

上为末，每服五分，滚汤调下。

又方：治茧唇。

青皮煅灰　橄榄煅灰。各等分

上共和匀，猪脂调搽。

又方：补缺唇舌。

鲜蟹灰五钱　乳香五分　没药四分

上为极细末，搽上即生肉。

卷之四

诸血门 吐血，便血，尿血，血汗，血潜，鼻血，五窍出血

血乃水谷之精，化于脾，生于心，藏于肝，布于肺，施于肾。善调摄者，不妄作劳，则血之运于身者，无一息之停，自然肌肤润泽，筋脉和畅，何病之有？后生少年辈，恃其壮盛，恣情酒色，而贫穷劳苦之人又不暇自惜，涉远负重，奔走于衣食，而无日夜之安宁，其能不伤于血乎？伤于上部则胸膈痛，伤于中部则两胁、中脘痛，伤于下部则小腹痛，由是吐血、衄血、便血、尿血之病作矣。夫吐血与衄血无异，但所由之经不同，而要之皆裹于脾也。脾能裹血，不能使血之不升。胃火上蒸，则血从口出；肺火上腾，则血从鼻出。然有轻重之差焉，衄血太甚，始于吐血无异；不甚，不足为虑也。至于吐血，虽不甚，而实为可畏，用药者其可以混施耶？夫吐血固甚于衄血矣，而就其吐血言之，则亦自有轻重。如一咯一块者，胃口血也，其所从来者近；痰中见血，色如玛瑙而成块者，亦胃口血也，其所从来者亦近。二者势若可畏，而犹可调理，法当任其自出。又必看其色不鲜者，旧血也，勿以药止之；其色鲜者，新血也，所积者必不甚多，宜以药止之。盖旧血终不归经，不任其自出，及于增剧；新血终当归经，若所出者多，则损人矣，故宜药止之，以引血归经，此皆可以调理而愈者也。若痰中见血，或一点之小，或一丝之细，语其势若无可畏，而病根反深，此血非胃口之血也，乃从肺脏中来，肺为虚火所逼，血从痰出故也。其所以少者何也？盖肺脏以气为主，本多气而少血，是以所出者亦少也。肺脏之血本少，又火逼而出之，则肺以枯而

无以领一身之气矣，所害不亦大乎？至于五窍出血者，势如潮涌，耳、目、口、鼻一齐逆流，药不及煎，针不及下，死在顷刻间，此犹血症之至极者也，医者岂可无急治之法？若夫渗入肠间，从下部而出，则为肠风、为脏毒、为溺血，其病易治，非若上焦之血也。又有从汗孔出者为肌衄，从舌出者为舌衄，从委中穴出为腘血，皆有治法。诸血见，若身热脉大者难治，是火邪热甚也；身凉脉净者易治，是正气复也。治法未见血则宜消宜和，既见血则宜凉宜止，旧血未尽则化其血，新血未尽则补其血，因其势之轻重而为缓急之施，则无不中矣。若妇人崩漏、女子月信，则自见本科，而此不及载云。

脉　云

失血之症，脉皆见芤，芤在何经，血亦从何经。只宜微细，不宜浮大。《诀》云：鼻衄吐血沉细宜，忽然浮大必倾危。

立　方

凉血抑火汤　治吐血、衄血初起，气盛上逆，不能下降归经。

当归　赤芍各二钱　大黄三钱　黄芩　黄连　丹皮　生地　川芎各一钱五分

灯心三十茎，临服加藕汁半杯。

必胜饮　治男子、妇人血妄流溢，或吐或咳，衄血，并皆效验。

生地　当归各三钱　川芎一钱　蒲黄炒黑，二钱　小蓟取汁，半酒杯

加乌梅五个，空心服。

茜根散　治吐血，衄血，错经妄行，并妇人月信不止。

茜草　阿胶各二钱，蛤粉炒　侧柏叶炒过，一钱　生地　甘草

黄芩各一钱五分

加童便半酒杯，温服。

犀角地黄汤　治怒气伤肝，积热不散，郁于经络，随气涌泄，为吐血、衄血、便血等症，并各经宜加录后。

怀生地　犀角　丹皮　赤芍各二钱

加童便半杯，空心服。心经血，加麦冬、黄连；肝经血，加青皮、黄芩；脾经血，加百合、白芍；肺经血，加百部、天冬、山栀；肾经血，加知母、黄柏、玄参、青蒿；胆经血，加柴胡、竹叶；胃经血，加干葛、大黄；心包络血，加茅根、丹皮；大肠经血，加槐花、地榆；小肠经血，加山栀、侧柏、木通；膀胱经血，加茅根、牛膝；三焦血，加地骨皮、连翘；吐血不止，加①陈棕灰（炒黑）、荆芥穗；蓄血不消，加桃仁、大黄。

四生丸　治血热妄行，吐咯不止。

生柏叶　生荷叶　生地黄　生艾叶各等分

四味共捣极烂，丸如芡实大，每一丸，白滚汤下。

保真神应丸　治男妇吐血，咳嗽气喘，痰涎壅盛，骨蒸潮热，面色痿黄，日晡面炽，睡卧不宁；服之神效。

辽五味拣净，一斤　杜仲姜汁炒　阿胶　白术各二两　贝母白茯苓　花椒目　荷叶煅灰，存性　怀生地各四两，用柏子仁三钱、砂仁三钱，绢袋盛之，入生地同煮，拣去柏子仁、砂仁

上为末，以黑枣肉同地黄汁捣为丸，每服三钱，空心白滚汤下。

---

①　加：原无，据上下文体例补。

急济饮　治吐血如泉之甚，一服立止。

小蓟捣汁　童便　磨墨汁　藕汁各半钟　沉香磨，一钱

作二次，缓缓呷下。

神宝饮　治风邪入于胃经，下血鲜紫，及肠胃湿毒下如豆汁。

苍术　白术　人参各五钱　茯苓　当归　白芍　川芎　槐角炒黑。各一钱五分　升麻

水煎，食前服。

槐花散　治肠风脏毒下血。

扁柏叶炒黑　槐花　枳壳麸炒　荆芥穗炒黑。各等分

上为末，每服三钱，空心白滚汤下。

对金饮　治大肠下血。

黄连　槐花　苍术各一钱二分　甘草　白术　厚朴　枳壳　陈皮　藿香　当归各一钱　升麻八分

水煎，食前服。

柏灰散　治脏毒下血诸药不效。

侧柏叶取发，春东、夏南、秋西、冬北，煅灰存性

每服二钱，空心滚汤调下。

仙露饮　治小便出血。

生地　蒲黄　黄连各二钱　升麻八分　小蓟　旱莲草　川芎各一钱

水煎，空心服。

又方：

当归　川芎各一钱五分　益母草　阿胶　人参　刘寄奴　龙胆草　荆芥穗各二钱

水煎，温服。

固元汤 治血从毛孔中出，名曰血汗，此元气不足。

人参 五味子各五钱 黄芪 甘草 枣仁各二钱

水煎，温服。

又方：治血汗初起。

人中白二钱 人参一两 麝香半分，临服加入

水煎，温服。

灵秘散 治偶然抓伤血络，血出不止，名曰血潜，若不急救，血尽即危。

粪桶箍煅灰，三钱 胎发煅灰，一钱 煮酒瓶上纸煅，二钱

上为末，和匀掺上即止，再服犀角地黄汤方见前。

寸金散 治鼻衄不止。

黄药子五钱 土马鬃五钱，有足者，生古墙上多有之 生甘草一钱

上为末，每服二钱，新水调服。

又方：伏龙肝半升，以井花水大碗淘，取汁和顿服。

又方：韭汁饮之，立止，吐血亦妙。

又方：头发烧灰，吹入鼻中即止。

五窍出血，以井花水当面连喷几口，急分开头发，用草纸数层，蘸醋令透，搭在囟门，其血即止。

诸虚门

诸虚先要辨阴阳，血阴而气阳也。有暴虚而无伤损者，易复；有虚而亏损者，亦可补益。惟久虚，气口脉弱则死，强则生。女人久病，人迎脉强则生，弱则死。虚症必食少神昏、遗精潮汗、痰嗽、腰背、胸胁、筋骨痛，但见一二症便是。阳损自上而下：一损于肺，则皮聚而毛落；二损于心，则血脉虚少，不能荣于脏腑，妇人月水不通；三损于胃，则饮食不能消克，

不为肌肤。治宜辛甘，若淡于胃，则不可治矣。阴损自下而上，一损于肾，则骨痿不能起于床；二损于肝，则筋缓不能自收持；三损于脾，则饮食不能消克，不为肌肤。治宜酸苦，若咸过脾，则不可治矣。大要：心肺损而色毙，汗多者为阳虚；肝肾损而形瘁，汗多者为阴虚。经云：损其肺者益其气，损其心者补其荣血，损其脾者调其饮食，适其寒温，损其肝者缓其中，损其肾者益其精。古庵云：肺脾主气，肺恶寒而脾恶湿，则温寒燥湿之药是补肺脾，而泻心肾也；心肾主血，心恶热而肾恶燥，则清热润燥之药是补心肾，而泻肺脾也。要之阴阳损伤，皆水火不济，火降则血脉和畅，水升则精神充满。或心肾俱虚，或心脾俱虚，或肺肾俱虚，或五脏俱虚，但以补和心肾为主，兼养脾胃，则饮食进而精神气血生矣。

脉　云

虚人脉多弦，弦濡大而无力者为气虚，沉微无力为气虚甚，多在右[①]手上见；脉弦数而无力为血虚，脉涩而微为血虚甚，此多在右手上见。或寸微尺大而紧者，血虚有火。

立　方

十全大补汤　治气血两虚，并病后虚极者。

人参　黄芪　茯苓　白术各二钱　芍药　当归　川芎　熟地各一钱五分　甘草　肉桂各一钱

枣二枚、姜三片，煎服。

八珍汤　治气虚血少，四肢无力。

生地　当归　川芎　芍药各二钱　人参　白术　茯苓　甘草

---

① 右：依下句，疑为"左"字之误。

各一钱

枣二枚，煎服。

黄芪汤　治五脏虚寒，四肢消瘦，皮毛枯涩，津液不通，脉气微弱。

黄芪　白术　人参各三钱　生姜五钱　附子　肉桂各二钱

枣十枚，煎服。

补中益气汤　治中气不足，劳倦伤脾，四肢乏力，饮食少进，久泄不止。

当归　黄芪　人参各二钱　白术　陈皮　柴胡各一钱二分　升麻　甘草各八分

枣、姜，煎服。

滋阴抑火汤　治血虚火盛，朝凉晚热，精神减少，睡卧不稳。

当归三钱　知母　麦门冬　天门冬　地骨皮　丹皮各二钱　枣仁　柴胡　天花粉　人参各一钱

灯心三十茎，食远服。

六味地黄丸　治肾气虚弱，脾经不和，一切损伤，虚烦骨蒸。

山茱萸　山药各四两　熟地八两　泽泻　丹皮　茯苓各三两

上为细末，炼蜜丸，每服三钱，空心服。

生脉散　治虚损之人口苦咽干，脉息微弱；不时可以当茶饮之。

人参　辽五味　麦门冬去心。各二钱

水煎，温服。

古庵心肾丸　治水火不济，心神恍惚，血虚气弱，寒热往来。

生地　熟地　山药炒　茯苓　石斛　枸杞　龟板羊酥炙　牛膝　丹皮各二两,炒　黄连酒炒　鹿茸各一两,酥炙　当归　泽泻　黄柏盐水炒　甘草各一两五钱

上为末，蜜丸，每服三钱，空心盐汤下。

虎潜丸　治真元不足，荣卫不调，气血亏损，阳事痿弱。

黄柏　知母　熟地黄　龟板各三两　虎胫骨一对　锁阳四两　当归　陈皮　白芍　牛膝各二两

上为末，以羊肉为丸，每服四钱，空心滚汤送下。

固本保元丸　治诸虚百损，精血不固，元神不足，四肢乏力，肌肉消瘦，朝凉暮热，梦寐遗精，阳事不举。

人参　茯苓各三两　紫河车二具　枸杞　五味子　知母　锁阳　仙茅　当归各二两　生地四两　黄芪　杜仲各一两　天雄一枚　甘草八钱

上为末，蜜丸，每服三钱，空心盐汤下。

补天膏　治肾气不足，下元虚乏，脐腹疼痛，脚膝缓弱，肢体倦怠，面色痿黄，腰疼背胀。

云术　当归　生地　牛膝　沉香各三两　人参　沙参　天门冬　阿胶　山茱萸　核桃肉　龙眼肉各四两　紫河车二具　黍米金丹一粒,即小儿出世口内大血珠

上为咀片，以桑树柴文武火煎熬成膏，不时可服。

天王补心丹　治心经血少，神思倦怠，恍惚易忘，并读书人灯窗刻苦至瘵，久服之亦令人聪明。

白茯苓　人参　玄参　远志肉　丹参　桔梗各一两　当归　辽五味　麦门冬　天门冬　生地　柏子仁　酸枣仁各二两

上为末，蜜丸，朱砂为衣，每服三钱，空心白滚汤下。

痨瘵门_{附梦遗鬼交、盗汗自汗、骨蒸潮热}

痨者，劳也，犹妄作劳以成病也，从病从劳，故名曰痨。劳力负重则伤血，而气亦重伤，然精犹未伤也。劳力以行房则伤精，而血气其能以独不伤乎？或劳力以负重，而复劳力以行房，更失于检束而不避风寒，恃其强壮而纵欲曲糵①，则精神与血俱伤，而真元斫削，风寒曲糵交次，而虚火易炽，病根日深，病已不可拔。犹不知戒，而肆情逞欲，则心、肝、肺、肾损矣。心损则精神不守，恍惚；肝损则失血少睡，面白无色；肺损则声音低小，言语不续；肾损则腰膝软弱，小便短数，而虚损之症成矣。虚损者，痨瘵之始；痨瘵者，虚损之终。由劳伤而成虚损，由虚损而成痨瘵也。痨瘵之为病也，有咽干喉痒，频嗽而无痰者；有哮喘满急，气壅而不得眠者；有痰中见血，一咳血即出者；有面常颊热，忽洒淅而似寒者；有胸前如火，而两足冰冷者；有腰疼背痛，而筋骸无力者，总属于虚。至于梦遗鬼交、盗汗自汗、骨蒸潮热，又属非虚之所致耶？究而言之，梦遗鬼交，虚不暇言矣。然何以有是梦，有是交而又有是精耶？盖梦者，心之神也；鬼者，肝之魂也；精者，肾之液也。心之火，君火也；肝肾之火，相火也。相从君之令者也，君火一动，相火从之，而梦遗鬼交之病起矣。盗汗、自汗，虚不暇言矣。然均之为汗也，何为而有盗与自之异耶？盖盗汗者，睡去即出，醒来即收，盗之偷窃乘其虚，而惟恐人知，故有盗汗之名焉。而求其所属之经，则犹于心气之不足。汗者，心之液也。心气不足则神不守舍，而液无所摄，故睡中出汗，一惊觉

---

① 曲糵（niè 聂）：即酒曲。

之间，则心神渐定，故汗亦收也。自汗者，无睡无醒，自然濡湿，故有自汗之名焉。较而论之，则自汗为甚，是何也？盖盗汗本于心虚，而其真元犹未尽虚也；自汗则真元耗散，腠理皆开，肺失统气之权，不能固表，故毫窍疏豁，汗流不禁，岂不大可畏哉？若汗出如膏，凝而不流者，乃真元尽泄于外，而生气以绝，死期至矣。骨蒸潮热，虚不暇言矣。然何以使热之蒸于骨耶？盖骨之所属者，肾也，肾实则寒，肾虚则热。骨热，龙火大旺，煎熬真阴，真阴既竭，热无所容，流入于骨，故成骨蒸，骨蒸既久，上蒸于颧，颧赤而热，则不救矣。盖颧者，骨之本也，骨本一枯，则肾经已绝，死期至矣。又有喉哑一症者，百无一生；传尸一症者，九死一活；相思一症者，无药可治。或平素有漏疮及下部忽生肿毒，与夫脾虚发肿、泄泻者，皆难治之症也。

脉　云

凡男子尺脉虚数而寸沉微者为痨，女子寸脉虚数而尺沉微者为痨。要之痨瘵脉数或涩细，如潮汗、咳血、肉脱者殂。

立　方

滋阴抑火汤　治阴虚火动，盗汗发热，咳嗽吐血，身热脉数，肌肉消瘦，酒色过伤，已成痨瘵者。

知母　人参　黄柏　天冬　麦冬各一钱　贝母　生地　当归　白芍　白术各一钱五分　煨姜灰八分

加灯心三十茎，温服。

保真饮　治劳思虚损，妄泄真元，阴虚火动，痰喘气急，咳嗽吐红。

辽五味　当归　白术　酸枣仁　紫河车　石斛　玄参　沙

参各一钱　紫菀　山栀炒黑。各二钱　人参三钱

加童便一杯，煎服。

鳖甲地黄汤　治虚痨手足烦热，心下怔忡，及妇人血室有干，身体羸瘦，饮食减少。

天冬　麦冬　鳖甲　白术　人参　白茯苓　柴胡　甘草各一钱五分　肉桂　熟地　石斛　秦艽各一钱

水煎，温服。

河车回天丸　治咽喉干嗽，洒淅似寒，腰膝酸疼，日晡颊赤，头眩眼花，吐血喘逆，饮食少进，肢体尪①羸。

人参一两　紫河车一具　附子八钱　当归　白术　菟丝子杜仲　知母　黄柏各二两　秋石　丹参　贝母　阿胶　白芍　辽五味各一两二钱

上为末，炼蜜为丸，每服三钱，空心，白滚汤送下。

参附接命膏　治痨弱，喉音哑者，饮食不进，肚腹疼痛。

人参八两　大附子八两

上为粗末，将天鹅油二斤，浸半月，慢火熬至焦黑，绞去渣，再熬至滴水成珠，再入东丹一斤，慢熬成膏，待温，加入麝香五钱，摊苎丝上，贴在丹田处连脐，内服河车回天丸。痨瘵将危，贴此回生。

噙化紫金丹　治肺热咯血，痨嗽不止。

川贝母　天花粉　紫参　玄参　款冬花　密蒙花　紫菀茸各五钱　牛黄八分　青礞　石海粉　黄芩　甘草　桔梗各三钱

上为极细末，炼蜜六两为丸，如芡实大，每一丸噙化

---

① 尪（wāng 汪）：瘦弱，孱弱。

润下①。

济阴丹　治酒色过度，怒气伤肝，阴虚火动，咳嗽吐痰，咯血盗汗，并皆治之。

紫菀　麦冬　辽五味各四两　人参二两　知母　青蒿各三两紫河车二具

上为细末，以陈荷叶煎汤为丸，每服三钱，空心，白滚汤送下。

痨虫治法　盖因初起病痨之人，先为痨虫所食五脏而死。既死之后，五脏皆冷，虫不能居，从鼻而出。鼻乃肺之窍，痨乃肺之病，故从其窍而出。其色赤，无翼而能飞。或有不见而着人者，以骨肉寻骨肉，以同气觅同气，无药可治。惟死人身上蛆，食之以绝其传染。恨人不知，知者亦以臭秽而不用，其外无治法矣。

抽胎换骨丹　治虚痨，补元气，固精壮肾。梦寐遗精并虚寒等症，久久服之，功效通神。

真川椒二斤，拣去合口者，并予新瓦上焙干　牛膝一斤八两，酒浸，焙干　怀生地　怀熟地

上为末，不犯铁器，炼蜜为丸，如梧桐子大，每日空心，温酒送下三十丸，服至五十丸止，不可过服。

歌曰：

其椒备五行，其神通六义。欲知先有功，夜间且不起。

服至半载余，脚心汗如雨。骨蒸及烦劳，五脏无风气。

明目腰不疼，身轻心健记。别更有异能，三年精自秘。

颜貌若婴童，精爽更少睡。但服此神妙，一生无疰痫。

---

①　下：原字迹不清，据近圣居本补。

若能志心服，三尸自然弃。更有九般虫。各各自回避。
倘逢此色人，第一须传意。虽未遇神仙，初缘已得地。

[附] 梦遗鬼交

梦属心，鬼属肝，精属肾，君火动则相火随，故有此症。治此症者，不独涩其精，又必清心火；不独清心火，又必补其虚。惟虚，故火易动；惟火动，故精易泄矣。

脉 云

梦遗遗精，当验于尺。微涩精伤，洪数火逼。亦有心虚，左寸短小。脉迟可生，急疾便夭。

立 方

九龙丹 治梦遗鬼交、精虚火旺，久久不愈。

当归身酒洗 枸杞子 金樱子 石莲肉炒 莲花蕊各二两 怀熟地四两 芡实炒 白茯苓去皮 山楂肉各三两

上为末，炼蜜为丸，每服三钱，空心，白滚汤送下。

清离固精丸 治梦遗日久、精神倦怠、面色痿黄、饮食减少、腰酸背胀、久不育子，服之神验。

黄连酒炒 草薢 人参各一两 鹿角霜三两 知母青盐水炒 秋石 牡蛎煅过 茯神去心 远志去心 石莲肉炒 白术各一两五钱，土炒

上为末，以荷叶煎汤法为丸，每服三钱，空心，盐汤送下。

[附] 盗汗自汗

盗汗属心，自汗属肺。心神不守故盗汗，肺气不收故自汗。久久不愈，令人丧魄。

汗脉浮虚，或涩或濡。自汗在寸，盗汗在尺。凡人脉带虚弱微细者，必有盗汗。

立 方

敛汗育心汤 治盗汗，养心血。

枣仁　茯神　知母　白芍　当归各二钱　牡蛎　麦门冬　沙参　甘草　生地各一钱五分

枣五枚，煎八分，温服。

镇元饮 治自汗，固肺经。

人参　当归　白术　黄芪　五味子各一钱　山茱萸　肉苁蓉　麦门冬　黄柏　生地各一钱二分

莲肉十枚、灯心三十茎，煎八分，临卧服。

当归六黄汤 治盗汗自汗。

当归　生地　熟地　黄芩　黄连　黄柏各一钱五分　黄芪三钱

枣五枚，煎八分。

护命散 治汗如神。

枯矾一钱　五倍子五钱　龙骨煅过，一钱五分

上为细末，以津唾调，塞满脐中，外用绢条扎定，过夜即止。

［附］骨蒸潮热

骨蒸潮热，微有不同。骨蒸则无时而不热，潮热则如潮信之来，必有定期热者。

立 方

调荣清热饮 治骨蒸，屡验。

丹皮炒　地骨皮　当归　鳖甲酥炙　白术各一钱五分　黄芪蜜炒　青蒿　知母盐水炒　人参　柴胡各一钱

枣二枚，煎八分，不拘时服。

灵应饮　专治潮热。

茯神　小柴胡　人参　生地　银柴胡　黄芩各二钱　知母　麦门冬各一钱

枣五枚，临服加童便一杯。

诸气门 附气滞，附郁

人得天地之气以成形，形者，气之所，犹以寓者也；气者，形之所，犹于充者也。二者固相为用，而亦有轻重之差焉。形病气不病，虽羸瘦而无害；气病形不病，虽肥壮而可忧。是形在所轻，而气在所重也。人能安养天和，使五脏之气均得其平，则何病之有？惟内伤七情，外感六气，而五脏之气病矣。故心气盛则烦燥不宁、口干舌燥；肺气盛则壅塞喘急、上膈烦满；肝气盛则暴怒时发、两胁膨胀；脾气盛则中脘痞塞、腹满饱闷；肾气盛则膀胱满急、水道不通，皆气之有余者也。心气虚则精神恍惚、梦寐不宁；肺气虚则呼吸短浅、皮毛洒淅；肝气虚则筋脉不和、头空少睡；脾气虚则饥不欲飧①、溏泄自利；肾气虚则腰脑不能转侧，大便与小便前后牵引而微痛，此皆气之不足者也。善医者，调其气而已，有余者泻之，不足者补之，又岂有虚虚实实之患乎？凡本经之虚实，或宜补而宜泻，然虚则补其母，实则泻其子，又不可不知也。

---

① 飧（sūn 孙）：泛指熟食、饭食。朝曰饔，夕曰飧。

脉　云

下手脉沉，便知是气。沉极则伏，涩弱难治。其或沉滑，气兼痰饮。又曰：沉弦细动皆气痛，心痛在寸，腹痛在关，下部痛在尺，脉象显然。

立　方

利气丹　治一切气滞，心腹胀闷疼痛，呕吐酸水，痰涎不利，头目眩晕，或下利脓血，大小便结滞不快，郁结等症。

沉香　木香各二两　黑丑一两, 半生半熟　玄胡索　槟榔　枳壳麸炒　莪术　乌药各一两五钱　大黄四两　黄连三两　山楂肉一两八钱

上为末，水丸，每服二钱，空心白滚汤下。

心气虚，则补之以炒盐；心气实，则泻之以生甘草，此本经之补泻也。然肝为心之母，虚则以姜、橘补肝；脾为心之子，实则以黄连、枳壳泻脾。

肺气虚，则补之以五味子；肺气实，则泻之以桑白皮，此本经之补泻也。然脾为肺之母，虚则以炙甘草、大枣补脾；肾为肺之子，实则以泽泻泻肾。

肝气虚，则补之以姜、橘；肝气实，则泻之以芍药，此本经之补泻也。然肾为肝之母，虚则以地黄、黄柏补肾；心为肝之子，实则以生甘草泻心。

脾气虚，则补之以甘草、大枣；脾气实，则泻之以黄连、枳实，此本经之补泻也。然心为脾之母，虚则以炒盐补心；肺为脾之子，实则以桑白皮泻肺。

肾气虚，则补之以地黄、黄柏；肾气实，则泻之泽泻，此本经之补泻也。然肺为肾之母，虚则以五味子补肺；肝为肾之

子，实则以芍药泻肝。

合而言之，诸气之病分为五脏，五脏之病分为诸症，皆不可以一节言也。此之所陈，乃补泻之大略耳。然此正药之外，又不能无增益者焉。如炒盐补心，甘草泻心固矣，而麦冬亦可以补心，黄连亦可以泻心；又如五味子补肺，桑白皮泻肺固矣，而人参亦可以补肺，黄芩亦可以泻肺；如姜橘补肝，芍药泻肝固矣，而细辛亦可以补肝，黄连亦可以泻肝；如炙甘草、大枣补脾，黄连、枳实泻脾固矣，而白术亦可以补脾，石膏、大黄亦可以泻脾；如地黄、黄柏补肾，泽泻泻肾固矣，而杜仲亦可以补肾，茯苓亦可以泻肾。临病用药，其可以执一耶？

［附］气滞

苍天之气，清净不息，变为云雾、为雷雨者，山泽湿热熏蒸也。人身元气，导引血液，升降三焦，周流四体，变则为火，有升无降，以致胶乎咽膈，则为呕咳、为痞满；充乎脏腑，则为积聚、为痃癖，而心腹胁肋刺痛；蓄于下焦，则为腰痛、为胀坠；流乎经络，则周回刺痛。多因七情饮食，郁为湿热，成痰与积。起初宜辛温之药开郁行气，豁痰消积，稍久即以辛平之药和之，辛寒之药折之。如此则火易降、气易平，而病根可除矣。

立　方

开郁理气汤　治气郁不散，肚腹胀满。

香附　沉香　半夏各一钱　苏子　枳实　萝卜子各一钱五分丁香　大腹皮　藿香各八分

水煎，热服。

清气抑肝丸　治气不消散，凝滞膈上。

青皮　桑白皮　枳壳各三钱　檀香　山栀仁　乌药各一钱
半夏曲　橘红　白豆蔻各一钱五分　砂仁一钱二分

　　加生姜三片，煎服。气滞上焦，以橘红、枳壳、桔梗、甘
草、藿香、香附、黄连、砂仁、枇杷叶、栝蒌仁为主。气滞中
焦，以木香、槟榔、山楂、枳壳、蓬术；在两胁，加青皮、柴
胡、龙胆草、芍药为主。气滞下焦，以沉香、茴香、川楝子、
荔枝核、山栀为主。

［附］郁

　　郁者，结聚而不得发越也。当升而不得升，当降而不得降，
当变化不得变化，则诸病生焉。然有病久不解而成郁，有郁久
而生病，其症有六，脉多沉伏。胸满胁痛、脉沉涩者，为气郁；
周身关节走痛、首如物蒙、足重，遇阴寒便发，脉沉滞者，为
湿郁；胸膈满、动则喘急、起卧怠惰、寸脉沉滑者，为痰郁；
目蒙，口干舌燥、小便赤涩、脉沉数者，为热郁；四肢无力、
能食、便血、脉沉芤涩者，为血郁；嗳酸、腹饱、不能食、左
手脉和平、右手脉紧盛者，为食郁。

立　方

舒郁丸　治一切郁症。

　　香附　枳实　苍术各三两　沉香一两五钱　宿砂　山栀仁
抚芎　红曲　半夏各二两

　　上为末，水丸，每服三钱，空心白滚汤下。气郁，加乌药、
木香、槟榔、干姜、枳壳、桔梗；湿郁，加白术、白芷、赤茯
苓、木通、苍术；痰郁，加南星、海石、栝蒌仁、枳壳、桔梗、
小皂荚；热郁，加黄连、青黛、连翘、山栀；血郁，加桃仁、
红花、丹皮、当归、韭汁；食郁，加山楂、麦芽、神曲；伤冷

食胃脘痛，加草豆蔻、干姜。如春加防风，夏加苦参，秋冬加吴茱萸。

诸痛门

诸痛之症，种种不同，其患有周身骨节、肩背手臂、项脊腰肋、心膻小腹之殊。其致痰之由，有风、寒、湿、热、燥、火、痰血、积气之异，如周身遍体无所不痛者，此有火或饮酒之人素有湿痰停积于内，又为风寒邪气所侵，以至痰不能周流疏利，留蓄于经络关节之间，日久凝滞不散，郁于肩背项脊、腰肋手臂等处，不肿则痛，须令人按之摩之，则热气至而痛止。故今之背痛者，痰滞也，必捶打千百，而后散可知矣，不然则为痰、为涎、为饮三者之症。盖湿邪上浮于肺，随气壅嗽发动，则名为痰；湿邪聚于脾，随气溢于口，气流出不禁，则名曰涎；至于胃为湿邪所乘，而为吐、为呕、为哕，则名曰饮，此又不可不察。然大要以胜湿消痰、顺气和血、养脾为主。外此又有饮食之后为冷气所伤，而发热身痛，此伤食身痛也，宜消导之；六脉浮紧、鼻塞身重、头痛气粗、发热身痛者，此伤寒伤风身痛也，宜解表之；如病后汗下而身痛者，此气血虚也，宜调补之。至于头痛头风，以发散为主；心痛即胃脘痛，有旧疾、有客寒、有积痰，以开郁化痰为主；其腹痛、腰胁痛，宜温经散寒热湿为要；若饮食过多，内伤脾气者，宜消导之。又如小便作痛者，须问小便利不利，小便利者是蓄血，小便不利者是溺涩。有卒然大痛者是感寒，时痛时止者是火。若妇人小腹为冲任之海，一遇寒冷则血气凝结，为之击搏而作痛，得温暖则气和通，而痛自止。又有胞络之间、阴户之中，为房事所伤，或外寒郁遏，亦能作痛。臀尖尽处，又有所谓尻骨痛，有痰、有血虚、死血不同，学人宜详审之。

脉 云

《举要》曰：诸痛麻多于沉伏，惟风寒头痛，脉浮而洪。

立 方

蠲疼汤 治周身作痛。

防风 羌活 苍术各一钱 木瓜 当归 威灵仙 乌药 生地各二钱 白芍 秦艽 川芎各八分

水、酒各半，煎服。

定疼汤 治肩背项脊痛，并背心痛，此其寒痰不散。

独活 羌活 藁本各二钱 川芎 甘草 防风 前胡 当归各一钱五分 陈皮 肉桂 苏子各八分

酒煎，温服。

拂疼饮 治手臂肿痛，皆因湿痰、湿火，或风寒凝滞不散。

乌药 南星 僵蚕 川芎 麻黄各一钱 苍术 桂枝 白术 橘红各一钱 竹沥一杯

水煎，温服。

活络饮 治肢节疼痛。

当归 川芎 白芍酒炒 半夏姜、矾制 南星 桑寄生 秦艽 生地 苍术炒。各一钱五分

临服加酒一杯。

降气汤 治胸膈作痛，胀闷喘急，饮食难进。

木香 当归 苏子 生地各二钱 宿砂 丁香 山楂 青皮 枳壳 大腹皮各一钱

水煎，温服。

手拈散 治心腹、腰胁、两肋疼痛，并瘀血凝滞。

草果　玄胡索　五花脂　乳香　没药　沉香　阿魏各五钱

上为末，每服二钱，煮酒调送下。

通达饮　治小腹胀痛，溺涩不通，内有蓄血结聚。

当归　桃仁去尖　大黄酒煨　猪苓　泽泻　木香各二钱　附子　滑石　玄胡索各一钱二分

加灯心三十茎，食前服。

立效饮　治妇人为房事所伤，阴户内胀疼难忍，一服立瘥。

川芎　当归　玄胡索　丹皮　姜黄　大茴香　红花各一钱五分　桂心　秦艽　赤芍各八分

临服加煮酒一钟。

流气饮　治刺痛，皆因心事忧郁，不得舒畅，而作痛如刺。

白檀香　沉香　乌药　桔梗各一钱五分　香附　白豆蔻　枳壳　宿砂　苍术各二钱

水煎，温服。

头痛门

头居身体之上，为诸阳之会，其位至高，犹山之有巅，木之有杪①也。风之起也，愈高而愈狂，山巅木杪先得之，故云行如飞、叶落如雨，皆风使之然也。头居上体，为风之所先及，然以其会乎诸阳而不畏寒，故人多忽之而不知所避，风邪一入，头即痛焉。是以头痛之症，风痛居多，夫风何以能痛也？盖风之为物也，善行而数变也。其性易入，其气易感，头之诸阳内聚而拒风，风之势内外攻以抗阳，风与阳相争，两不肯伏，交

---

① 杪（miǎo秒）：树枝的细梢。《说文》："杪，木标末也。"

战于至①高之分，而头之诸经始病矣。以诸阳之强，且不能以胜风，而况以诸阴乎？其有气虚、血虚而作痛者，虽系本原之不足，而实风之为病也。盖虚之所在，邪必辏之，使无风之人，惟觉眩运而已，何以作痛耶？但其气血已虚，无力拒风，风虽入而不与争，故其痛亦不甚也。其有饮食不消、痰涎涌上而作痛者，非风之罪也，宜审而治之。

脉 云

《内经》曰：寸口脉短者，头痛也。《脉经》曰：阳弦头痛定无疑。《脉诀》云：头痛短涩应须死，浮滑风痰皆易治。

立 方

清巅抑火汤 治血虚头痛，并偏正头风。

藁本 当归 生地 川芎各二钱 防风 蔓荆子 黄连 石膏 白芍 白芷各一钱

加葱白五枚、生姜三片，煎服。

千金一笑散 治诸般头疼，并一切头风。

北细辛 人参 秦艽 甘菊花各一钱五分 白芷 甘草 当归 薄荷各二钱

葱白五枚，煎服。

空青散 治偏正头痛，年深日久不愈者，并疗风寒湿热、头上及脑痛，惟血虚者不宜。

川芎五钱 柴胡七钱 黄连酒炒 防风 羌活各一两 甘草一两五钱 黄芩三两，一半生，一半酒炒

上为细末，每服二钱，以清茶调下。

---

① 于至：原作"至于"，据文义乙转。

羌活附子汤　治寒冬犯脑痛及齿痛，名曰脑风。

麻黄　大附子　防风　白芷　白僵蚕各六分　黄柏　苍术　黄芪　佛耳草　甘草各一钱　升麻三分

水煎，温服。

点眼丹　治一切头痛，心腹绞痛；又治搅肠痧，盘肠气痛，疝痛。

牙硝二钱　麝香　朱砂　雄黄各五分

上为细末，瓷罐收贮，临病以银簪蘸药，点两眼内，立时取效。

灵速散　治一切头痛，立愈。

细茶一两，水二钟，煎至半钟，去渣　白芷　细辛　牙皂　紫苏　薄荷各三钱

煎七分。

风入太阳经，则发际痛、脉浮紧、恶风寒，以羌活为君，川芎、升麻、白芷、防风、甘草为佐。

风入阳明经，则额前痛，兼鼻痛、脉浮缓、发热恶寒，以白芷为君，羌活、升麻、川芎、防风为佐。

风入少阳经，则两鬓间及额角痛、脉弦、往来发热，以柴胡为君，川芎、升麻、羌活、白芷为佐。

风入少阴经，则头骨紧痛，以细辛为君，独活、防风、黄柏、白芷为佐。

风入厥阴、太阴之交，则顶巅痛，以藁本为君，升麻、川芎、牙皂、甘草为佐。

头眩门

头痛之外，又有头眩，虽无痛苦，而精神眩耀，所见之物

皆颠倒摇动，身如浮云、足如履空、饮食下咽即吐、胸中怏怏①、眼花不定，乃其症也。此为风动肝木，根本皆摇，卷痰上升，迷乱清气故耳。

脉 云

左数热多，涩芤死血，右实，痰积火盛。凡脉溢大者，必眩。

立 方

定眩饮　治头眩眼花。

明天麻　青皮　薄荷　柴胡　半夏各二钱　山茱萸　龙胆草　枳壳　黄连各二钱

和荣汤　治气血两虚头眩。

人参　当归　白术　生地　天门冬　麦门冬　五味子各二钱

水煎，温服。如有痰，加生姜汁、竹沥。

止旋饮　治冒雨中湿，实火上炎，头眩不可当者。

大黄酒炒，五钱　岕茶②八钱　枳实三钱

生姜七片，煎服。

咳嗽门附哮，附喘

有声无痰之谓咳，有痰无声之谓嗽，有声有痰者名曰咳嗽。然谓无声者，非全无声也，咳而易出，声之不甚响也；谓无痰者，非果无痰也，嗽而费力，痰之不易出也。分而言之，咳为在肺，嗽为在脾；合而言之，肺与脾迭相为用，而又互相为害者也。使肺不受热，则化气自清，亦可以利脾，而何至于生痰？

---

① 怏怏：闷闷不乐貌。
② 岕（jie 介）茶：产于江南宜兴、长兴一带的茶叶，为历史名茶。

脾不受热，则游溢精气，自足以滋肺，而何以至于成嗽？此肺与脾之互相为害也。由是观之，则脾、肺虽分二经，而咳嗽总为一病，病之所由成，皆火之所致也。虽然，火固能致病矣，而亦有得于外，或伤于风，或伤于寒热。如此之类，种种不同，亦皆归咎于火乎？殊不知始之者风寒与热也，而成之者火也。内外夹攻，病斯成焉，而不可以一端求也。然此特论夫咳嗽之由耳，而咳嗽之名非一言之所能尽悉，而数之有火痰嗽、湿痰嗽、郁痰嗽、顽痰嗽、清痰嗽、风寒痰嗽、酒食痰嗽、干咳嗽、时行嗽、瘀血嗽，与夫①肺胀嗽之异焉。而诸嗽之形症，又何以别之？盖火痰嗽者，嗽必面赤，声多痰少，用力久而后出，脉数喘急是也；湿痰嗽者，喉中漉漉有声，嗽而易出者是也；郁痰嗽者，胸臆胀满，连嗽不出，喉中有喘声，夜不得眠，上饱下饿者是也；顽痰嗽者，胶住咽喉，咯不能出，必努力大嗽，而后出少许如脂膏之状者是也；清痰嗽者，必待嗽而后出，其痰不稠黏者是也；风痰嗽者，肺气壅盛，必顿嗽而后出，其痰浮而有沫，状如津唾而略稠黏者是也；寒痰嗽者，得于秋冬之交，或为冷雨所淋，或为冷风所侵，或露卧星月，或寒天入水所致，其嗽必哮喘，而或肩背觉寒，得热汤饮之则缓者是也；酒痰嗽者，醉后感冒风热，腹中有酒积，饮浊酒即发者是也；食积痰嗽者，每食后则嗽，胸膈不宽，其痰稠黏，觉有甜意，面上蟹爪路，一黄一白者是也；干咳嗽者，平素阴血不足，虚火有余，喉中常痒，痒即频嗽，有声而无痰是也；时行嗽，发寒热，鼻塞气急；瘀血嗽，喉间常有腥气；肺胀嗽，动则喘满气急，或左或右眠不得者，此痰与瘀血碍气而病也。又有嗽而

---

① 夫：原作"大"字，据三乐堂本改。

两胁痛者，名曰肝咳；有嗽而腰软痛者，名曰肾咳；有嗽而中脘作痛者，名曰脾咳；有嗽而鼻流清涕者，名曰肺咳；有嗽而口苦舌干者，名曰心咳。又有嗽而遗尿者，气虚也；又有嗽而五心烦热者，血虚也。凡治病者，当精详而审之。

脉　云

肺脉实者，浮大有力，若沉而滑，则痰气盛也；虚者，弦洪无力，若沉而带数，则火郁也。大要浮大者生，沉伏匿者不治。

立　方

宁嗽抑火汤　治肺火上炎，咳嗽痰多，午后面赤。

知母　栝蒌仁去油　贝母各二钱　玄参　麦门冬　黄芩　天花粉　山栀仁　枳实各一钱　竹茹　桔梗各八分

生姜三片，煎服。

开郁降痰汤　治郁痰咳嗽，胸胁胀㽲，并积痰咳嗽。

杏仁去皮尖　枳壳　黄芩酒炒　苏子炒。各一钱　桔梗炒　香附童便制　贝母去心　栝蒌仁去油　山楂各二钱　甘草二分

灯心三十茎，食后服。

保肺饮　治久患咳嗽，肺金衰弱，上气喘急，口干喉哑，痰中带血丝，或咯出鲜血，或痰如灰色，将成肺痿。

知母　天门冬　五味子　川贝母　杏仁各一钱　天花粉　麦门冬　紫菀茸　款冬花　百合　桔梗　苏子　阿胶各八分

水煎，温服。

清气化痰汤　治酒色过度，咳嗽不止，两肋疼痛。

人参　沉香　青皮各八分　甘草二分　知母　桑白皮　地骨皮各一钱五分　五味子二十一粒　苏子　半夏姜、矾制　麦门冬各一钱

水煎，食远服。

芦吸散 治寒痰凝结肺经，喘嗽气急，午后发寒。

肉桂 明雄黄 鹅管石 款冬花 粉甘草各等分

上为极细末，以芦管挑药，轻轻含之，吸入喉内，徐徐以清茶过口。

保真汤 治微微干嗽，骨蒸盗汗，四肢壮热，饮食少进，气虚，血亏损。

生地 熟地 黄芪 人参 地骨皮 白术各六分 柴胡 黄柏 橘红各五分 五味十五粒 甘草二分 天门冬 知母 麦门冬 贝母 白茯苓各八分

水煎，食远服。

噙化润金丹 治诸般咳嗽，久久不愈。此丹能清气化痰，生液保肺，滋阴降火，止嗽定喘。

玄参 贝母 款冬花 麦门冬各五钱 牛黄一钱 金沸草 知母各二钱 明硼砂八分 乌梅肉 当归各一钱八分

上为细末，以梨汁熬膏为丸，如芡实大，每次一丸，噙口内润化下。

华盖饮 治肺感寒邪，咳嗽声重，胸膈胀满，头目昏眩。

赤茯苓 桑白皮 橘红 苏子各一钱五分 干葛 桔梗 杏仁各一钱 麻黄五分

生姜三片，食远服。

团参饮子 治七情六郁所伤，以致脏气不平，咳嗽浓血，将成肺痿，憎寒发热，羸瘦困倦。

团参① 胆星 半夏 甘草 麦门冬 杏仁各一钱二分 辽

① 团参：党参的别名。

五味十五粒　阿胶蛤粉炒　紫菀　百部　旋覆花各一钱　桑叶经霜者，五片

生姜五片，食远服。

如意丹　治嗽久不愈，诸火上升，口苦面赤，顽痰壅塞，气逆口疳。

青礞石煅过　硼砂　款冬花　薄荷叶各四两　黄芩酒炒　玄明粉　桔梗各六钱　大黄酒蒸九次，五钱

上为末，乌梅肉捣烂为丸，每服二钱，白滚汤送下。

参苏饮　治肺感风邪，膈中有热，咳嗽声重，鼻流清涕。

人参五钱　紫苏　桔梗　干葛　前胡　半夏　枳壳　白茯苓　陈皮各一钱二分　甘草三分

葱头三枝、生姜二片，不拘时服。

诸嗽皆宜用桔梗，乃肺经之要药，故不可不用。但不可多用，以其为舟楫之剂，能上而不下，不用则不能引药至肺部，多用则又承载诸药而不能行，反能作饱，故不可多用。

［附］哮

哮者，即痰喘也。甚而常发者，喉中有水鸡声，牵引胸背是也。

立　方

四陈散　治痰哮。

陈芥茶　陈薄荷　陈皮　陈紫苏各二钱

姜十片，煎熟，温服。

必胜饮　治哮症久久不愈，一服即止。

半夏　枳实各二钱　石膏三钱　杏仁去皮尖　茶叶　麻黄　栝蒌霜去油　甘草各一钱

姜五片，不拘时服。

二仙丹 治一切哮症。

沉香一两　莱菔子_{淘净，蒸熟，晒干，五两}

上为细末，生姜汁为细丸，每服八分，白滚汤送下。

［附］喘

呼吸急促之甚。经曰：诸逆冲上，皆属于火。然火有虚实，虚者气乏身虚，实者气壮身热。凡喘未发时，以养正气；已发时，以攻邪为主。

立　方

定喘汤 治胃虚作喘，脉气无力，抬肩撷①项，喘而不休。

麦门冬_{去心}　人参_{各二钱}　辽五味二十一粒　麻黄_{五分}　白术_{土炒}　杏仁_{去皮尖}　陈皮　葶苈子_{各一钱二分}

加黑枣二枚，食远服。

二母汤 治水喘，水气漉漉有声，怔忡者。

辽五味　黄柏_{酒炒}　知母_{盐酒炒}　贝母_{去心。各二钱}

加黑枣二枚，食远服。

平喘汤 治火喘乍进乍退，得食则减，食已复喘。

苏子_炒　黄芩_{酒炒}　枳实_{各二钱}　山栀仁_{炒黑}　桔梗_炒　杏仁_{去皮尖}　栝蒌仁_{去油}　桑白皮_{各一钱}

加灯心三十茎，食远服。

保肺饮 治肺气不足，因嗽久而作喘。

白茯苓　人参　金沸草　麦门冬_{去心。各一钱}　辽五味二十一粒　阿胶_{蛤粉炒}　紫菀_{各二钱}

---

① 撷（xié 斜）：摘下，取下。

水煎，温服。

紫金锭 治一切痰喘、食喘、气喘、水喘，惟火喘不可，用姜汤磨服二钱方见痰症门。

三拗汤 治外感风邪，并多服参、芪发喘。

麻黄不去节　杏仁不去皮尖。各二钱　生甘草一钱

生姜三片、黑枣二枚，煎服。

呕吐门附翻胃

呕者，有物在中，其所来之道远，故必呕而出也；吐者，亦有物在中，其所来之道近，故一吐而即出也。分而言之，微有不同；合而言之，同归于火。饮食痰涎，停积不化，胃气一升，则涌而出矣。其与翻胃相似，而实各有所属，翻胃属寒，呕吐属热。惟其热也，故其出也无定时，或随食随吐，或食良久而后吐。随食随吐者，火邪急速，不及入胃而即出，无呕吐之苦，无挥咯之劳，是即吐之谓也；食良久而后吐者，火犹稍缓，必入胃余时，委曲而出，酸苦万状，伤神劳精，肠卷而腹急，是即呕之谓也，而所出之物亦不甚尽。惟翻也，则阴气下结，水谷暂容，朝食则暮吐，暮食则朝吐，或朝食至午而吐，午时至暮而吐，其吐必尽所食，日日如此，不少愆期。盖胃家受寒，不能运化，自不容于不出，此翻胃与呕吐所以不同也。又有吞酸、吐酸者何也？盖饮食入胃，胃弱不能消，而又挟肝火，是以作酸，浮饮停蓄，变为酸痰。肝火升即吐，肝火降即吞，其吞与吐，皆肝火升降之所为也。故治呕吐者，必治其热；治翻胃者，必治其寒；治吞酸吐酸，必抑其肝，而后所投之药无不中矣。

脉　云

关上脉滑而大小不匀者，必吐逆。又云：呕吐无他，寸紧滑数，微数血虚，单浮带芤则有瘀，最忌涩弱。

立　方

安胃和中汤　治呕吐，因饮食过多，一时不能克化，胃窄不能容，又挟寒邪于内。

山楂　槟榔　草果　藿香　白豆蔻各一钱五分　半夏姜、矾制　南星泡过　厚朴　苏梗各一钱

生姜十片，煎服。

姜橘饮　治呕吐干哕，四肢厥冷。

广橘皮四两　老生姜六两

水煎，不拘时服。

藿香定呕汤　治七情伤感，气郁于中，变成呕吐，寒热眩晕，不进饮食。

人参　藿香　半夏各一钱　枇杷叶五片，蜜炙　苍术一钱二分　肉桂　木香　橘红　桔梗各七分　甘草三分

水煎，空心热服。

加味二陈汤　治气郁伤脾，饮食停胃，以致呕吐。

半夏　陈皮　白茯苓　甘草各八分　藿香梗　砂仁　厚朴　香附各一钱　山楂肉　红豆蔻各六分

生姜五片，煎服。

调胃和中汤　治中脘寒痰，呕吐不止。

大附子童便制　橘红　苍术　青皮　草果　子丁香　半夏各一钱五分

生姜十片，煎服。

六妙饮　治吐呕不止，口渴身热。

陈皮　半夏姜、矾制　黄连姜汁炒　栀子仁酒炒　槟榔各三钱
老生姜五钱

水煎，温服。

［附］翻胃

立　方

丁沉透膈汤　治胃气不和，痰涎阻隔，翻胃呕吐，膈噎
痞塞。

沉香　丁香　砂仁　人参　苍术　藿香　青皮醋炒　陈皮
半夏　厚朴姜汁炒　香附各八分　甘草三分　木香　草果　神曲
肉豆蔻各六分

生姜五片，煎服。

养胃丸　治脾胃虚冷，不思饮食，翻胃呕吐。

子丁香　甘草　陈皮　神曲炒　麦芽炒。各二两　大附子童便
制，八钱　砂仁　肉豆蔻面包煨　白豆蔻各一两二钱

上为末，生姜四两煎汤法为丸，每服三钱，空心白滚汤下。

虎肚回生丹　治一切远年近日翻胃，危笃之极，立救回生。

虎肚一具，泥裹煅过　母丁香三钱　沉香八钱　狗宝二钱五分

上为末，老生姜取汁为细丸，每服八分，酒下。

秘方：治翻胃垂危者，一服神效。

牛黄　鸦片各五钱　狗宝六钱　五灵脂四两，淘净

上为末，狗胆汁丸，如芡实大，每服一丸，姜酒调下。

霍乱门

霍乱之症，急于风雨，心腹绞痛，肠胃并结，欲吐不吐，

欲下不下，手足挥顿，滚转烦闷，顷刻之间而死生安危系焉。盖由平日过伤饮食，多劳多气，一感臭秽，清气混淆，于是阴阳不调畅，水火不升降，中气溃乱，而病斯剧矣。邪在上则吐，邪在下则泻，邪在中则吐泻兼作，是皆易治者也。若不吐不泻，则死在旦夕矣。又有转筋霍乱者，缘筋属肝木，脾胃暴败，则血与气暴截，无所接济，故筋急而转缩矣。此尤霍乱中之至重者也，若吐泻，则亦有可治；倘不吐泻，必死无疑。大抵霍乱初发，不得用药，以其气乱，药不能理也。

脉 云

微而涩，或代而散，或隐而伏，或大而虚。洪者为热，弦者为痛。微弱渐绝死，脉渐大者生。

立 方

速验饮 治寒暑相搏、霍乱转筋、烦渴闷乱。

艾叶三钱 香薷 藿香各四钱 黄连二钱

水煎，不拘时服。

盐水饮 治霍乱初起，以此探吐。

食盐二两，炒干，乘热投水中，调和约三碗，令病患连连饮之，一吐即愈。

溉济汤 治霍乱虚烦不得眠。

人参一钱 甘草三分 竹茹 麦门冬 半夏 粳米各二钱

生姜五片，煎服。

通脉四逆汤 治霍乱多寒，脉将欲绝。

当归二钱 北细辛 木通 大附子童便煮。各一钱 白芍八分
甘草三分 吴茱萸 肉桂各四分

枣二枚、姜三片，不拘时服。

正气汤 治霍乱吐泻不住。

陈皮　苏叶　泽泻　山楂　苍术各一钱　藿香　厚朴姜汁炒　半夏姜、矾制。各一钱五分　甘草三分

老姜五片，煎服。

蒸脐法 治霍乱欲绝，但胸中微有热气，用盐填平脐中，灼艾不计壮数，即苏。

针法 刺少商穴，出血立愈。干霍乱药不能治，惟此神效，屡试屡验。

少商二穴，在大指端内侧，去爪甲角如韭许，白肉宛宛中，刺之。

噎膈门附梅核气

噎者，咽喉噎塞而不通，饮或可下，食则难食也；膈者，胃口隔截而不受，虽饮食暂下，少顷复吐而不能容也。求其所以致病之由，要皆忧郁不开，思虑太过，忿怨不伸，或惊恐时值，变故屡遭，汲汲遑遑①，无安宁之日，以致内气并结于上焦，而噎膈之症斯成矣。此皆处于逆境者然耳，至于素享富贵之人亦有是症者，何哉？必因厚味所伤，酒色过度，虚火用事，真阴消烁，以至血液干枯，顽痰胶固，结于咽喉之处则成噎结，于胃口之处则成膈。又有不因酒色而得者，亦当以血枯痰腻及气郁治之。但审其所得之由，及观其所禀之厚薄，方可用药。如瘦人多火，其血亦干，亦有因火而生痰者；肥人多湿，其痰易结，亦有因湿而生滞者。穷困之人多忧郁，经营之人多思虑，不得志之人多慎怨，遭变故之人多

---

① 汲汲遑遑：又做"汲汲皇皇"。心情急切，举止匆忙。

惊恐，好酒之人多痰火，好色之人多积血，嗜味之人多宿食，使气之人多恼怒。当细审而治之，不可以一端求也。又有所谓鼠噎者，见人即不食，背人即私食之，乃食鼠残中毒所致，又岂可用一例治之乎？凡治此症，以开郁消痰、顺气润血为主，斯得窍妙矣。

脉 云

气虚者，脉必缓而无力；血虚者，必数而无力；痰者，寸关沉滑；气滞者，寸关沉而滞涩。

立 方

透关散 治噎膈不通，痞满气结，饮食难下。

白豆蔻 子丁香 沉香各四钱 青皮醋炒 香附醋炒 橘红 枳实各五钱 青礞石煅过，三钱

上为末，每服二钱，空心，煮酒送下。

神仙蒸脐法 治噎膈极危重症，服药不效，用此法神验，并一切五劳七伤、诸虚百损、遗精白浊、痞块蛊胀、中风不语、妇人赤白带下，效妙种种，不能尽述。

大附子一个，重一两，童便浸，焙 人参 白茯苓 鹿茸 青盐 莲蕊 真川椒各一钱

上为细末，填入脐中，外用槐钱盖上，将蕲艾灸五壮为度。

黄金散 治噎膈，汤水不能下。

螺蛳淘净，养于瓷盆内，俟吐出壳内之泥，晒干，五钱 牛黄五分

上为细末，每服一钱，烧酒送下。

又方：治鼠噎。

鼠粪烧灰存性 莱菔子炒 白豆蔻炒 沉香各五钱

上为末，每服二钱，空心酒送下。

分气饮　治远年近日噎膈，神效。

藿香　枇杷叶　贝母去心　陈皮各一钱　当归　厚朴姜汁炒
沉香　香附醋炒　苏子炒　白豆蔻各一钱五分

生姜五片，煎服。

二豆灵丹　治噎膈如神。

雄黄二钱　百草霜五钱　乳香　硇砂各一钱五分　乌梅十二个
绿豆　黑豆各四十九粒

上为末，炼蜜丸，如芡实大，每用一丸，噙口中，不待化
尽，以白面饼浸湿压下。

坐功取效

净心少坐，用意在丹田，直穿过尾尻，尾尻行至泥丸，并
九宫一转，落下口中，虚咽一口送下，引至丹田，少停再行。
如此三十六遍，每日做七次，夜间做五次，七日全愈。验过数
人，效妙通神。

［附］梅核气

梅核气乃七情所伤，痰气郁滞，结在咽喉之间，吐不出，
咽不下者是也。

立　方

加味二陈汤　治六郁七情，神思所伤，结成痰核，芥①芥
喉中，咯之不出，吐之不下。

白茯苓　陈皮　半夏各一钱　厚朴　桔梗　枳实　黄芩　贝
母去心　苏子各一钱二分　甘草　肉桂各二分

生姜三片，煎服。

---

① 芥：梗塞，瘀塞。

丁香透膈丹　治一切梅核气。

槟榔　半夏姜、矾制　木香　砂仁炒，研　枳壳二两，巴豆四十九粒入内扎①好，酒醋煮干，去巴豆不用　橘红　枳实炒　白豆蔻炒　沉香　贝母各一两　丁香五钱　硇砂三钱　草果炒　益智仁炒。各八钱

上为末，每服一钱六分，姜汤送下。

脾胃门

五脏之有脾胃，犹五行之有土也。天一生水，得土之五而成六；地二生火，得土之五而成七；天三生木，得土之五而成八；地四生金，得土之五而成九；天五生土，复得土之五而成十。五行无土，不能成五行；五脏无脾胃，不能资五脏。脾胃者，五脏之本也。心、肝、肺、肾不能容饮食，能容之者，脾与胃也。饮食入于脾胃，而精气行焉。味之咸者，先入于肾，所谓水得土而成水也；味之苦者，先入于心，所谓火得土而成火也；味之酸者，先入于肝，所谓木得土而成木也；味之辛者，先入于肺，所谓金得土而成金也；味之甘者，本宫受之，而实所以调和五脏，所谓土又得土而后成也夫。然后肾水常滋，心火常净，肝木调达，肺金清润，而周身脉络无不贯通，病无自而作矣。故善保身，惟养脾胃而已。若不节劳即伤脾，而四肢于是乎倦怠；不节食即伤胃，而中脘于是乎痞塞。湿土之气郁而不发，则鼓胀、黄疸之疾成；湿土之气溃而下注，则痢疾、泻泄之病作。而脾胃之症，此为极矣。不但已也，脾胃一伤，则五脏皆无生气，由是为腰痛、为烦渴、为膀胱胀满，而肾斯

---

① 扎：原作"紫"，据三乐堂本改。

病矣；为恍惚、为怔忡、为烦燥，而心始病矣；为吞酸、为吐酸、为胁胀、为多怒，而肝始病矣；为咳嗽、为喘急、为呃逆，而肺始病矣。五脏之病，虽亦有自为病者，未可皆归罪于脾胃也，而病之始于脾胃者居多焉。人其可以不调理脾胃乎？要而言之，饮食劳倦，皆宜有节，而二者之间又以节饮食为至要。盖胃居脾下，饮食之所聚也，而克化之权则在于脾。脾覆乎胃，运阖辟之机，无一时而不动，胃火上升，脾火下降，气常温暖，是以饮食易消。若嗜味而过饱，则充塞胃口，上碍于脾，脾虽欲动，不能动矣，其能以克化乎？此所以调理脾胃，又莫先饮食之节也。

脉 云

脉喜沉细而缓，带洪数者，即是病至。

立 方

加味四君子汤 调理脾胃，进饮食。

白茯苓　白术　人参各一钱二分　甘草　陈皮　厚朴　莲子各一钱

水煎，温服。

参苓白术散 治脾胃虚弱、饮食不进，或吐泻日久，大病后调理。

人参　白术土炒　茯苓去皮　山药炒。各八钱　甘草五钱　桔梗　白扁豆炒　莲子去心，炒　薏苡仁炒。各一两

上为末，每二钱，空心米饮汤送下。

平胃散 和胃健脾，祛湿消食。

苍术米泔浸，炒　陈皮各一两　甘草炒，三钱　厚朴姜汁炒，八钱

上为末，每服二钱，白滚汤送下。

香橘饮 治脾脏不和、饮食不进、神思困倦。

白茯苓　香附各一钱五分　石斛　橘红　人参　砂仁各二钱

枣二枚，煎服。

调中和胃丸 治脾胃不和、食后反饱、肌肉渐瘦、酒后泄泻。

白术土炒　苍术炒　半夏姜、矾制　厚朴姜汁炒　砂仁炒　白豆蔻炒　广木香　薏苡仁炒　泽泻各一两五钱　肉豆蔻面包煨　沉香　山药炒。各八钱

上为末，以水法为丸，每服二钱五分，空心白滚汤送下。

升阳益胃汤 治脾虚胃弱，逢春口淡无味，遇夏炎天恶寒。

黄芪　人参　半夏　神曲　当归各一钱　黄连　柴胡　升麻草豆蔻　陈皮　甘草各八分

枣五枚，煎服。

心痛门 附怔忡、惊悸、健忘　附颠狂　附邪祟

心痛者，非真心痛也，乃心包络与胃脘痛也。然果何以知之？盖心包络护捧其心，脉络相系，位居心之四旁，火载痰而上升，碍其所居，胞络为痰相轧，故脂膜紧急而作痛，遂误认以为心痛也。胃脘近心，位居心下，而络于脾，饮食过多，不能克化，伤乎胃脘，病根常在，略伤饮食即闷闷作痛，亦误认以为心痛也。大抵痛而有痰，常觉恶心，呕去痰即宽者，即为之心包络痛也；痛而作饱，时时嗳气，直至饥而缓者，即谓之胃脘痛也。又有痛时得饮热汤酒而稍缓者，乃寒气客于心脾之间也。又有心头作痛，其痛应于背心者，乃忧郁悲思积而成病也。又有心头急痛、唇白毛竖、口吐黄水者，乃虫之为害也。又有心头结疼、逆气上腾，如虫搅扰，自觉胸中唧唧作声者，

非虫也，乃死血随气而动也。又有一月一发，或一月两发，或二三月一发，其发也，疼极闷死，搔爬无措，涎水一涌而即苏者，乃寒积于心脾之间，安堵不动，一为恼怒劳倦所伤，则寒痰乘势涌起，泛溢胃口，迷塞心窍，故闷疼而欲死，涎水一涌而出，则胃口渐宽，心窍渐通而复苏也。凡此皆可施治。惟平素原无心痛之疾，卒然大痛无声、面青气冷、切牙噤齿、手足如冰冷者，乃真心痛也。盖寒邪直犯君火，旦发则暮死，暮发则旦死，不救之症也。

脉 云

沉细小吉，浮大弦长者凶。死血痛者，左手脉必涩芤；热痛者，左手脉必数；积痰痛者，右手脉必实大；气食痛者，肝部必弦，其气口脉必紧。

立 方

八宝蠲痛汤　治七情伤感，六气为病，心疼腹痛不可忍者。

玄胡索　乳香　甘草　沉香各一钱二分　官桂八分　陈皮　当归　白豆蔻各一钱

补心汤　治心气虚耗，不能藏血以养心，故心痛、四肢厥冷。

当归　生地各四钱　白芍　玄胡索　乌药　丹皮　远志　茯神各一钱　龙眼肉五枚，煎服。

愈痛散　治急心痛，并胃脘痛。

高良姜　玄胡索　五灵脂各一钱五分　蓬莪术　当归各二钱　甘草一钱

上为末，每服二钱，空心，酒送下。

秘方：治九种心疼，水米不下，痛不可忍者，一服立愈。

沉香　子丁香炒　阿魏各五钱　大茴香炒　石菖蒲　广木香
乳香　檀香各四钱　川椒二钱　砂仁炒　玄胡索各三钱

上为末，好醋为丸，每服一钱，白滚汤送下。

扶阳助胃汤　治一切心疼等症。

附子童便制　干姜炮。各一钱五分　草豆蔻　益智仁炒　人参
甘草　白芍酒炒　官桂各一钱　吴茱萸　陈皮　白术土炒。各五分

水煎，温服。

又方：

黄连酒炒　山栀仁炒黑　吴茱萸炒。各五钱　荔枝核煅存性，
三钱

上为细末，姜汁为丸，每服一钱，老酒送下。

［附］怔忡　惊悸　健忘

人之所主者心，心之所养者血，心血一虚，神气不守，此
怔忡、惊悸之所肇端也。曰怔忡，曰惊悸，岂可无辨乎？心虚
而停水，则胸中渗漉，虚气流动，水既上乘，心火恶之，心不
自安，使人有怏怏之状，是则怔忡；心虚而郁痰，则耳闻大声，
目击异物，使人有惕惕之状，或蓦然而跳跃惊动，是则为惊悸。
又有所为健忘者，为事有始无终，言语不知首尾是也。治之之
法，怔忡者，与之逐水消饮之剂；惊悸者，与之豁痰定惊之剂；
健忘者，与之定志安神之药。总之，要在调养心血、和平心气
而已。

脉　云

寸口脉动而弱，趺阳脉微而浮。

立　方

虎犀丹　治怔忡、惊悸因七情所伤，心神惑乱、健忘等症。

虎睛一对，微炒　犀角　羚羊角　麦门冬去心　生地　胆星各
八钱　黄连姜汁炒　山栀仁炒黑　远志甘草水泡　半夏姜汁制　石菖
蒲　天麻煨　枣仁炒。各一两　辰砂八钱，为衣　麝香　甘草各二钱
金箔二十张　人参　茯神各一两五钱

上为末，蜜丸，桐子大，每服三钱，灯心煎汤送下。

温胆汤　治心胆虚怯，触事易惊。

半夏姜矾制　竹茹　枳实麸炒　橘皮各四钱　甘草炙　白茯苓
各二钱

加龙眼五个，煎服。

镇心丹　治惊悸。

辰砂　龙齿远志、醋煮。各一两

上为细末，猪心血为丸，如菜子大，每服一钱，麦门冬煎
汤送下。

琥珀育心丸　治怔忡、惊悸日久不愈，形容渐瘦、四肢
乏力。

茯神　郁金　远志各一两　牛黄三钱　龙齿四钱　酸枣仁
黄连各八钱　辰砂五钱　真金箔三十张

上为末，炼蜜为丸，辰砂、金箔为衣，如芡实大，每日早
晚一丸，灯心煎汤调下。

加味定志丸　治肥人多痰惊悸。

天花粉　贝母去心　栝蒌仁去油　白茯苓各二两　远志甘草水
泡　石菖蒲　人参　琥珀　郁金各一两　辰砂六钱

上为末，蜜丸，辰砂为衣，每服二钱，白滚汤送下。

归脾汤　治思虑过度，劳伤心脾，以至健忘。

人参　黄芪　白术各一钱　茯神　远志　酸枣仁　当归各一
钱五分　木香　甘草各八分

龙眼肉五枚，煎服。

养心汤 治心虚胆怯、健忘怔忡、不能成寐者。

玄参　白术　麦门冬　当归　白芍　生地各一钱　川芎　天麻　紫石英　柏子仁　枣仁　陈皮各八分

灯心三十茎，煎服。

［附］颠狂

颠者，异常也，平日能言，颠则沉默；平日不言，颠则呻吟；甚则僵仆直视，心常不乐。狂者，凶狂也，轻则自高自是，好歌好武；甚则弃衣而走，逾墙上屋；又甚则披头大叫，不避水火，且好杀人。然颠为心血不足，狂为痰火实盛。治狂专于下痰降火，治颠则兼乎安神养血。若神脱目瞪如愚痴者，不治。

立　方

安神养志丸 治颠症。

当归　生地　枣仁　黄连　玄参　白术各三两　人参　甘草　胆南星各一两二钱

上为末，荷叶汤为丸，每服二钱，空心，白滚汤送下。

紫金锭 治颠、狂二症，姜汤磨服二钱方见痰门。

虎睛丸 治失心风颠发狂、精神恍惚、时作谵语。

虎睛一对，微炒　大黄酒蒸　远志各一两　山栀炒，六钱

上为末，蜜丸，每服一钱五分，白滚汤送下。

坠痰丸 治痰火凝结于胸膈，以致颠狂、谵语、妄言。

大黄酒煨，一两　贝母去心　胆星　青礞石煅过　石菖蒲各一两　麝香一钱　蛇含石煅红，醋淬七次，五钱

上为末，姜汁为丸，每服一钱，空心白滚汤下。

［附］邪祟

凡人染邪祟，皆因精神衰乏，邪从而入，其脉乍大乍小、乍长乍短是也。

灸　法

灸鬼眼穴，以两手大指并缚定，用大艾炷骑缝灸之，务令两甲角及甲后四处着火方效。

痞块门附嘈杂，附呃逆

痞者，否塞之意也，从病从否，故有痞之名焉。又以其坚实有形，故又名之曰痞块。然是物也，从何而得之哉？盖因死血不化，宿食不消，痰饮积聚而成也。有三者并而成块，有三者各自成块。各自成块者易治，并而成块者难消。然果何以辨之？察其脉、视其形而已矣。脉弦为痰，脉滑为食，脉芤为血，三脉俱见，则并而成块也。以其形而言之，宿食成块者，居于中脘，视之则无形，按之则有质，在肠胃之间，以人之饮食皆入于胃，故不在皮里膜外。其在皮里膜外者，皆痰与血。盖痰能流注于脂膜，血能营运于皮肉，痰积而不流，则脂膜之间为其所据，而有形可见；血瘀而不行，则皮肉之间为其所碍，而亦有形可见也。欲辨痰与血之异，亦审其痛之何如耳。痛甚者为血，痛不甚者为痰。又手推不动者为血，手推易动者为痰。以热物熨之而痛缓者为血，熨之而无所觉者为痰。此痰与血之辨也。若痰血相成者，何以辨之？块之所渐而大者是也。盖先有死血，而又有痰以裹之，则以渐而大；先有积痰，而又有血以并之，亦以渐而大。若单是血，或单是痰，无相并相裹之物，只如初起之形而已，何至以渐而大乎？然宿食成块，亦未有不资于痰与血者，是何也？盖饮食所伤者，惟中脘作痛，或按之硬实而已，初未尝如弹丸之形者，使不资于痰与血，何以成块乎？必先有硬饭，或鱼与肉，或馄饨、米团之类，一时失嚼误咽，停于胃中，经月不能消化，碍其道路，血流过其处，又裹一层，痰与血共相裹之，则不能不成块矣。裹一层则大一层，故始如弹丸，久则如杯如碗，其初尚隐于胃中，犹有质而无形，其后渐大，则腹皮顶起，而形外见矣。又有时升时降、时隐时见者，乃气块也。或左或右，或上或下，按之不见块，不按又若有形，而漉漉作声，乃停饮也，非块也。此才论其块云耳，然以其在人而言，则虽各有专病，又不可拘也。如妇人之块多恶血，而亦有气成者；小儿之块多食积，而亦有痰成者。易怒之人多气癖，而亦有血成者；肥胖之人多痰饮，而亦有食成者。当问其得病之由，或偶伤食，自此日而起始也；或殴①受气者，自此而起；或偶因负重劳力，自此日而起者；或平素有郁痰胶固，偶发作而起者。在妇人，必审其月事之通闭；在小儿，必审其饮食之多寡。皆当以意求之，不能尽述也。

脉 云

经曰：积块之脉必结伏，见在左，块居左；见在右，块居右，此其验也。

立 方

磨平饮 治死血成块，奔走作楚。

---

① 殴：据上下文，疑"偶"字之误。

红花　桃仁　山楂　苏木各二钱　京三棱　蓬莪术　枳壳　香附　乌药各一钱五分

水煎，空心服。

万灵丹　治痰积成块。

半夏姜制　南星姜汁炒　瓦垄子煅　青礞石煅　沉香锉。各二两　青皮醋炒　莪术醋煮　三棱　香附醋炒　白芍各一两二钱

上为末，醋打糊为丸，每服二钱，空心，酒送下。

立消丸　治饮食积聚成块。

槟榔　草果炒　山楂肉　莱菔子炒。各二两　阿魏酒煮化，一两　三棱　莪术醋煮　广木香　青皮醋炒　香附各一两五钱

上为末，神曲六两，打糊为丸，每服三钱，姜汤送下。

化痞丸　治积气成块，并疟母而成痞块者，神效。

黑丑半炒半生　槟榔　沉香　阿魏各一两　针砂醋炒，五钱　官桂　青皮醋炒　白术土炒　苍术米泔浸，炒　枳壳麸炒　半夏姜制。各一两二钱

上为末，醋打面糊为丸，每服二钱，空心姜汤送下。

秘方消痞膏药　内服丸子，外以膏药贴在块上，内外挟攻，定然消镕。

红花　蓬术　三棱　当归各四两　两头尖　五灵脂　穿山甲　川乌　生地　丹皮　巴豆肉　木鳖子各一两

前药为咀片，以麻油斤半，浸五日，熬枯去渣，再用文武火煎至滴水成珠，再入后药。

阿魏　沉香锉末　乳香研。各一两　苏合油　麝香研细，五钱　广木香锉末　子丁香研细　檀香锉。各一两五钱

前八味，俟药油熬致滴水成珠，缓缓加入，即成膏矣。

［附］嘈杂

凡嘈杂皆因心、脾二经虚火发动，两手寸关脉来弦滑是也。

立 方
调脾抑火汤 治脾气不足，心中不时嘈杂。

白茯苓 黄连 山栀仁 白术各二钱 陈皮 黄芩 甘草各一钱

水煎，不拘时服。

又方：治心血少、胃口嘈杂、不时索食。

黄连姜汁炒 当归 人参 白术土炒。各二钱

龙眼肉五个，煎服。

［附］呃逆

诸逆冲上，皆属于火。古以为寒，恐非也。治法须辨有余、不足而治。

脉 云
浮而缓者易治，急者难治。

立 方
橘皮竹茹汤 治大病后中气不足，呃逆不已，脉来虚细。

人参 陈皮 竹茹 甘草各二钱

枣五枚、生姜十片，煎服。

解毒汤 治痰火相搏，呃逆不住方见伤寒门。

丁香竹茹汤 治中焦气塞，下焦呃逆。

柿蒂 陈皮 竹茹各二钱 丁香五枚

生姜五片，煎服。

又方：治妇人产后发呃。

黄柏　当归　知母　陈皮各二钱　生地　川芎　竹茹　白芍
各一钱二分

生姜三片，煎服。

腹痛门

腹位于人之中，而统于脾胃，水谷之府也。有寒客之，则阻不行；有热内生，郁而不散；有食积死血、湿痰结滞，防碍升降；有怒气伤肝，木来克土；有伤劳倦，血虚气虚，则运化自迟，皆能作痛。又有虫痛、暑痛、疝痛、积聚痛、绞肠痛、痢痛、肠痈痛，种种不一，皆宜辨之。绵绵痛而无增减①，以热手熨之稍止，脉细沉而迟、小便清白、自利者，寒也；时痛时止，痛处亦热，手不可近，口干舌燥，小便赤涩，大便闭，或肛门如烧者，火也；胸膈饱闷，以手重按愈痛，欲大便，利后则痛减者，食也；痛有常处，遇夜益甚，腹膨，小便利，脉涩者，死血也；阻滞气道、小便不利，其脉滑者，痰也；痛连两胁，或攻注腰背，其脉弦者，怒也；若平素慎于饮食，而视其肢体瘦弱，又不饱闷，但偎偎作痛如细筋牵引者，血虚也；若肚腹常觉空虚，似饿非饿，翕翕作痛，呼吸如无气力者，气虚也；面黄肌瘦，肚大青筋，往来绞痛，痛定能食，面生白斑，唇白毛竖，呕吐清水，虫也。暑痛，伤暑；积聚，痛有形可按；疝痛，引丸；绞肠痧痛，不吐不泻；痢痛，后重；肠痈痛，脐生疮，小便如淋。大概：大腹痛属太阴，多食积外感；脐腹痛俱少阴，多积热痰火；小腹痛属厥阴，多瘀血及痰，与溺涩脐

---

① 减：原作"洞"，据近圣居本改。

下。如此推之，则寒热虚实朗明矣。

脉 云

宜于沉细，忌浮大弦长。

立 方

千金饮 治寒气客于脏腑，腹中绞痛，或作呕吐。

广木香磨水 乌药各二钱 干姜 肉桂各一钱 白芍炒 砂仁
炒 甘草 木通各一钱五分

水煎，不拘时服。

拂手汤 治湿流入胃经，腹中作痛，时疼时止。

大黄酒蒸，三钱 青皮醋炒 石膏煅 黄连酒炒 甘草 白芍
厚朴姜汁炒。各二钱

水煎，不拘时服。

棱术饮 治饮食凝积，结聚肠胃，并有寒邪，满腹痛不
可忍。

槟榔 三棱 蓬术 草果各一钱 山楂 白芍 麦芽 陈皮
砂仁 广木香各一钱五分 甘草五分

水煎，热服。

至宝饮 治瘀血凝结，肚腹绞痛如剜割者。

桃仁 当归 川芎 红花各一钱二分 乌药 苏木 青皮
大黄酒蒸。各二钱

酒、水各一钟，煎服。

摩痛饮 治湿痰腹痛。

陈皮 半夏 甘草 白芍各一钱 香附 苍术 厚朴 胆星
青皮 乌药各二钱

水煎，热服。

化虫丸　治腹中有虫，疼痛难忍，唇生白斑，呕吐清水。

广木香　槟榔　雷丸　山楂肉　蓬术　乌梅肉　黑丑炒熟。各一两　楝树根　甘草各五钱

上为末，烧酒加黑沙糖为丸，如绿豆大，每服二钱，五更时白滚汤送下。

神仙蒸脐法　治一切肚腹疼痛，毋论虚实，气血痰食等症，一蒸即愈，屡屡神验方见噎膈门。

灵妙饮　治腹内作痛而兼泻。

白茯苓　苍术　猪苓　白蔻仁各一钱五分　泽泻　厚朴　木通　沉香各一钱　甘草　肉桂各七分

生姜五片，食前服。

秘方参附丸　治气血虚极，寒邪凝结脏腑，终日腹疼，诸药不效。

大附子童便制　人参　白芍酒炒。各一两　肉桂炒，七钱　当归二两　甘草八钱　真沉香一两五钱

上为末，蜜丸，每服二钱五分，空心，白滚汤送下。

凡痛，宜用芍药、甘草，乃腹痛要用之药。盖芍药味酸，能于土中克木；甘草味甘，甘先入脾。芍药、甘草，名曰戊己汤，统治诸腹痛，而血虚腹痛者，犹效为甚也。

虫门附好吃壁泥、生米、茶叶

虫，动物也。草木水土之中宜有之，何为而有于人之肠胃中乎？盖虫者，亦得天地之气以成形者也。而形不自成，必假于物而后成，如草腐而生萤，雀死而生蛤，鱼烂而生蛆，皆旧有形之物感阴阳之气，而后形体成焉。人身小天地，而人之气即天地之气也。然则虫之生于肠胃中者，亦岂无所假而成哉？

饮食入胃，不能消化，如鱼鲊肉醢①、生面硬饭之类，停积于中，湿热相感，稠粘胶固，资热血以相成，得生气以陶镕②，则不动之物悉成能动之形，头尾皆具，而浑然一虫类矣。其始也，因饮食而变；其既也，赖饮食以养。绞扰蟠结，食人精气，饮人膏血，坏人脏腑，夭人命寿，虫之为害，可胜言哉。大凡难化之物皆能生虫，不但肉醢、生③面硬饭之类而已。若误吞头发羽毛，尤其易生者也。不特此也，虽无质之物，亦能生焉。如浓茶、浊酒本无质者，而所澄之脚最能成病，故有茶癖、酒积之症，久之亦变为虫。成于茶者常思食茶，成于酒者必酷嗜酒，一日不获所欲，则一日不能暂安，此其症也。又有所谓痨虫者，又何所自而生耶？盖痨虫即尸虫也，劳疾之人多瘀血，瘀血不消，得火煅炼，遂成细虫，其色变赤，无翼而能飞，或隐或见，其来也不测，皆血之所化也。以其为血所化，故此诸虫则甚灵焉。血统于肝则藏魂，故此虫者，魂之所依也。病患既死，魂随虫出，好觅同气，同气之亲，不幸而染之，则成传尸痨症，此又虫之可畏也。然虫病人常有之，何以灼知其真而药之耶？必有形症可见也。虫病之人面黄肌瘦、唇白毛竖、容颜不泽、脸多白印、时觉恶心、口吐清水，或心腹胀痛、饮食不为肌肤，或头发狰狞、洒淅恶寒，或额面生疮、湿痒沿连，皆其症也。如此详察，则可以用药矣。

脉　云

脉虚小者生，紧急者死。

---

① 醢（hǎi 海）：肉酱。
② 陶镕：陶铸熔炼。比喻培育、造就。
③ 生：原无，据上文补。

立　方

寻虫散　治大人、小儿腹内诸虫。

白丑一半，炒　黑丑一半，炒　雷丸　槟榔各一两　广木香五钱

上为末，每服三钱，黑沙糖调下。

槟楝饮　治诸虫积久，肚腹胀大。

槟榔五钱　苦楝根六钱，向东南者，洗净

水一碗，入黑糖少许，煎服。

宝鉴化虫丸　治虫咬心痛。

鹤虱去土　槟榔　苦楝根各一两　白矾枯过，三钱　胡糊炒，八钱

上为末，米糊为丸，如粟米大，大人服八分，小儿服三分，米饮汤送下。

又方：治小儿口中常吐出虫。

黑锡灰　槟榔各等分

上为末，每服一钱，花椒煎汤送下。

追虫至宝丹　治五脏诸虫，面黄肤瘦，四肢尪赢，肚腹膨胀，饮食减少，虫咬心疼，癥瘕积块，并皆治之。

大黄四两　雷丸　槟榔　广木香　玄胡索　山楂各二两　贯众去土　黑丑半生半熟　三棱醋炒　使君子肉各一两五钱　蛇含石醋淬五次，一两

上为末，甘草煎水为丸，每服三钱，五更时白滚汤送下。

又方：治好吃壁泥。

黄泥一斤　砂仁四两，泥炒

上为末，黄连熬膏为丸，每服二钱，五更糖汤下。

又方：治好吃干茶叶，并茶癖。

寒水石煅　苍术炒　黄芩酒炒　薄荷叶　胆星各三钱　白芍酒

炒　朱橘皮　使君子肉各五钱

上为末，黑沙糖、神曲打糊为丸，每服空心糖汤下。

祛虫丹 治小儿疳虫，面黄肌瘦，服之良。

大虾蟆一只将砂仁实其腹中，倒挂，当风阴干，炙脆为末　人参一钱　白术土炒一钱　槟榔一钱　使君子肉炒一钱　针砂二钱醋炒　胡黄连一两五钱　山楂一两五钱　麦芽一两五钱

上为末，水为丸。每服二钱，空心白滚汤送下；或为末，用糖调下。

卷之五

鼓胀门_{附水肿}

鼓胀，又名单腹胀，以其中虚外坚，有似于鼓也。鼓胀之作，有得于食者，有得于气者，有得于气食兼并者，有先伤于色而后伤于食者，有先伤于食而后伤于色者。伤于食，则食不能消，而胃气以窒；伤于气，则肝经受病，而痞塞不通；伤于气食，则肝家有余，脾家不足，以有余之肝木克不足之脾土，则气愈结而食愈不化，由是膨胀紧急，而病日益深矣；先得于食而后伤于色，则脾先病而肾继之，中脘先胀而后及于小腹；先得于色而后伤于食，则肾先病而脾继之，小腹先胀而后及于中脘。若气与食、色三者俱伤，则一齐而发，中脘、小腹、两胁尽胀，此病之尤重者也。三者之中，又有虚实之分，虚者壳壳然①，坚而不痛，气满，按之则陷而软；实者内挟宿食或瘀血，邪实于内，按之不陷而硬痛。又有眼下忽如卧蚕状者，必发水肿，然水何自而来耶？盖人身真水、真火，消化万物以养生，脾土虚弱，则水流为湿，火炎为热，湿热郁结经络，浊腐之气，津液与血，皆化为水，水积妄行，面目虚浮，流于膜外，遍身皮肤光肿，手按成窟，随手而起。上则喘急咳嗽者何也？盖金生水，脾病则肺失降下之令，故喘嗽。下则足膝胕肿者何也？盖肾主水，脾病则湿热下注，故胕肿。阳水先肿上体，肩背、手膊属手三阳经也，治宜辛寒散结行气，苦寒泻火燥湿；阴水先肿下体，腰腹、胫胕属足三阴也，治宜苦温燥脾或辛热

---

① 壳壳然：中空貌。

导气。故男从脚下肿起，女从头上肿起也。逆阴阳微妙，欲知其死生，何以断之？曰：鼓胀之病，脐满者重，脐突者死，发热者重，腹如墙壁坚硬者死；水肿之病，手心、足心平满者死，面黑肉硬、腹多青筋者死，此断死生之大诀也。大法：治鼓胀者，以实脾去湿、宽膨利水为主，不可过于克伐；治水肿者，以行水为主，而后补之。如此治法，万无一失矣。

脉 云

脉宜浮大，忌沉细。经云：水气浮大得延生，沉细应当是死别。

立 方

葫芦酒 治单腹胀初起，一服立消。

苦葫芦一个，去蒂如盖，内盛老煮酒，原以蒂盖上，隔水炖滚，乘热饮酒，吐利后即愈

舒中益元汤 治气虚中满，肚腹膨胀，朝宽暮急，肚大筋青。

人参 白术土炒 肉桂各一钱 莱菔子 厚朴姜汁炒 泽泻各一钱二分

水煎，温服。

实脾饮 治虫胀不烦渴、大便溏、小便少不涩、一切肿胀，忌食盐酱。

槟榔 白术 干姜 大附子 草果各一钱 广木香 白茯苓 厚朴 苍术各一钱五分

水煎，空心服。

五子十皮汤 治一切虫胀，并气虚中满、单腹胀。

茯苓皮 草果皮 牡丹皮 生姜皮 大腹皮 地骨皮 木瓜皮 木通皮 五加皮各一钱 甘草皮五分 大腹子 车前子

葶苈子　紫苏子　菟丝子各一钱二分

加灯心三十茎，空心服。

四炒枳壳丸　治气血凝滞，变成鼓胀。

枳壳四两，分作四处：一分苍术一两，同煮干，炒黄色，去术；一分小茴香一两，同煮干，炒黄色，去茴香；一分干漆一两，同煮干，炒黄色，去漆；一分萝卜子一两，同煮干，炒黄色，去卜子　香附醋炒，二两　槟榔　玄胡索　三棱各一两

上为末，好醋同老米打糊为丸，每服二钱，空心，白滚汤下。

换金丹秘方　治一切鼓胀，神效。

广木香　青皮醋炒　芦荟　肉豆蔻面包煨　麦芽炒　神曲炒　山楂肉　千金子去壳油。各三两　白术土炒　黄连各二两　槟榔一两　沉香七钱

黑鳝①七只，洗净，入雄猪肚内，扎口，煮半熟取出，去鳝骨与肠，再同煮极烂，和前药捣为丸，每服五分，白滚汤送下，加至一钱止。如上膈胀，白豆蔻汤下；下膈胀，砂仁汤下。此丸服后，要合参苓白术散间服方见脾胃门。

珍珀活命丹　治单鼓胀。

牛黄　琥珀　珍珠　蟾酥　朱砂各一钱　蝼蛄七个　地鳖虫七个

上为细末，人乳为丸，每服五分，空心，白滚汤送下。

二丑夺命丹　治气蛊、血蛊，大小便不通，面足浮肿，肚大青筋，痰喘气急，饮食不进。服此丸忌盐酱、房劳、发物、荤腥，百日之外。

木通　香附醋炒　大黄　草果炒　芫花　槟榔　泽泻去毛　红芽大戟　小芽皂　甘遂各一两　黑丑炒　白丑生用。各五钱　雷

---

① 鳝：原作"蝉"，据方义改。下同。

丸三钱

上为末，以白酒酱同老米打糊为丸，每服二钱，白酒送下。泻三四次，第二日服补脾丸药，第三日又服一钱五分，看行下何物，如血蛊血下、气蛊屁多、水蛊水多、食蛊粪多。服此药，如胀肿不消，以陈壁土煎水服之，即消散矣。

又方：治鼓胀、小便不通、急胀如鼓。

石干五钱　琥珀二钱　沉香三钱　白槟榔　木香各一钱五分
麝香五分　蝼蝈即土狗，二十个

上为末，以白酒酱为丸，每服一钱五分，陈香丸汤送下。

神仙蒸脐法　治鼓胀，服药难于取效，内服换金丹，外用此法方见噎膈门。

紫金锭　治鼓胀初起，姜汤磨服四钱方见痰门。

秘效丸　治肚腹胀大，小便短涩，脐凸气喘，夜不得卧。

橘红　青皮醋炒　砂仁炒　枳壳麸炒　桑白皮　草果仁炒
槟榔各一两　芫花　大腹皮　茯苓皮　厚朴　丁皮炒　肉桂炒
南木香　苍术米泔浸，炒　益智仁各八钱

上为末，醋打面糊为丸，体厚者五钱，体弱者三钱。第一服消上部，葱汤下；第二服消中部，陈皮汤下；第三服消下部，桑皮汤下。俱要五更时服，服后如未消，仍前汤引服之。重者六服收功，轻者不三服而愈。妇人有气鼓、血鼓，方与论并见妇人门。

［附］水肿

水肿之病，有因鼓胀而得者，有不因鼓胀而得者，视其眼下①高起如卧蚕状者，必发此症。论大法宜实脾、利小水、宽

---

① 下：原无，据医理补。

膨、去湿、顺气。然病势至此，则水气用事，真气无权矣。

立　方

祛水饮　治腰以上肿，身热气在表，宜发汗而愈。

麻黄去节　柴胡各一钱　升麻八分　防风　山楂各三钱

生姜五片，煎服。

消肿汤　治腰以下肿、小便不利。

猪苓　泽泻　木通　车前子　葶苈子各二钱　地骨皮　五加
皮　生姜皮　海金沙　枳壳各一钱

灯心三十茎，空心服。

琥珀丸　治一切水肿，小便不通，大便溏泻，气喘等症。

大戟　芫花醋炒　海金沙炒　白丑微炒，捣末，水牛尿浸，焙干。
各二两　琥珀八钱　黄连酒炒　滑石各一两　肉桂五钱

上为末，以木通一斤煎浓汤，法为丸，每服二钱，空心，
白滚汤下。

扶脾逐水丸　治通身水肿，气望上逆，小便竟无，日不能
食，夜不能卧。

白茯苓　云白术　山药　苦葶苈　花椒目　巴戟各五钱　黄
连　黑丑各八钱　北五味二钱　海金沙　泽泻各一两

上为末，荷叶煎汤为丸，每服三钱，空心，白滚汤下。

尊重丸　治一切肿胀，小便涩，大便闭，并单腹胀。

沉香　丁香　人参　槟榔　广木香　青皮　陈皮　枳壳
白芷　车前子　苦葶苈　木通　赤茯苓　胡椒　海金沙　全蝎
尾　白豆蔻　滑石各三钱　萝卜子八钱　郁李仁一两五钱

上为末，姜汁打糊为丸，每服二钱，空心，白滚汤下。

治水肿，照各经加药法。如从阴肿起，其根在肾，加泽泻；
从面肿起，其根在肺，加桑白皮；从四肢肿起，其根在脾，加

大戟；从背肿起，其根在胆，加雄黄、木通；从胸肿起，其根在皮肤，加茯苓；从腹中肿起，其根在脾与胃，加花椒目；从口唇肿起，其根在小肠，加巴戟；从脚肿起，其根在心，加葶苈；从胁肿起，其根在肝，加芫花；从腰肿起，其根在胃，加甘遂；从脐肿起，其根在大肠，加姜皮；从头目肿起，其根在心肺，加羌活；从膈至小腹肿起，其根在膀胱，加海金沙。

胁痛门

肝藏于内，外应乎胁，胁之所在，肝之所在也。所藏者血，所属者怒气。扑跌斗殴，内伤乎血，败血积蓄于肝之分，瘀而不流，则胁痛作矣。或有外触恼怒，欲振而不得伸，郁结不行，藏于肝部，则虽无瘀血而亦痛矣。然何以辨其为血与气耶？盖瘀血作痛者，痛而不膨，按之亦痛，不按亦痛，其痛无时而息也；怒气作痛者，痛而且膨，得嗳则缓，已而①复痛，其痛有时而息也。此非血与气之辨乎？然有左胁痛、右胁痛。左胁痛甚者，必是肝火盛，木气实；右胁痛甚者，必是痰流注，并食积；两胁走痛者，必痰饮也。又有季胁作痛者何也？盖季胁，两肋稍之处，肝之下，胆之位也。痛甚而下连小腹者，亦是死血；痛不甚而止于一处者，痰也。治此病者，审其所伤而治之，亦无不中矣。

脉 云

脉沉气，涩血，滑痰数热。两胁疼痛，脉必双弦。弦满者顺，洪大者逆。

---

① 已而：不久，后来。

立　方

疏肝散瘀汤　治瘀血凝结，两胁刺痛。

当归　红花　苏木　青皮　柴胡各一钱　山楂二钱　白芍
乌药　桂枝　甘草各八分

水煎，热服。

抑肝定痛饮　治怒气伤肝，胁痛。

广木香　橘红　青皮　柴胡　白芍　当归各一钱五分　官桂
六分　沉香　枳壳各一钱

水煎，热服。

龙荟丸　治肝火盛，肋胁作痛。

当归　龙胆草　山栀仁炒黑　黄芩酒炒　黄连各一两　大黄酒
蒸　芦荟　青黛各五钱　广木香三钱　麝香五分

上为末，神曲三两，打糊为丸，每服二钱，姜汤送下。

和肝饮　治胁下杠梗起一条作疼。

当归　白芍　三棱　青皮各一钱五分　大茴香　木香　枳壳
柴胡　砂仁各八分

水煎，不拘时服。

调肝饮　治季胁痛连小腹。

当归　川芎　乌药　玄胡索　青皮各一钱五分　柴胡　槟榔
广木香　桃仁去皮尖。各一钱

水煎，热服。

舒肝汤　治痰凝聚结，两胁胀痛，夜不能卧。

白芥子　柴胡　青皮各二钱　橘核　乌药各一钱五分　淡竹沥
一钟　龙胆草一钱

生姜五片，煎服。

腰痛门

肾藏于内，外应乎腰，腰之所在，肾之所在也。惟房劳不节，竭其真精，则肾脏空虚，而腰斯病矣。其痛悠悠不已，而脉大者是也。衰老之人无房劳而腰常痛者，亦因少壮之时自恃雄健，斫丧①真元，遗其病于暮年也。有瘀血腰痛者，因跌扑坠堕，傍及两腰俱痛，日轻夜重，而脉涩者是也；有湿痰腰痛，因天阴久坐而发，或因膏粱而致，其脉或滑而伏是也；又有闪挫而得腰痛者，亦有肾虚无所凭依，一有闪挫，则肾离其故处，其脉实，此痛之所由作也；又有久泻而得腰痛者，利尽其水，而真水亦涸故也。又有腰重如带五千钱者何也？盖肾属水，其质本重，而又兼脾湿下注，湿与水而同宫，水得湿而溢满，此腰之所以重也。然但湿而不甚痛者，以肾水不收故也。女人腰痛，少壮者多血滞，衰老者多血虚，产妇临蓐而先腰痛者，乃胞系欲脱于肾故也。治此病者，审其虚实而施治，无不中矣。

脉 云

腰痛之脉，多于沉弦，沉为气滞，弦为损肾。濡细伤湿，涩为瘀血，滑乃痰火，洪大肾虚，脉带沉滑易痊。

立 方

立安饮 治肾虚腰痛。

杜仲盐水炒 黄柏炒 破故纸炒 人参 菟丝子 牛膝各一钱五分 白茯苓 当归 川芎 生地各二钱

水煎，临服加盐三分。

---

① 斫丧：摧残、伤害，特指因沉溺酒色而伤害身体。

散痛饮 治瘀血所滞，两肾作痛。

乌药　玄胡索　杜仲盐水炒　桃仁去皮尖。各一钱五分　青皮
柴胡　穿山甲　牛膝　红花各一钱　甘草二分

加生姜三片，煎服。

调荣汤 治闪挫腰痛。

当归　生地各三钱　官桂一钱　乌药　红花　陈皮　白芍酒
炒。各二钱

水、酒各一钟，煎服。

祛湿汤 治腰痛重坠如带数千钱者，内有湿热也。

泽泻　黄柏　白茯苓　木通各一钱　防己　苍术　杜仲　破
故纸各一钱六分

生姜三片，煎服。

奇妙丸 治妇腰痛，血凝气滞，经水不调，肾经虚极。

当归酒洗　白芍酒炒　杜仲各二两　广木香　肉桂　玄胡索
牛膝各一两　破故纸炒　甘草炙　桃仁去皮尖　生地　川芎各一两
五钱

上为末，蜜丸，每服三钱，空心，白酒送下。

煨肾丸 治肾虚腰疼。

杜仲盐水炒，三钱，为末

用猪腰子一枚，批作五七片，以椒盐腌去腥水，掺末在内，
以荷叶包裹，外加湿纸三四重，放灰火中煨熟，热酒送下。

肾着汤 治腰痛体重，腰冷如冰。

白茯苓　甘草各二钱　白术三钱　干姜炒黑，一钱五分

加黑枣五枚，空心服。

青蛾丸 治一切腰痛，肾虚血少，痛时腰冷，寒邪凝滞，
气血不和等症。

草薢四两，分作四份，盐水、童便、米泔水、酒各浸一日，焙干，炒
杜仲姜汁炒　胡桃肉去膜，另研。各八钱　补骨脂四两，酒浸

上为末，蜜丸，每服三钱，空心，青盐二分，酒送下。

神功散　治一切腰疼，不论肾虚、血滞、闪挫，立效。

杜仲四两，童便二碗煎干　橘核一两五钱，同杜仲炒　黄柏五钱，
炒令褐色

上为末，每服三钱，空心，酒调下。腰痛曲不能转者，针
人中，立愈。

泄泻门

泄者，如水之泄也，势犹舒缓；泻者，势似直下。微有不
同，而其为病则一，故总名之曰泄泻。要其致病之由，皆内伤
饮食，外感寒湿，脾土受伤，不能运化，以致阴阳不分，漏渗
入肠，而病斯作矣。然亦有先感怒气，而后伤饮食者；有先伤
饮食，而后感怒气者；有适值饮食之间，而忽发暴怒者；有忧
郁内结，而含悲以食者；有饮食后即入水洗浴者；有饮食未久，
复饮食者，凡此皆足以成其病。善调摄者，不饥不食，不渴不
饮，喜怒有节，不使太过，何至有泄泻之患哉？大抵泄泻与下
痢皆脾家之疾，而受病之新久不同，故势有轻重，而治之有难
易也。然果何以知之？盖宿食停于中，得湿热而始变，则有赤
白诸般之色，而为下痢，此受病已久，故有积而无粪也；饮食
过饱，挟湿而不尽化，则大便通痢，无里急后重之苦，而为泄
泻，此受病未久，故有粪而无积也。此泄、痢之别，用药者其
可以概施乎？诸痢多热而寒者少，诸泻多寒而热者间或有之，
惟完谷不化，属于客热在脾，火性急速，不及传化而自出也。
然亦有脾寒不能运而完谷不化者，此其常也。治此病者，当视

其小便之赤白，察其脉之洪数沉迟而已，小便赤、脉洪数则为热，小便清、脉沉迟则为寒，不可不辨也。

脉 云

沉迟寒侵，沉数火热。微小者生，浮弦者死。

立 方

调脾除湿汤 治湿气伤脾，久泻不止，中气下陷，小便黄赤，腹微作胀。

升麻 柴胡 防风 麦芽各一钱 苍术 陈皮 猪苓 泽泻 半夏各一钱二分 木通 羌活各八分

水煎，温服。

十珍散 治一切脾泻，久久不愈，元气亏伤，脾胃虚弱，面黄肌瘦，饮食减少。

薏苡仁炒 宿砂 山药炒 莲子去心。各一钱 白术土炒 白茯苓 人参 黄芪蜜炒 白扁豆各一钱二分 北五味二十粒

水煎，温服。

五苓散 治泄泻、小便赤涩，并霍乱吐泻。

白茯苓 泽泻 猪苓各二钱 白术八分 肉桂五分

灯心三十茎，食前服。

肉豆蔻散 治脾胃虚弱，腹胁胀满，水谷不消，脏腑冷滑。

川乌 诃子 肉豆蔻 小茴香 干姜 肉桂各八分 甘草 厚朴 陈皮 苍术各一钱

枣二枚、姜三片，食前服。

立效饮 治脾经湿热作泻。

白茯苓 车前子 木通各二钱 黄连一钱八分 泽泻 苍术各一钱

灯心三十茎，煎服。

立愈饮 治过伤生冷，以致脾胃不和，呕吐、泄泻。

草果仁 肉豆蔻面包煨。各一钱 红曲炒 山楂各一钱五分 苍术米泔浸，炒 白茯苓去皮 泽泻 厚朴姜汁炒 木通 益智仁炒 藿香 车前子各八分

生姜三片，食前服。

扶元汤 治脾胃久虚，泄泻不止，神思倦怠，饮食少进，四肢酸软。

人参 白术各二钱 石斛 白茯苓各一钱五分 肉桂一钱 升麻一钱 山茱萸 黄连各一钱二分

加枣二枚，食前服。

诸般所伤作泻，暨各经泄泻，引经录后：

如伤肉食泻，以山楂为君，佐以蓬术、三棱、枳壳、黄连；如伤面食泻，以莱菔子为君，佐以枳实、黄连、麦芽、神曲、槟榔、草果；如伤生冷泻，以肉桂为君，佐以干姜、槟榔、莱菔子、陈皮、枳壳；如伤油腻泻，以苍术为君，佐以滑石、茯苓、陈皮、厚朴、炙甘草、白术、神曲；如伤米食泻，以麦芽为君，佐以神曲、陈皮、苍蓬术、三棱、枳实、黄连；如伤于酒泻，以消食药中加消酒之药，如葛粉、绿豆粉、天花粉、黄连、山楂；如伤于暑泻，以香薷、黄连为君，佐以车前子、滑石、茯苓、木通、厚朴、扁豆；直肠自下者，名曰洞泄，以白术为君，佐以五味子、诃子、肉果、牡蛎、粟壳；每朝登厕溏滑者，名曰脾泄，以白术为君，佐以煨姜、大枣、茯苓、炙甘草；久泄腰痛者，名曰肾泄，以白术、杜仲为君，佐以茯苓、人参、肉果、诃子、五味子；泄泻两胁痛，名曰肝泄，以芍药为君，佐以白术、茯苓、苍术、厚朴、青皮、甘草；当泄时又

闭而不下，及所下者多白沫而有声，乃风泄，以防风为君，佐以苍术、厚朴、陈皮、甘草、白术。

灸法　治吐泻日久，服药不效，垂危之极。

天枢二穴在脐傍各周二寸，灸五十壮　气海一穴在脐下一寸五分，灸五壮

秘结门

秘者，气之闭也；结者，粪之结也。气闭则攻击于肠胃，而瘀塞于魄门，欲下不下，虽努力以伸之，而难于通畅，甚至有肛下者；粪结则干涩硬多，转矢气而小腹结痛，欲下不下，甚至有肛门燥结而沥血者。秘而不结，虽不通利，而不甚艰难；结而不秘，虽不滋润，而不甚费力。惟秘结兼至，难中之难也。少壮之人多患秘，以其气有余而不及转运也；衰老之人多患结，以其血不足而大肠干燥也。又有所谓风秘者，常欲转矢气而气终不泄，肛门壅塞，努力伸之则有声如裂帛，而粪又不下者。其根始于伤风咳嗽，咳嗽将愈而此病即发，以肺、大肠相为表里，风入于肺而传病于大肠故也。《脉经》曰：尺脉见浮风入肺，大肠干涩秘难通。非此之谓乎？大法：秘者调其气，结者润其血，而秘之得于风者，即于调气润血药中加去风之剂，则得之矣。

脉　云

燥结之脉，沉浮勿疑。热结沉数，虚结沉迟。若是风结，右尺浮洪。

立　方

调气饮　治气闭结滞，大便不通，肚腹急胀。

广木香　槟榔　枳实　苏梗　青皮　陈皮各二钱　玄明粉
四钱

水煎，临服加蜜一两，热服。

润肠汤　治血枯粪结。

当归三钱　知母　麦门冬　桃仁　麻仁　苏子　生地各一钱
五分

水煎，食前服。

通畅饮　治一切闭结，枯燥之极。

麻仁研为泥　桃仁去皮尖　杏仁去皮尖　当归　滑石各一钱五分
栝蒌仁去壳　郁李仁去壳　玄明粉　陈皮　枳壳各一钱

水煎，临服入蜜一两，热服。

祛热汤　治火结。

大黄三钱　黄连　厚朴　桃仁　朴梢各二钱

水煎，不拘时服。

牛黄丸　治一切闭结，并痢疾后重。

黄连酒炒，五两　广木香　槟榔各三两　大黄一两　当归　黑
牵牛一斤，炒熟，取头末。各四两

上为末，生蜜为丸，每服三钱，白滚汤下。

如意汤　治风闭结。

防风　紫苏　当归　枳壳　桃仁各一钱五分　广木香　荆芥
玄明粉　山楂各一钱

葱白五根，煎服。

立通饮　治内有积热、闭结不通。

黄芩三钱　石膏五钱　黄柏　山栀仁　麦冬各一钱　玄明粉
桃仁各二钱

水煎，不拘时服。

搜风顺气丸　治老年血枯、大肠干燥、结硬难解，并治肢节顽麻、手足瘫痪、气血不和、积热不散。

大黄十两，酒浸，九蒸九晒　火麻仁去壳　山药炒　车前子　牛膝酒洗　槟榔　郁李仁去皮壳　枳壳麸炒。各四两　独活　菟丝子酒煮，捣。各三两

上为末，蜜丸，每服三钱，清茶送下。

淋闭门附转胞，附不禁

小便滴沥涩痛者谓之淋，小便急满不通者谓之闭。淋症有五，气、砂、血、膏、劳是也。其感不一，或因房劳，或因忿怒，或饮醇酒，或食厚味所致。房劳者，阴虚火动也；忿怒者，气动生火也；醇酒厚味者，蓄成湿热，流于下焦。所以小便淋沥，欲去不去，不去又来，而痛不可忍，甚者闭塞，则令人闷绝矣。皆属于热，间有挟冷者，必先寒战，而后溲便。盖冷气与正气交争，冷气盛则寒战而成淋，正气盛则寒战解而得便溺也。治宜清热利小便、开郁行气、破血滋阴，至于调平心火，乃治淋闭之纲领也。又分在气在血而治，以渴不渴辨之。如渴而小便不利者，热在上焦气分，宜清热；不渴而小便不利者，热在下焦血分，宜滋阴养血。又云：肾经阴虚而不利者，用八味地黄丸；热结膀胱而不利者，用五淋散；元气虚而不能输化者，用补中益气汤；脾肺之气燥而不能化生者，用通淋琥珀丸。若转筋、便闭、气喘，不问男女孕妇，急用八味丸，缓则不救矣。

脉　云

《举要》曰：淋病之脉，细数何妨。少阴微者，气闭膀胱。阴人见之，阴内生疮。大实易愈，虚涩其亡。又云：鼻头色黄，

小便必难。脉浮弦涩，见于左尺。

立　方

加味八正散　治气滞淋涩，初起茎中作痛。

车前子　瞿麦　扁蓄　滑石　生甘草各一钱五分　山栀仁　木通　大黄　赤茯苓　黄柏各一钱

灯心三十茎，空心服。

通淋琥珀丸　治砂石淋，茎中涩痛不可忍。

琥珀三钱　鳖甲五钱　滑石　黄连各八钱　石首鱼①脑骨三对，煅　牛膝八两，熬膏

上为细末，以牛膝膏为丸，每服二钱，空心清茶下。

当归饮　治血淋。

牛膝　蒲黄　当归　黄连　生地各二钱　麦冬去心　木通　扁柏叶微炒　山栀仁各一钱

灯心三十茎，食前服。

鹿角霜丸　治膏淋，溺与精并出，混之如糊、如米泔者。

鹿角霜四两　白茯苓三两　秋石二两五钱　海金沙二两

上为末，老米糊为丸，每服三钱，空心白滚汤下。

苓珀丸　治劳淋，遇劳即发，痛坠及尻。

当归　白茯苓　白芍　川芎　生地各二两　琥珀一两　鹿茸一对，酥炙　木通六两，煎汤

上为末，以木通汤为丸，每服二钱五分，空心，白滚汤送下。

清肝散　治肝经气滞，积热而淋，茎中刺痛如刀割。

车前子　黄柏各三钱　甘草梢　青皮各一钱　木通　泽泻各

---

①　石首鱼：大黄鱼。

二钱

灯心三十茎，空心煎服。

补中益气汤 治中气虚弱，不能运通水道而淋。

黄芪 人参各二钱 甘草 白术 当归 柴胡各一钱二分 升麻三分 陈皮八分

水煎，空心服。

清心莲子饮 治上盛下虚，心肾不交，血虚内热，淋涩作痛。

麦门冬 石莲子 赤茯苓 车前子各一钱二分 黄芪 地骨皮 黄芩 人参各一钱 甘草三分

灯心三十茎，空心，煎服。

五淋散 治肾气不足，膀胱有热，水道不通，淋沥不断，或尿如豆汁，或出砂石，或下膏糊，或便鲜血。

当归 小蓟 赤芍 山栀仁炒黑 赤茯苓各二钱 甘草八分

灯心三十茎，空心，煎服。

八味丸 治肾虚淋沥、茎中涩痛，或时作痒。

熟地四两 山药炒 泽泻去毛 山茱萸肉 丹皮各二两 白茯苓三两 黄柏盐水炒 知母盐、酒炒。各二两五钱

上为末，蜜丸，每服三钱，空心，盐汤送下。

滋肾丸 治肾经不足，内热闭固，诸火不能升降，虽不甚渴，而小便不利、淋涩作痛。

黄柏姜水炒 知母盐、酒炒 白芍酒炒 麦门冬去心 白茯苓去皮 人参各二两 枸杞子 鳖甲羊酥炙 天门冬去心 生地 山茱萸去核 牛膝各一两二钱 甘草八钱

上为末，蜜丸，每服三钱，空心，盐汤送下。

[附] 转胞

脐下并急而痛，小便不通，有因热逼，或强忍小便，以至气逆者。

立 方

通利运转汤　治胞转内热。

寒水石　车前子　木通　滑石各二钱　麝香三分

淡竹二十片，空心，煎服。

补中益气汤　治忍尿行房方见前。

葵发散　治妇人胞转。

头发煅灰存性　冬葵子炒。各等分

上为末，每服一钱，灯心汤下。

神仙蒸脐法　治胞转，立刻见效方见噎膈门。

[附] 不禁

小便不禁，古方多以为寒，殊不知属热者多。盖因膀胱火邪妄动，水不得宁，故不能禁，而频数来也。

立 方

清胜丸　治一切不禁。

当归　生地　丹皮　白茯苓各三两　山茱萸去核　北五味

牡蛎　莲蕊　黄柏　益智仁　知母各二两

上为末，蜜为丸，每服三钱，空心，白滚汤下。

便浊门附遗精

便浊湿热兼痰，分有余、不足治之。恣意膏粱，浊气下注者，此为有余；思虑淫欲，精元失守而成浊者，此为不足。赤者，湿热甚，心与小肠主之；白者，湿热微，肺与大肠主之。然古人有谓思虑过者则赤，淫欲过与痰者则白也。遗精比梦遗犹甚，或小便后出，多不可禁，或不小便而自出，或茎中出而痒痛，常如欲小便者，皆因思虑过度以动君火，君火动，则相火翕然而起，所以激真水而疏泄也。有因色欲太过，泄滑不禁者，其为热症明矣。

脉　云

两尺脉洪数，必便浊遗精。如女人尺脉涩而弱者，或洪数而促者，皆为白带。心脉短小，因心虚所致，必遗精便浊。

立　方

分清饮　治内有湿痰湿火，赤白混浊。

陈皮　半夏各一钱五分　白茯苓　草薢　木通各二钱　山栀仁　泽泻各一钱

灯心三十茎，空心，煎服。

又方：治思虑过度、真元不足、下焦虚寒、便溺渗涩。

茯苓　泽泻　白术　白茯苓各一两　肉桂三钱　远志　酸枣仁　石莲肉　天门冬　麦门冬　柏子仁　甘草　人参各五钱　朱砂三钱

上为末，蜜丸，朱砂为衣，每服三钱，空心，白滚汤下。

导赤散　治赤浊。

当归　白芍　生地　川芎各五钱　甘草　半夏　陈皮　白茯苓　樗白皮各四钱　青黛　滑石各三钱

上为末，每服二钱，空心，灯心汤下。

清心益元饮　治一切白浊，神效。

石莲肉　川草薢　赤茯苓　石菖蒲各一钱　远志　麦门冬
黄柏　地骨皮　人参　滑石各八分　甘草二分

灯心三十茎、淡竹叶十片，空心，煎服。

［附］遗精

立　方

固精丸　治思虑忧愁，或酒色过度，上盛下虚，真元不足，
精关不固，阳事易举，遗精无度。

牡蛎煅　黄柏盐酒炒　知母盐水炒　远志甘草泡，去骨　白茯苓
芡实炒　莲蕊各二两　山茱萸肉　龙骨各一两　朱砂五钱　山药炒，
四两

上为末，以山药打糊为丸，朱砂为衣，每服三钱，空心，
盐汤送下。

四妙丸　治精不固。

韭菜子炒　菟丝子各四两　牡蛎煅，人乳淬　龙骨各二两

上为末，荷叶煎汤为丸，每服三钱，空心，盐汤送下。

疝气门

疝气俗名小肠气，其实非小肠也，其所属者，厥阴肝经也。
人之一身，惟两胁与小腹以至阴囊、睾丸，皆统于肝。肝主筋，
而脉循阴器，阴器者，筋之宗也。人因醉饱劳后、房欲忿怒等
动火，火郁之久，湿气生焉。使浊液凝聚，并入血队，流于肝
经，肝火急速，又暴为外寒所来，是以作痛，甚至有上升入腹
者焉。若寒作寒论，恐为未备。大要：热者遇热则发，二便赤
涩，小腹肛门俱热，外肾累垂，玉茎挺急，六脉洪数；寒者遇
寒则发，二便皆利，胁腹清冷，外肾紧缩，六脉沉细。又有冷

热不调者，外肾、小腹或冷或热，二便或闭或利。又其痛走注无形者，属气痛；有常处，有形者，乃湿痰食积、瘀血下聚而成也。按之不痛者，属虚也。又有胁傍动气，或时胀起，横入阴处，响如蛙声而下坠者，亦寒疝也。至于感湿而成者，一丸渐大，一丸渐小，而小者或至于消尽，皆并于大者，而成独丸焉。其冷如冰，其硬如石，至大如鹅卵，沉沉而痛，上连小腹，筋脉牵引，坐卧不得安，乃肝木得湿，畅茂条达，如树得地气，易于长成，此为湿疝也。又有身体发热、阴囊胀大、皮破水流、痛不可忍者，乃得之于房劳，因妇人不洁，秽水侵淫，热气蒸染所致，此为劳疝也。又有身体发热，耳后忽生痄腮，红肿胀痛，痄腮将退，而睾丸忽胀，一丸极大，一丸极小，有似乎偏坠而非偏坠也。盖耳旁乃少阳胆经之分，与厥阴肝经相为表里，少阳感受风热，故痄腮忽生，后又遗发于肝经，故痄腮既减而睾丸即大，此亦热疝也。又有阴囊大如斗，阴茎反缩于内，小便淋漓不能通快，行履滞碍不能轻健者，非疝也，乃膀胱气也。盖肾与膀胱为表里，肾主水而不能藏，故膀胱受之，气化则能出矣。惟肾虚为邪所客，遗病于膀胱，膀胱受邪气，闭而下坠，小便渗入阴囊，日积月累，故胀大如斗也。治此病者，以伐肾邪为主。若夫小儿偏坠，当以食积治，盖食积不消，脾湿下行，流入肝部，故成此症，岂以大人之疝治之？至于妇人小腹两边逼近阴处，忽然并结胀痛，或皮内顶起如鹅子大者，乃寒气聚于厥阴所致，小腹受寒气，其病即发矣。是之谓阴疝，孰①谓妇人无疝乎？大法：以热治寒，以燥治湿，以活血治劳，有食积则散之，有邪则伐之，有寒则祛之，斯得之矣。

---

① 孰：原作"熟"，据近圣居本改。

疝脉弦急，积聚在里。牢急者生，弱急者死。沉迟浮涩，疝瘕寒痛。痛甚则伏，或细或动。《脉经》云：肝脉大急与沉，皆为疝。

立　方

二陈双核饮　治疝气遇劳碌，风寒即发，外肾肿大坠痛。

陈皮　青皮醋炒　橘核炒　荔枝核炒。各二钱　甘草五分　乳香　白茯苓　半夏　没药　大茴香各八分

生姜五片，煎服。

一醉散　治寒热不调，以致疝气。

青皮　小茴香　陈皮　青木香　荔枝核　橘核　大茴香各一钱五分　青盐五分

生姜五片，不拘时服。

七圣饮　治疝气遇热即发，并疰腮肿退，忽患偏坠者。

山栀仁　冬葵子　青皮各二钱　黄柏　猪苓　赤茯苓　大黄各一钱五分，酒蒸九次

灯心三十段，食前服。

姜桂汤　治疝气遇寒即发。

吴茱萸　肉桂　干姜　橘核　青皮　荔枝核　甘草等分

姜五片，煎服。

神速①饮　治疝气走注疼痛，无有形积。

陈皮　青皮　香附各一钱　柴胡　川楝子　广木香　破故纸甘草各一钱五分

---

① 神速：原字迹不清，据近圣居本补。

生姜五片，煎服。

削坚饮　治疝气时常在一处疼痛，有形，内有积瘀者。

山楂　玄胡索　桃仁　槟榔各一钱五分　昆布　海藻　青皮
乌药各一钱二分

生姜三片，临服加酒一杯。

补肾汤　治疝气内中虚寒者。

羌活　黄芪　大附子便制　木瓜各二钱　川芎　沉香磨　苏
叶　白术　白茯苓　人参　甘草各一钱

水煎，不拘时服。

蟠葱散　脾胃虚冷，气滞不行，膀胱外肾受寒，偏大不消，
痛连心腹，并治妇人血气刺痛。

干姜　玄胡索　白茯苓　丁皮各一两　莪术　三棱　青皮
宿砂各八分　肉桂　苍术　甘草各五钱

上为末，每服三钱，空心，酒调下。

祛湿止痛饮　治睾丸一大一小、疼痛不可忍者，此湿疝也。

苍术　防己　白术各一钱五分　官桂　泽泻　乌药　木通
橘核　荜澄茄各一钱

水煎，食前温服。

橘桂汤　治阴囊肿大、皮烂水流者，劳疝也。

当归　红花　白芍　大茴香　木通各一钱二分　黄柏　青皮
橘核　桃仁　官桂各八分

水煎，不拘时温服。

槟沉饮　治妇人小腹近阴之处结聚胀痛，或皮内顶起如鸡
子大者，阴疝也。

槟榔　沉香磨水　官桂　广木香各一钱，磨水　大腹皮　青皮
香附　小茴香各一钱五分

生姜五片，煎服。

疝疾灵丹　治一切疝疾疼痛，并阴囊大如斗、小便淋漓。

泽泻一斤，分作四份，童便、盐水、醋、酒各浸七日，放日中晒干，炒
吴茱萸二两，炒

上为末，老米打糊为丸，每服三钱，空心盐汤下。

股痛门_{附脊痛}

　　股居一身之下，众阴之所归，而其所以作痛者，三经受病
也。足太阴脾经主肉，足厥阴肝经主筋，足少阴肾经主骨。脾
经受湿，下流于股，则肉酸疼；肝经受寒，下及于股，则筋挛
急痛；肾经受寒，下注于股，则骨髓冷痛。其痛各有所属也，
而可以一概治之乎？设使筋挛急痛，误以为湿，而用燥剂治之，
则燥尽其血，而筋失所养，其痛愈甚，必投以养血之剂，则筋
自舒而不挛急矣；使骨髓冷痛，误以为湿，而用燥药治之，则
燥尽其髓，而骨空虚，其空愈加于痛，必投之以补髓之剂，则
骨气充而无所苦矣。使肉内酸痛，单用热药而不用燥剂，肉得
热而融活，固有微效，而湿留于中，何时而去？必以热药为向
导，而以燥剂君之，以血药佐之，则湿可去而血亦不枯，此万
全之法也。若妇人产后或患股痛，乃恶血流于经络也，要当以
热药为向导，而以活血之剂君之，以行气之药佐之则愈。若误
以为湿而投燥剂，则不惟股中之血易干，而一身之血亦病矣；
若误以为寒而投热药，则血得热而行，犹为庶几①。然大热之
剂，亦未可轻用，慎之！慎之！

---

　　① 庶几：差不多；近似。

脉 云

股痛之脉，沉迟者多，浮大因风热。

立 方

舒筋调荣汤 治一切股痛，神效。

当归　肉苁蓉　川芎各三钱　牛膝　人参　威灵仙　红花各
一钱　生地二钱　丹皮　沉香各八分

黑枣二枚，食前服。

蠲痛神异膏 治一切股痛，立效。

松脂三斤，入锅化开，滤入水中取起，再入锅，慢火炼至紫黑色，然后
入姜、葱汁各二碗，再炼，不住手搅，待干为度。入猪油半斤，再炼少顷，
入乳香、没药各三两，麝香一两，摊贴患处，神效

洗法 股痛，洗三四次即住。

凤仙草一大束，捣烂　苍术半斤　防风　荆芥各五两　葱一束，
捣烂

水煎，以旧衣服浸汤内，搭其痛处，立效。

和荣汤 治两股上连腰胯疼痛。

牛膝　杜仲　天门冬　麦门冬　黄柏　人参各一钱　乌药
当归　白芍　沉香　青盐各八分

水煎，温服。

［附］脊痛

背脊乃肾脉所贯，属太阳经，其所以作痛者，乃房劳过度，
不惜劳力，脊虚髓空所致。若为贼风乘虚而入，即时偁①强，
不能屈伸也。

---

① 偁：原作"喁"，据文义改。

立 方

桂附汤 治脊痛筋挛，急服，乃血受寒。

大附子 肉桂各二钱 川芎五钱 白芍 生地 当归 木瓜各一钱五分

水煎，温服。

散湿饮 治脊内酸痛。

白术 苍术 防己 防风 茯苓各一钱 官桂 天麻 当归各一钱五分

水煎，临服加酒一杯。

虎兔丸 治骨髓冷痛、背脊酸疼，神效。

虎骨二两，羊酥炙 天门冬去心 麦门冬去心 破故纸炒 玄胡索各一两五钱 杜仲盐水炒 大附子便制 菟丝子酒煮 香附醋炒 广木香各一两

上为末，入雄猪脊髓一条，同蜜捣丸，每服三钱，空心酒下。

妇人科

乾道成男而坤道成女，故男为阳而女为阴也。气属乎阳而血属为阴，故男多气而女多血也。阳轻清而阴重浊，故气无形而血有形也。气惟无形，故充满于中而不露；血惟有形，故流溢于外而可见也。然是血也，以其初而言之，即先天真一之水，女子十四天癸至，则源泉之通，自此而始。其往来有信，如潮汐之不愆其期，然后血脉调和而病无由生。一失其期，便能作疾，而生育之机亦因以窒矣。故治女病者，以调经为先，而善调经者，以顺气为主，气顺则经自调，经调则血常足。是以月事既正，新血一生，一交媾之间而胚胎即结，血少精多则精裹

血而成男，血多精少则血裹精而成女。欲得子者，于月事初止之后，三日之内，新血始生，而气犹清，交感而成胎者，必男也；三日之外，新血渐多，而气已浊，交感而成胎者，必女也。其有交感于三日之外而亦生男者，必其平素血气不盛，而其来不浊故也；其有交感于三日之内而亦生女者，必其平素血气太盛，而其来不清故也。其有血气未尝不足而月事又调，宜乎成胎也，而久不生育者何也？是必男子精气不稠，或精寒不相交结故也，而非女子之病也；其有男子精气素充而又无子者，是必女子子宫之寒不能摄精故也，而非男子之病也。然何以知子宫之寒哉？盖女子尺脉常盛，若沉细而迟，如无所动，则子宫之寒可知矣。其有子宫不寒而亦无子者，必其血不足或痰有余故也。然果何以知其血之不足、痰之有余哉？亦视其形之肥瘦而已。盖瘦人多血虚，血虚则不能凝精；肥人多湿痰，湿痰流注于下焦，则痰与血混淆而化气不清，故亦不能凝精也。其有瘦人、肥人而亦未尝无子者，又何也？盖瘦人多血虚，道其常也，若月事既调而无热症，则血常滋润而不枯，是以能生育也；肥人多湿痰，亦道其常也，然或肌肉不甚浮、而色不甚白、饮食无厚味，则湿痰亦少而血气常清，是以亦能生育也。由是观之，则女子之血实，所以宰生生化化之机也。方其未成胎也，则此血周流而不息，应期而至，及其既成胎也，则此血荣养于内，以护其胎。今妇人初有孕即头眩恶心，或发呕吐，多厌饮食而常思酸者，乃足厥阴肝经养胎也。肝主风，故头眩；肝有余，则恶心呕吐；肝胜脾，故多厌饮食；肝喜酸，故常思酸也。过此则诸经轮次养胎，其七八月之间两足浮肿者，足太阴脾经养胎也，脾注四肢，故两足浮肿也。两手不浮肿而独见于两足者，何也？盖脾本足之阴经，况此时胎气已坠下，故不能不见于两足也。每一月则一经养之，十个月则十经养之，十月满足而后产焉。其余二经则又养于既产之后，而化血化乳汁矣，是乳汁亦血也。而其色白者何也？盖胸前部位①属太阴肺经，乃西方庚辛金也。金色本白，血从阴分而来，故变赤而为白也。凡血去多则令人虚，今乳汁既为血，亦不宜去多也。然其来也恒有余，其出也无尽止，足以饮小儿，而其母不觉其虚者，何也？盖人身之血皆资于饮食以生者也，饮食入胃，游溢精气，上输于肺，从肺之部位而出，故成乳汁。妇人既产，而饮食倍于常日，既产之后，又属足阳明胃经养之，乳旁属阳明，故乳汁多受于此处。胃能化饮食，饮食能生血，饮食既足，则血亦足，血既足，则其化为乳汁也，自无穷尽矣，何至令人虚乎？甘属胃，故乳汁亦甘；白属肺，故乳汁亦白。是以知既产之后，乃肺、胃二经养之也。小儿二三岁，其母复有妊，儿饮魃乳，即黄瘦泄泻者，以乳汁味酸，正足厥阴肝经养胎之日，肝能克脾，故儿饮之即泻也。当此之时，肺经失令，胃土无权，则所以滋养乎血者已无所籍，几何而不为儿之病哉？此特论胎前产后之事，而原其本于血，归其功于十二经耳。若夫胎前产后之症，又各具于诸症条下，而不及一一细论云。

月信不调

冲为血海，任为胞络，肾气全盛，二脉通流，经血丰盈，应时而下，谓之月水。乃和平之气，常以三旬一见，像月盈而亏，不失常度，谓之如期。外为血气所干，内为七情所郁，于是有经病焉。然经病亦有不同，有月候不调者，有月候不通者，

---

① 位：原作"倍"，据近圣居本改。

而不调不通，有兼疼痛者，有兼发热者，此分为四也。然四者之中若细推之，不调有趱前，有退后；不通有血滞，有血枯；疼痛有常时作痛，有经前经后作痛；发热有常时发热，经行发热，此又分为八也。又有先期而来者，血热也；其色紫者，亦血热也；紫黑有块，热之甚也。后期而来者，血虚也；其色淡者，亦血虚也；或先或后，色淡而稠黏者，痰也。或止或来，无定期者，因气不调，故血亦随之为行止也。或一月两至，或数日一至，不可以月论者，气虚血热也。或经来之后，累数日而不能止者，乃血海脱滑，兼火有以动之也。既止之后，隔三四日而复见微血者，以旧血未尽，为新生之血所催，故不能容而复出也。可随症施治之。

脉 云

凡妇人脉常欲濡弱于丈夫，惟尺脉盛而右手大是其常也，反此是逆。

立 方

温经汤 治妇人冲任虚损，月事不调，行经作痛，腰疼腹冷，久不受胎，崩漏去血。

当归 赤芍 肉桂 川芎 人参各一钱二分 莪术 牛膝
丹皮 甘草各一钱

生姜五片，空心，煎服。

凉血四物汤 治月信先期而来，及紫黑色者。

当归 黄连 山栀 香附 槐花 川芎各一钱 白芍 生地
各二钱

灯心三十茎，空心服。

调荣四物汤 治月信过期而来，及其色如淡红水者。

熟地　当归各二钱　北五味　蕲艾　香附 败龟板各一钱，酥炙

麦门冬八分，去心

大枣二枚，空心服。

调经固荣汤　治月信色淡而稠黏，肚腹疼痛。

白茯苓　橘红　乌药　香附　枳壳各八分　当归　白芍　宿

砂　熟地　半夏各一钱二分

大枣五枚，食前服。

琥珀散　治月水凝滞，腹胁胀满疼痛，并血逆攻心，眩晕。

琥珀　乌药　蓬术　刘寄奴　白芍各五钱　肉桂二钱　丹皮

当归　生地　玄胡索

上为末，每服三钱，空心，砂仁汤调下。

珍宝饮　治月信一月两至，或数日一至者。

当归　白芍　人参　白茯苓　生地各一钱　蒲黄二钱，炒黑

香附　川芎　白术　甘草　黄连各八分

大枣二枚，食前温服。

保荣汤　治月信每次数日不能止，或隔几日复见微红。

当归　山栀炒黑　地榆　牡蛎各一钱　侧柏叶　川芎　赤芍

生地各一钱二分

灯心三十茎，空心煎服。

和荣艾附汤　治一切经水不调，或先或后，久不孕育。

当归　川芎　条芩　香附　阿胶各一钱五分　黄连　知母

甘草　泽兰叶　白芍各八分

大枣五枚，空心，煎服。

宝珍丸　调经种子，平和气血，滋补真元，温暖子宫。

牡蛎煅　桂心　当归　龙齿煅　益智仁　乌药各一两　杜仲

石菖蒲　山茱萸　茯神　石英各八钱

上为末，蜜丸，每服三钱，空心，白滚汤送下。

经　闭

　　经闭者，言新血滞而不流，旧血凝而日积，脐腹腰多痛，血瘕、血风与热入血室之症，多自此始也。然要其闭之之由，或月事将临之时，适感暴怒，肝气一发，血随气升而不下，亦令经闭；或月事适至之时，因渴饮水，并食生冷之物，及坐水中洗浴，寒气入内，血则凝滞，亦能令人闭经也。或因堕胎、多产而伤其血，或因久患潮热而消其血，或因久热盗汗而耗其血，或因脾胃不和、饮食减少而不能生血，或因思虑悲哀过极，致心脾亏损而不能养血。凡此之类，皆能令人经闭。其有肥白妇人月事不通者，必是湿痰与脂膜壅滞之故也。若闺女经闭，多因恣食盐酸煎炒，或逾年未嫁，或年未笄①而思男，思伤心血也。寡妇经闭，因郁闷百端，心火无时不起，或加之饮食厚味，遂成痰火，其症乍寒乍热、面赤心烦，或时自汗。当随所因而治之，其可一例施乎？

脉　云

　　脉左寸沉，心病；右寸弦、关脉沉，肝病。两寸弱小属虚，滑②属实。寸关调如故，尺绝不至者，月水不利。

立　方

疏通饮　治因感暴怒，以至经闭者。

青皮　官桂　木香各一钱　当归　香附　红花　山楂　桃仁

---

　　① 笄（jī 机）：古谓女子成年曰笄。《国语·郑语》："既笄而孕。"注："女十五而笄。"

　　② 滑：原字迹不清，据近圣居本补。

各二钱

酒煎，空心服。

立行饮 治因食生冷，以至经闭者。

官桂三钱 干姜 广木香 玄胡索各一钱 牛膝 蓬术 归尾 山楂各一钱五分

酒煎，空心，热服。

活血行经汤 治因坐冷水而得寒气，以至经闭。

大附子 官桂各一钱五分 厚朴 香附 桃仁 红花 山楂 当归各二钱

生姜五片，煎服。

逍遥散 治寡妇经闭。

白茯苓 白术 甘草 白芍 柴胡各一钱 归尾三钱 薄荷八分 煨姜二钱

酒、水各一钟，空心服。

大黄膏子 治闺女经闭。

大黄四两，酒浸，焙干

上为末，以醋一碗熬成膏为丸，如芡实大，每服一丸，空心酒调下。

通经丸 一切经水不通，面黄肌瘦。

桂心 当归 川乌炒 青皮干漆炒 大黄酒蒸 川椒 莪术 桃仁 干姜各等分

上为末，以米醋为丸，如梧桐子，每服三十丸，好酒送下。

牛膝散 治月水不通，脐腹作痛，或小腹引腰，气攻致胸膈。

牛膝 官桂 赤芍 玄胡索 桃仁各一两 归尾 丹皮 广木香各一两五钱

上为末，每服三钱，空心，温酒调下。

又方：治月信经年不来，久久不通，寻常药服之不效者。

斑蝥　僵蚕　虻虫　水蛭各十四个　土牛膝五钱　当归　红花各三钱　滑石二钱

上为末，每服一钱五分，桃仁七枚研细，空心，温酒送下。

通经奇方　治一切经闭。

玉簪花并叶　急性子　乳香　没药各等分

上为末，以烧酒为丸，每服二钱，空心，热酒下。

疼痛潮热

月水循环，纤病不作，而后有子。若疼痛等症，必先去病，而后滋血调经。经将来而先腰腹痛者，血滞而气不顺也；经既止而复腰腹痛者，血海空虚而气不收也。经前有潮热者，血虚有滞也；经后有潮者，血虚有热也。寻常潮热者，参看发热门用药。

立　方

二香饮　治临经时肚腹疼痛。

广木香　当归　香附　川芎各一钱　青皮　牡丹　枳壳　生地　蓬术各一钱二分

生姜三片，空心煎服。

归芍饮　治临经并经后作痛。

当归　白芍　川芎各一钱　白术　人参　生地　香附　陈皮各一钱五分

大枣二枚，食前服。

交加地黄丸　治经水不调，血块气块，肚腹疼痛。

老生姜捣出汁，渣焙燥，为末　生地各八两，姜汁浸，晒尽汁为度

玄胡索　当归　川芎　白芍各一两　香附四两，姜汁浸，炒

上为末，醋为丸，每服二钱，空心好酒送下。

济阴丸　治经不调，屡次过期。

香附一斤，分作四份，一份童便制，一份醋制，一份艾汤制，一份盐水制　川芎　当归　白芍　熟地各四两　阿胶二两，蛤粉炒

上为末，以香附（留末一半）打糊为丸，每服三钱，空心，滚汤送下。

加减逍遥散　治经前潮热。

当归二钱　白芍　白茯苓　丹皮各二钱　甘草　山栀各一钱

灯心三十茎，食远服。

奇效四物汤　治经后潮热。

当归　白芍　川芎　生地各一钱　阿胶　艾叶　黄芩各一钱五分

大枣五枚，空心服。

血鼓门 血瘕　血肿　血风　热入血室

妇人鼓胀，虽有因于气食而成者，然成于血者则居多焉。成于气食者，腹虽胀而经不闭；成于血者，其经必闭也。妇人之血恒有余，故月见其血而不以为病，若闭而不通，则日积而充满，其始发之时，小腹先膨，久则上连中脘、胀紧如鼓、青筋绽露，而血鼓之症成矣。其有因产后恶血不下，逆而上升，渗入于皮肤，充积于中宫，上腾于面而成紫色者，此必死之症也。

癖块虽有因痰与气食而成者，然成于血者居多焉。痰与气食而成块，虽成而不碍于经水；成于血者，经水虽来，亦必有时而断也。此必因经水既来之后，尚有旧血未尽，偶感寒气，

或触于怒气，留滞于两腋、小腹之间，故成血癖也。

血肿与水肿不同，先因月信不通而后肿，名曰血肿，乃瘀血化水，闭塞胞门，流走四肢，悉皆肿满，比水肿更难治；先因小便不通、身面浮肿，而后经水不通，名曰水肿，治各不同。

血风者，经水逆上，攻于脑间，头目闷迷、不省人事，甚至满面满头皆成赤斑者。此因经水适临，感冒风邪所致。盖风之为气，善行而数变，其势易上而难下，其经水为风所激，故致倒流而上行也。

热入血室者，何以致之？必其经水临行时或犯热症，因而经止，经随热而入于血室，则往来潮热如疟之状，而无定期，或一日两三发者是也。热久不止，传于骨髓，多成骨蒸。

立　方

破血散聚汤　治血鼓肿胀，坚硬如石，朝宽暮急，脐凸发喘。

桃仁　红花　归尾　牛膝各一钱　三棱　蓬术各二钱　苏木木通　官桂　青皮　穿山甲各八分

酒煎，空心服。

神仙蒸脐法　治血鼓、血瘕、血风①等症方见噎膈门。

桂红丸　治血瘕、血痞，神效。

官桂　红花　桃仁　当归梢　阿魏各一两　广木香一两五钱白豆蔻　蓬术　血见愁　穿山甲一两二钱

上为末，醋打米糊为丸，每服三钱，早晚一服，酒下。

消肿丸　治血肿等症。

人参　当归　大黄九蒸过。各一两　桂心　瞿麦　苏木　白

---

① 风：原作"疯"，据文义改。

茯苓　葶苈子　广木香各一两四钱　木通五两

上为末，以木通煎汤法为丸，每服二钱，空心米饮送下。

消肿饮　治症同前。

五灵脂　肉桂　川芎　当归各一钱五分　牛膝　青皮各一钱　玄胡索　黑牵牛各二钱

生姜五片，空心煎服。

紫金锭　治血鼓，并血瘕、血肿，酒磨三钱服方见痰门。

祛风治血汤　治一切血风等症。

防风　当归　川芎各一钱五分　荆芥　红花　生地　桃仁　青皮　香附　天麻各一钱二分

水、酒各一钟，煎服。

又方：治症同前。

苍耳草阴干　小蓟阴干

上为末，每服二钱，酒调下。

清热凉血饮　治热入血室。

麦门冬　丹皮　赤茯苓各一钱二分　连翘　秦艽　生地　当归　川芎各一钱五分　黄芩　赤芍各一钱

灯心三十茎，不拘时服。

崩淋门

崩、淋者，其病相似，而实不同。崩者，如土之崩，源泉逆流而不禁，乃血热而兼气虚不能收摄也；淋者，如水之淋，病艰涩而不通快，乃内有郁热而气亦滞也。然崩则皆血，而淋则有赤、白、砂、石之异，赤者属血，白者属气，砂、石者，气血之犹浊者也。治此病者，惟调其气血、清其内热而已。

脉 云

脉数小为顺，洪大为逆。

立 方

如神饮 治血崩来如涌泉，面黄肌瘦。

蒲黄 艾叶 升麻 黄芩 地榆各八分 归身 柴胡 血见
愁 黄连 山栀各一钱 紫荆皮一钱二分

灯心三十茎，空心，煎服。

断泉神秘丸 治一切远年近日血崩等症，并治妇天癸当住，
行之不止。

牡蛎 山栀 黄连各一两 陈棕煅灰存性 槐花各四钱 侧柏
叶 人参 黄芪各八钱 苍耳草煅灰，三钱

上为末，捣小蓟汁、藕汁，以二汁为丸，每服一钱五分，
空心，盐汤送下。

秘方 治血崩初起，一服立效。

当归 蕲艾各一两 升麻四钱 荆芥穗三两，炒黑

上为末，每三钱，空心，童便调下即止。

又方：治崩淋经年不住，手足俱有血丝露，去血如流者。

白芷一两 百草霜 五灵脂 荆芥穗各八钱 赤石脂四两
黄连四两，熬汁

上为末，以黄连汁为丸，如绿豆大，每一钱，空心，白滚
汤送下。

胶连饮 治一切崩淋，神效。

黄连 当归身 阿胶各二钱 赤芍 芡实 泽泻 车前子
牛膝 山药各七分 川芎 熟地各一钱

水煎，临服加入童便一小钟。

带下门

奇经八脉之中，带脉在腰，如带之状，妇人患带下者，病在带脉也。虽有赤白，总属肾虚。其病与淋相似，然淋病之所下者多散而薄，必觉臭秽；带疾之所下者多滑而稠，无腥秽之气，以此为辨耳。

脉 云

脉涩而弱者，洪数而促者，皆为便浊白带。虚迟者生，急疾者死。

立 方

清气养荣汤 治妇人气血不调、赤白带下、四肢倦怠、五心烦热。

当归 生地 香附 地榆各一钱五分 白茯苓 泽泻 丹皮 黄连 山茱萸肉各八分

灯心三十茎，空心煎服。

补元汤 治妇人久因经水不调，气血虚弱、赤白带下、神思倦怠。

人参 白术 当归 白茯苓 川芎各一钱 白芍 生地 泽泻 黄柏各八分 伏龙肝一钱，即灶心土 甘草三分

大枣二枚，空心煎服。

保元汤 治赤白带下，久久不愈，气血亏损。

石斛 巴戟天 人参 白茯苓各一钱 黄柏 柴胡 甘草 地骨皮各七分 黄连一钱二分 荆芥 知母 升麻各六分

大枣二枚，空心，煎服。

大灵丹 治妇人一切赤白带下，因此久不孕育、诸虚百损，

神效。

当归身　人参各四两　阿胶三两　川芎　牡蛎　天麻各一两八钱　生地　丹皮　续断　何首乌九蒸九晒　山栀各二两，炒黑　甘草八钱

上为末，蜜丸，每服三钱，空心，白滚汤送下。

又秘方：治赤白带下。

赤石脂一两　川芎一两五钱　紫荆皮　赤茯苓各二两

上为末，醋打米粉糊为丸，每服二钱，空心酒下。

怀孕药忌

虺①螌②水蛭地胆虫，乌头附子配天雄。踯躅野葛蝼蝈类，乌喙③侧子④及虻虫。

牛黄水银并巴豆，大戟蛇蜕与蜈蚣。牛膝藜芦并薏苡，金石锡粉及雌黄。

牙硝芒硝牡丹皮，蜥蜴飞生及蟅虫。代赭蚱蝉胡粉麝，芫花薇衔草三棱。

槐子牵牛并皂角，桃仁蛴螬和茅根。梋⑤根硇砂与干漆，亭长波流菵草中。

瞿麦菖茹蟹爪甲，猬皮赤箭赤头红。马刀石蚕衣鱼等，半夏南星通草同。

---

① 虺（wán 玩）：古书上说的一种毒蛇。

② 螌（bān 班）：同"斑蝥"，昆虫，身体黑色，鞘翅上有黄黑色斑纹，关节处能分泌黄色毒液。

③ 乌喙：附子的别称。

④ 侧子：乌头子根之小者。

⑤ 梋（dǎng 党）：食茱萸，落叶乔木，枝上多有刺，羽状复叶，果实球形，成熟时红色，可以入药。

干姜蒜鸡及鸡子，驴肉兔肉不须供。切要妇人胎前忌，此歌须记在心胸。

怀孕食忌

凡受孕之后，切宜忌不可食之物，非惟有感动胎气之戒，然于物理亦有厌忌者。设或不能禁忌，非特延月难产，亦能令儿破形不寿，慎之慎之。鸡肉、糯米同食，令儿生寸白虫；食蓟鱼及鸡子，令儿成疳多疮；食犬肉，令儿无音声；鸭子、桑椹同食，令儿倒生心寒；食螃蟹，令儿横生；食鳖，令儿项短，及损胎；食兔肉，令儿唇缺；雀肉同豆酱食，令儿面生黯黥黑子；豆酱同藿香食，令之堕胎；食雀肉，令儿不耻多淫；食山羊肉，令儿多病；食椒蒜，令儿损目；食生姜，令儿多指生疮；食虾蟆、鳝鱼，令儿喑哑；食驴、骡、马肉，令儿延月难产。

胎前门

凡有胎孕者，当随症调理。如一月二月经水不通，无病似病，呵欠倦怠、神思昏昏、手足软弱，按其脉，滑大而俱匀，或尺脉不绝者，此孕脉也。《脉诀》云：肝为血兮肺为气，血为荣兮气为卫。阴阳配偶不参差，两脏通和皆类例。血衰气旺定无妊，血旺气衰应有体。寸微关滑尺带数，流利往来并雀喙。小儿之脉已见形，数月怀胎犹未觉。经云：阴搏阳别，谓之有子。搏者，近也。阴脉逼近于下，阳脉别出于上，阴中见阳，即滑脉是也。脉滑而动，是谓阴施阳化，法当有子。足少阴脉动甚者，孕子也。手少阴属心，足少阴属肾，主精，精血交会，投识于其间，则有娠。又三部脉沉正等无病而经不至者，妊也。《脉经》云：左手尺部脉浮洪者，男胎也；右手尺部浮洪者，女胎也；两手尺部俱洪者为两男，俱沉实者为两女。又云：中指一跳一止者一月胎，二止者二月胎也。此妊娠脉之旧例如此，然迩来运气变迁，其脉有异于前法者，往往不同。

一月始露珠，名曰胎痞，足厥阴肝脉养之。夫十二经皆养胎者也，而肝经独养于初妊之时，何也？盖胎者血之始成，而肝则血之所藏，造化之相为合也。然受气之始，则何经以主之？曰足少阴肾经也。天一生水，得气最先，故男子先生左肾，女子先生右肾，而妇人右肾亦以系胞，为胎之根柢，先天真一之气发此，以为之朕①兆耳。足厥阴养胎，多有恶心呕逆，谓之恶阻，盖肝常有余，本不能容物，而今乃有妊，则肝气为胎所碍，不得发泄，故恶心呕逆也。过此则别经养胎，而恶阻之病息矣。

二月如桃花瓣，名曰胎膏，足少阳胆脉养之。此时腹中或动或不动，犹可狐疑，若吐逆思酸，有孕明矣。

三月如蚕茧，斯谓之胎，手厥阴心包络脉养之。其脉滑疾，重按之则散，男女未有定形，宜用变女为男。是月相火所主，胎最易坠，宜慎之。

四月男女以分，男思酸味，女思淡味，始受水精，以成血脉，手少阳三焦脉养之。其左脉疾者为男，右脉疾者为女，左右俱疾，当生双产。

五月始受火精，以成阴阳之气，足太阴脾脉养之。脾主四季，五月之时，儿四肢皆成，按其脉，重手按之不散，但疾不滑者，五月脉也。若脉紧必胸阻，脉迟者必腹满喘急，脉浮者必水气作肿。

---

① 朕：征兆，迹象。

六月始受金精，以成其筋，足阳明胃脉养之。脉喜弦长，迟涩则防坠。五六月胎不安者，或腹微痛，或腰痛，或饮食不美，用安胎饮或固胎饮。

七月始受木精，以成其骨，手太阴肺经养之。男向左胁动，女向右胁动，脉滑疾者，胎动不安。若暴下恶水多者，其胎必坠，谓之非时。孤浆预下，即服安胎饮。

八月始受土精，以成皮肤，手阳明大肠经养之。脉实大弦紧者生子多寿，沉细微弱者子亦不禄。如胎不安者，即服固胎饮。

九月始受石精，以成皮毛，百节俱备，足少阴肾经养之，宜服达生散。

十月五脏六腑俱全，纳天地之气于丹田，自当正产，宜服滑胎饮。

立　方

八珍汤　治娠妊体弱、气血不和。

当归　川芎　白茯苓　生地　白术　人参各一钱　甘草五分

芍药八分

大枣二枚，临卧煎服。

参橘饮　治娠妊恶阻、呕吐喜酸、恶食。

人参　陈皮　厚朴　藿香　白术各一钱五分　淡竹茹五分

生姜五片，不拘时服。

保生汤　治妇人经后不调或不行，身体无病，精神如故，恶闻食气，或嗜酸物，或时吐清水，或六脉俱匀滑大，乃是孕脉也。切勿作寒病治之，宜服此剂。

乌药　橘红　香附　艾叶　人参　白术各一钱五分　甘草

五分

生姜五片，不拘时温服。

护胎散 治娠妊二三个月胎气不安、呕吐不止、腰胯酸疼，或有红来。

白术　人参　黄芩各二钱　阿胶　艾叶　砂仁各一钱五分

姜三片、黑枣二枚，食前煎服。

安胎饮 治娠妊胎气不安，及胎痛。

陈皮　白术　当归　生地　砂仁　香附各一钱　白芍　黄芩　川芎各一钱二分

黑枣二枚，空心煎服。

和胎饮 治娠妊下血，谓之漏胎。

阿胶　鹿角屑　熟地　蕲艾各一钱五分　白术　黄芩　甘草　砂仁各一钱

大黑枣二枚，空心煎服。

灵效散 治娠妊尿血，比漏胎更甚。

当归　生地各一两　赤芍　川芎　山栀各六钱　血余煅存性　升麻　龙骨各三钱，煅，黄芩水浸　艾叶五钱

上为末，每服二钱，空心童便调下。

干桃散 治娠妊下血不止。

干桃乃树上干不落桃子，烧灰存性　地榆各等分

上为末，每服二钱，空心白滚汤调下。

奇圣散 治症同前。

雄鸡肝三个、地榆二钱、酒一碗煮熟，食之即止。

温胎饮 治娠妊遗尿不禁。

北五味　蕲艾　大茴香各二钱　牡蛎　川芎各一钱二分

生姜三片，食远服。

又方：治症同前。

益智仁　白薇　白芍各等分

上为末，每服二钱，加盐三分，滚白汤调下。

通便饮　治娠妊小便不通，因胎压膀胱，以致闭塞。

赤茯苓　人参各一钱　车前子　龙胆草　木通各二钱　苦草梢　川芎各六分

灯心三十茎，空心煎服。

滑胎散　治娠妊临月，宜多服之，瘦胎易生。

枳壳二两　滑石　粉草各一两

上为末，每服二钱，白滚汤空心调下。

达生散　娠妊一上九个月，日日宜服，并临产服之。

白芍　黄芩　紫苏　枳壳各八分　陈皮　甘草　当归　川芎各七分　人参　大腹皮各一钱

黑枣二枚，不拘时煎服。

固胎饮　治胎气不固，常欲小产。

当归　白芍　川芎　熟地　阿胶各一钱　香附　白术　黄芩　砂仁各八分　糯米百粒

水二钟，不拘时服。

芩术饮　治娠妊泄泻不止，久则伤胎。

白术　白茯苓　香附各六分　黄连酒炒　泽泻　陈皮各一钱　五味子　砂仁炒　人参　山药各八分

黑枣二枚，空心煎服。

连香饮　治娠妊痢疾，恐其坠胎。

广木香　黄连　白术　白茯苓各一钱　白芍　甘草　陈皮各六分

灯心三十茎，不拘时煎服。

子 烦

娠妊苦烦者，乃肺脏虚而热乘于心，则烦燥闷乱，因火克肺金，故令其烦也。

茯归煎　治娠妊心惊胆怯、终日烦闷。

茯苓　当归　麦门冬　黄芩各二钱　淡竹叶二十片

灯心三十茎，不拘时服。

麦冬汤　治娠妊烦燥、胎气不安。

白茯苓　人参各二钱　麦门冬　防风各二钱五分　淡竹叶十五片

生姜五片，空心煎服。

除烦清心丸　治胆怯心惊、烦燥口苦。

知母　黄连　天冬各一两　麦冬一两五钱　朱砂三钱

上为末，荷叶汤丸，朱砂为衣，每服二钱，空心白滚汤送下。

子 悬

娠妊气逆凑上、胸膈满、疼痛，甚则一时闷绝者，谓之子悬也。

紫苏饮　治娠妊子悬。

紫苏　白芍　当归各八分　川芎　陈皮　大腹皮　人参各一钱　甘草五分

葱头五枚，食远服。

秘验方　治娠妊气血不和、怀胎近上逼心、疼痛之甚。

白术　黄芩各二钱　艾叶三钱

葱白七茎，不拘时煎服。

子 痫

娠妊头项强直、筋脉挛急、语言謇塞、痰涎壅盛、昏昏不识人、时醒时作者，子痫也。

羚羊角汤 治一切子痫。

羚羊角三钱 枣仁 五加皮 独活各一钱 防风 当归 川芎 羌活各八分

生姜五片，不拘时服。如痰涎多，加贝母、陈皮。

子 淋

娠妊受湿，渗于膀胱，积热不行，以致淋沥、腹中疼痛是也。

清利饮 治子淋湿热不行、肚腹作痛。

木通 白茯苓 麦门冬 车前子 大腹皮各一钱五分 淡竹叶十五片

灯心三十茎，食前服。

又方：治娠妊因伤于房事以致淋沥。

人参 当归 川芎 泽泻 猪苓各一钱五分 肉桂 白茯苓各八分

大枣五枚，食前服。

子 肿

娠妊身肿、小便不利、腹大异常、高过心胸者，胎中蓄水所致，亦有烦渴引饮太过，变为泄泻，伤损脾胃，虚不能制水，故胎肿耳。

鲤鱼汤 治一切胎气。

当归 茯苓 白芍各三两 白术五两，土炒，共为末 鲤鱼一尾，破洗留鳞

上为末，以鲤鱼白水煮熟取汁，每汁二盏，入末五钱、生姜七片再煎，空心服。

子　气

妊娠单趾腿足发肿，以致喘闷，甚则脚指间有黄水流出，即是子气也。

千金饮　治一切子气。

广木香　防己　五加皮　地骨皮各一钱二分　桑白皮　紫苏木瓜各一钱

灯心三十茎，食远服。

子　喑

妊娠三五个月忽然失音不语，或至九月而喑，此可不必治也，分娩之后不药而自愈。盖系于肾，肾脉贯舌，为胎气所约，故不能言矣。

腹内儿哭

腹内儿哭者，脐带疙瘩，儿含口中，因妊妇登高举臂，脱出儿口，为此作声。令妊妇曲腰就地如拾物，仍入儿口即止。

黄连汤　治腹内儿哭。

黄连一两，煎浓汁，时时呷之。

又方：用房中多年鼠穴中土为末，酒下一钱。

妊娠服药，禁汗、吐、下三法并针灸。

临产门

妊娠之难产，其因不一。有在一月之前忽然腹痛大作，如欲产而不产者，谓之试月；有将临月时腹痛或作或止，一二日或三四日，谓之弄胎；有浆水淋漓来少，名试水。虽脐腹痛而腰不痛者俱非当产，若腹痛连腰者即产。

妇人小腹之下、阴户之上有骨高起，中有节骱相凑，未产则合，一临产则分开，谓之交骨，此造化之巧，为男女生育之大关隘也。虽儿头向下，其势已顺，而交骨不开，终难生产，立见危殆。

产妇横生，一臂先下，乃儿在母腹转运偏侧，筋斗未翻，内有所碍而不得遂也。逆产者两足先下，必是母腹中脂膜窄狭，儿不得转运而直下。此皆因劳力挫闪，误伤其胎，以致如此。

儿凑心不下者，其手必捧母心，多致母子俱死，必以药引入心，分解儿手，方可得下也。盖儿手里捉物最紧，药气一到，儿手自软解开。

子死腹中者，腹必闷痛兼冷、略无动意、面如土色、其舌又黑是也。故《试验》云：面黑舌不黑，母死子活；舌黑面不黑，母活子死。此之谓也。

或有未曾受蓐，腹中略痛，而胞水未破，乘势而下，固为大幸。设或胞水漏干，恶露出尽，其儿不能生。苟无法下之，则母子俱不可保矣。

假如生产胞衣不下者，不可视以为细，故而忽之，多有升至心而死者。

有盘肠生者，临产之时母肠先出，然后儿下。

脉 云

歌曰：欲产之妇脉离经，沉细而滑也同名。夜半觉痛应分诞，来朝日午定知生。又有大小不调匀，或如雀啄屋漏应。腰疼腹痛眼生花，产在须臾却非病。

立 方

济生饮 治将产试月、弄胎试水、腰痛。

牛膝 枳壳 香附 粉草 川芎各一钱 当归三钱 大腹皮

紫苏各一钱五分

水煎，即刻热服。

促胎方　治临盆交骨不开，不能分娩，急用此药。

急性子　穿山甲　麝香各三钱

上为末，以蜜捣和，作指头粗条子，塞入阴户近骨处，又以葱二三斤煎汤，令产妇坐浸于中，以手运之，骨自开矣。

全生饮　治横生，将儿手轻轻纳入户内，逆产者不可以儿脚推进，急服此剂。

麝香八分　蛇蜕　血余　蝉蜕各煅灰存性，二钱

上为末，每服二钱，滚酒调下。

至宝散　治儿捧母心。

乳香五钱　麝香六分　官桂一钱

上为末，作一服，酒送下。

夺命丹　治子死腹中。

丹皮　官桂　赤芍　桃仁　芒硝各等分

上为末，每服四钱，滚酒送下。

灵效散　治胞衣不下。

花蕊石一两　硫黄四两，入罐，盐泥封固，煅过

上为末，每服一钱，滚汤下。

又方：以头发含口中，作恶即下。

车前四物汤　治胞水漏干，儿不能下，服药时即以烛油涂产户内。

当归一两　车前子四两　生地　川芎　赤芍各五钱

水煎，临服时加酒酿一钟同服。

磁石汤　治盘肠生，服药时以蓖麻子四十九粒捣烂，涂产妇头顶，即上。

磁石四两煎汤，先以磨刀水拭润其肠，再服磁石汤，即上。

回生至宝丹 治临产艰难，或胎衣不下、产后血晕、不省人事，或崩，恶露不止、腹中刺痛、血滞浮肿、气血相搏、身热头疼、寒热往来，并一切危急恶异诸症，灌下一丸，顷刻回生。

当归 川芎 熟地 乌药 玄胡索 桃仁去皮尖 白茯苓 苍术 香附 蒲黄 牛膝各二两 白芍 甘草 陈皮 木香 三棱醋炒 五灵脂 羌活 地榆 人参 白术土炒 青皮 木瓜各一两 良姜八钱 乳香 没药各三钱，共为末 苏木敲碎，以水五碗，煎汁三碗，去渣存用 红花各三两，炒黄色，入酒二碗，煮三五沸，去渣存用 黑豆三升，煮熟，去豆存汁 大黄一斤，为末

上先将大黄末以醋三四碗搅熬，次下苏木、红花、黑豆等汁，同熬为膏，如有粘锅底者，刮起焙干为末，和前药末为丸，如弹子大，每一丸老酒调下。

兔脑丸 治一切难产，或横逆、捧心生者。

母丁香 乳香各二钱 麝香一钱 兔脑腊月者佳，去皮膜 辰砂一钱五分

上为末，以兔脑为丸，如芡实大，辰砂为衣，每服一丸，温水送下即产。男左女右，握于手中而出。

产后诸症

妊娠既产之后，脏腑受伤，血气俱积，为病甚多，不可不审，条列于后。

妇人新产，忽觉昏晕、口噤眼合、面如土色、欲倒者，乃恶血冲心也，名曰血运。令人持住，勿使卧下，即以热醋向鼻喷之即醒。

产后恍惚谵语、舞手掉头、口流涎沫，少醒又发，有似败血冲心，其实因痰犯心包络也。盖败血冲心，昏迷不能少醒，而痰犯心包，但昏迷有时而醒觉耳。

产后发狂跳跃、罔顾羞耻、欲上屋者，非颠也，乃各经之血一齐乘虚上升，迷其心窍，而下部恶血又相奔腾，其势上而不下，故发狂跳跃，不能自禁也。

产后腹痛，不可尽作恶血不行，须看新久。若初产腹中有阵痛①，如将产之状，腹皮又宽软，又若运转不宁，乃是双胎；若经一二日腹痛者，恶血停滞而未尽去也，名曰儿枕块；若恶血已收，而腹中如芒刺者，翕翕无力，乃空痛也。不可复以行血之剂治，惟养血而已。

产后腰痛，多是恶血停积于两肾空隙之处，其痛重急，不能转侧，得热物熨之则缓者是也。若两肾疼痛翕翕然，如不能呻气者，虚也。

产后下血不止者，看其血之红紫，紫为旧血，任其下；红为新血，宜止之再补。然紫者既尽，必继之以红；红者既尽，必继之以淡，此必然之势也，宜斟酌治之。

产后疟疾适值秋七八月间发者，方可以疟治，若春夏及冬时而发者，非其时而有其气，谓之非疟而似疟，必是产后风食所伤、气血两虚也。

产后伤寒决不可用汗、下之剂，以其气血俱虚，汗则亡阳而伤气，下则亡阴而伤血，若犯麻黄、大黄，多致不救，惟以和解为主治，而以血药佐之。

产后中风，危疾也。若外有六经之形症，内有便溺之阻塞，

---

① 阵痛：原作"痛阵"，据医理乙转。

皆难治之症。唯口眼㖞斜者无事耳，若忽然角弓反张、目定项强者，必平素有痰，风邪乘虚而入，风痰交作，壅塞经络，致使荣卫不通，痰气上逆，似中而非中也。若又汗出不止，或遗尿不禁，其死必矣。

产后泻痢，甚者死多生少，不甚犹可施治，然泻比于痢，则痢为犹难，而泻全在调理。大抵泻者以补脾为主，而以消食药佐之；痢则以扶脾消食为主，而以血药佐之。

产后身热不止、口干烦渴、日晡尤甚者，血虚也。宜大补其血，不宜寒凉之剂，反佐以温热，则热自除矣。

乍寒乍热，不可便作外感治，先审其乳房胀痛、乳汁行否，乳汁不行发寒热者，气滞也；乳汁行过而发寒热者，必审其小腹痛否，痛若手不可近，必败血不散，入于肺则热，入于脾则寒；腹不作痛而发寒热者，实是气血虚，气虚则寒，血虚则热也；若心胸饱闷发寒热者，非饮食所伤，必切其脉，若浮数者方是感冒寒热也。

四肢浮肿者，因败血停滞不行，流入四肢，日久化血为水，若作水气治而用导水之剂，则虚而愈虚矣。或血停脾胃，必致腹胁胀闷、呕逆恶心；或血入肺经，必致面黑、欲喘欲死；或血闷心窍，必致神志恍惚、语言不明、舌根强硬。

心痛，此因产后气虚，偶为外寒所侵，搏于血分，凝滞不得消散，其气逆上，冲击于心经也。

遍身痛，腰背不得转侧，手足不能动摇，此败血流凝不散，以致腹痛。若饮食停滞者，必恶食吞酸；瘀血痛，必手不可按；虚寒痛，必四肢厥冷；小腹痛，瘀血不尽。大便不通枯涩，因去血太多，大肠干涸；小便不通，因津液燥竭也。

喘有二，有气血暴绝，有瘀血凝滞。

咳嗽有血虚，有肺气虚，有风寒，有瘀血。

产门不闭、生肠不收、阴户及子宫脱下，皆由气血虚弱也。

脉云

诀曰：新产之脉缓滑吉，实大弦紧死来侵。若得浮弱小者吉，忽若坚牢命不停。

立方

逐瘀汤 治产后瘀血凝滞、头疼发热、胸膈不宽、肚腹绞痛。

当归　红花　生地各二钱　官桂　乌药　桃仁去皮尖。各一钱五分

酒、水各一钟，煎服。

清魂散 治产后血晕。

泽兰叶　当归　荆芥各一两　川芎　五灵脂各六钱

上为末，每服二钱，酒灌下，外以醋炭熏之即醒。

一①匙金 治产后血入心经，错语乱言、心神恍惚。

真血竭二两　没药一两五钱

上为末，每服一钱，童便调下。

芎归饮 治产后恶血冲心、发狂跳跃。

当归二两　川芎一两

水煎，临服加童便一杯。

安平饮 治产后一二日肚腹绞痛、瘀血凝滞。

桃仁　红花　山楂　归尾　益母草各二钱

酒、水各半，煎服。

---

① 一：原字迹不清，据近圣居本补。

匀气饮 治产后腰痛、不能转侧、恶血不甚下者。

乌药　当归梢　桃仁各一钱五分　杜仲　牛膝　官桂各一钱
川芎五分

水煎，临服加酒一杯。

斩龙散 治产后下血不止。

蒲黄炒黑　棕皮煅灰。各五钱　鹿角　乌梅各一两　当归　赤
芍　川芎　生地　地榆各一两五钱

上为末，每二钱空心滚水加童便调下。

橘半饮 治产后疟疾。

当归　柴胡　生地各八分　白芷　半夏　橘红　山楂　川芎
各一钱

生姜三片，不拘时服。

羌苏饮 治产后伤寒，忌汗、吐、下三法，以和解取微汗。

羌活　香附　紫苏各一钱五分　当归一钱　白芍　柴胡　陈
皮各一钱二分

葱白三茎，不拘时服。

加减续命汤 治产后中风、不省人事、口眼歪斜，半身不
遂、语言謇涩、手足颤摇。

杏仁　官桂　胆星　橘红各八分　川芎　防风　人参　黄芩
附子各一钱　甘草五分

生姜五片，煎服。

祛风豁痰汤 治产后血虚、风痰壅塞、似中非中。

陈皮　栝蒌仁　半夏　紫苏子各八分　乌药　川贝母　防风
当归各一钱

生姜三片，临服加竹沥一小钟服。

调荣汤 治产后痢疾。

白茯苓　当归　生地　山楂各一钱　赤芍　木通　香附　丹皮各六分　川芎　甘草各五分

乌梅五个，煎服。

清热饮　治产后身热不止。

当归　人参　生地　白芍各一钱二分　地骨皮　丹皮　香附各一钱　红花　沙参　续断各八分

大枣五枚，临卧煎服，

调卫饮　治产后发寒，皆缘乳汁不行，以致多寒。

广木香　木通　枳壳各八分　当归　穿山甲　漏芦　柴胡各一钱　甘草三分

水、酒各一钟，食后煎服。

琥珀调经散　治产后浮肿。

琥珀五钱　白芍　当归各三两　没药　肉桂　细辛各四钱　甘草　麝香各一钱

上为末，每服一钱五分，食远酒调下。

七珍散　治产后血闭心窍、疼痛闷绝、不省人事。

防风　人参　五灵脂各五钱　细辛　生地　石菖蒲各一两

上为末，每服二钱，白滚汤调下。

愈痛丸　治产后遍身疼痛。

当归　白芍　羌活　川芎　香附各二两，艾煮　肉桂五钱　玄胡索　桃仁各八钱　乳香　没药各三钱，箬炙，去油

上为末，以酒为丸，每服二钱，空心白滚汤送下。

润肠汤　治产后大肠枯燥、大便不通。

当归　桃仁　枣仁　生地　杏仁各一钱二分　青皮

水煎，临服加生蜜五钱调服。

利便饮　治产后小便不通。

木通　当归　车前子　生地各一钱　白芍　川芎　白术　泽
泻各八分　甘草三分

灯心三十茎，空心煎服。

补元汤　治产后产门不闭。

人参三钱　川芎　熟地　白术　紫河车　白芍各一钱二分
五味子　升麻各三分

大枣十枚，不拘时服。

补中益气汤　治产后阴户及子宫脱下不收，先以五倍子煎
汤浸洗，再以五倍子、白矾为末掺上，再服此剂方见脾胃门。

和血理气散　治产后忽然下血成片，相似崩漏。

当归　白鸡冠花、子　白芍各一两　木香三钱　熟地　香附
人参　阿胶各五钱　侧柏叶炒黑　蒲黄炒黑。各六钱

上为末，每服二钱，空心米饮调下。

飞步饮　治产后虚极、足软不能行步。

人参　白术土炒　当归　牛膝　莲子各一钱五分，去心

大枣五枚，不拘时煎服。

产后不治之症有三，痢疾不食、口鼻黑色、鼻衄喘急。犯
此三者，凶多吉少。

卷之六

小儿科

男子、妇人之病，可以问而知，可以切而得，断死生，辨难易，审差剧，犹有所依据而不至于大误。若小儿者，怀抱之时，虽有所苦而不能言，及能学语，又不能指其苦之处，欲诊其脉，则骸骨短小，气血未足，寸关尺将何以分，浮中沉将何以定？虽有一指滚取二部之说，而终未得其部位，况至数急促，岂能以悉审之？大约八九至为平，五六至为迟，十一二至为数，依稀仿佛之间而已。故哑科治疗之难，每十倍于大人，而尤不可以不慎者也。惟虎口之脉稍为可验，其脉在食指外侧，每一部一关，三节为三关，男视在左，女视在右，有筋脉如系①，暎②于肉内。仔细观之，紫则为风，红则伤寒，青则为惊，白则为疳，黄则为脾困，青黑则为慢惊，入掌则为内吊，若三关通度，为沉疴之候，惟此可以少知之耳。虽然，幼科之治病，当多方求之，岂可执虎口之脉法而尽小儿之诸病哉？必于病之未形而用意察之，庶可以为预消之地。如小儿呵欠连绵，乃小儿脏腑受邪，病之渐也。若面赤则知其风热，而泻肝之剂可以先服；面青则知其惊风，而治惊之剂可以先服；面黄则知其为脾虚，而补脾之剂可以先服；多睡则知其为内热，而清热之剂可以先服；口中气热则知其为伤风，而疏风之剂可以先服。皆当随症形而先治之，勿俟其发而后用药也。其有不治之症者，

① 系：疑为"糸"之讹。糸（mì），细丝。
② 暎（yìng 映）：古同"映"。

尤不可以不知。小儿眼上有赤脉、囟肿及陷者，一不治也；鱼口气粗、啮齿咬人者，二不治也；冷汗如雨、痰热不退者，三不治也；脐风撮口、锁肚吊肠者，四不治也；风攻颐颔、唇项肿硬者，五不治也；鼻有黑色者，六不治也；咳喘心痛者，七不治也；四肢浮肿者，八不治也；胸高而突起者，九不治也；五软五硬者，十不治也。凡见此等之症，即当去矣。苟不如几而复药之，则病者之死虽不由于我，我亦何辞于彼哉？大凡小儿之病有常多者，不得所欲则易怒而啼，故肝病常多；饮食不知节，虽饱而犹求食，故脾病常多；心神未定，闻响易动，故惊病常多；性喜吮乳，甘食停积，而易感风热，故痰病常多。治儿之病，审其所常多者，酌而施之，以己之意，参病之情，亦庶乎用药之无误也。然此数种虽或常有，而肝脾之病尤多。神而明之，存乎其人，得心应手，不可以言求也。

初诞法

小儿在胎，禀阴阳五行之气，以生脏腑百骸，借胎液以滋养，受气既足，自然生育。出世之时，口含血块，啼声一出，随即咽下，而毒伏于命门，遇天行时气，或饮食停滞，或外感风寒、惊风发热等因，发为疮疹，须急于未啼时用软帛裹指，挖出其血，用黄连、朱砂、甘草解之，后出痘亦轻。有咽入即时肚胀、呕吐气短、不乳者，用茯苓丸治之，但黄连性寒，若母禀气膏粱积热者宜服，若滋味淡薄、胎元弱者又不宜用；朱砂固能解毒，恐金石镇坠，不若牛黄（分许）蜜调与吮为佳。又有婴儿因其难产，或冒风寒而垂厄者，切不可断脐带①，急

---

① 带：原字迹不清，据近圣居本补。

烘绵絮包抱怀中，急以胎衣置火中煨烧，更用^①大纸捻于脐带上往来燎之，使暖气入腹，须臾气复自苏，犹戒洗浴，恐腠理不密、元气发泄而外邪乘之也。

立　方

朱蜜法　先以黄连煎汤拭儿口，吐去恶汁，再以朱砂一分（研细）、蜂蜜少许抹儿口吮之。镇心定魄，安神解毒。

牛黄法　以牛黄二分、朱砂半分、竹叶七片煎汤调灌。益肝胆，除烦热，祛惊邪，辟恶气，除小儿痫病。

茯苓丸

赤茯苓　黄连胎冷者易芍药　枳壳各等分

上为末，炼蜜为丸，如桐子大，每服一丸，乳汁化下。

护养^②法

小儿初生，肌肤未实，宜用旧絮护其背，不可太暖，更宜频见风日，则血气刚强，肌肉致密。若藏于重帏密室，或厚衣过暖，则筋骨软脆，不任风寒，多易致病。衣服当随寒热加减，但令背暖为佳，亦勿令出汗，恐表虚风邪易伤。乳哺不宜过饱，若宿滞不化，用消孔丸治之。陈氏所谓忍三分寒，吃七分饱，频揉肚，少洗澡，要肚暖头凉，皆至论也。须令乳母预慎七情六淫、厚味炙爆，则汁清宁，儿不致病。保婴之法，未病则调治乳母，既病则审治婴儿，亦必兼治其母为善。

---

①　用：原字迹不清，据近圣居本补。
②　养：原作"胎"，据原书目录改。

立　方

消乳丸

砂仁炒　蓬术煨　三棱　陈皮　神曲　麦芽各五钱　香附一
两，炒

上为末，面糊为丸，麻子大，每服三丸，白汤下。

面部气色举症图

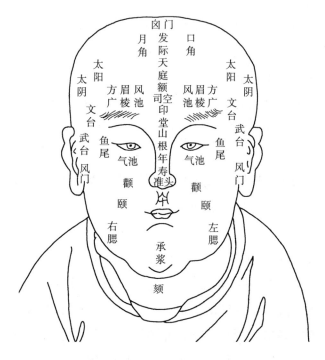

下颏属肾水，左腮属肝水，天庭、印堂属心火，鼻准属脾
土，右腮属肺金。半周两岁为婴儿，三四岁为孩儿，五六岁为
小儿，七八岁为龆龀①，九岁为童子，十岁为稚子矣。

---

① 龆龀（tiáochèn 条衬）：古指小儿换牙，又泛指七八岁幼儿。

面部气色举症

古云小儿为之芽儿，如草之芽，如水之沤①。盖因脏腑脆嫩，口不能言，最难投剂。当首察色而知其所属，次验虎口以辨其所因，实为治法之简要也。

小儿有病看面部，全依气色决分明。望闻问切能穷究，临病方无拘手寻。

面部诸般各有属，眉棱上下俱属木。左目太阳右太阴，鼻准脾家土心应。

唇口两旁脾所居，两目颐间肾之墟。额同颧脸属心火。左颊原来肝所主，右颊唇中是肺基。

四时各有一色强，依时无急逆时殃。要分旺相休囚否，尽在人心自酌量。

春天青旺亦为相，黑休白囚黄否家。夏天赤旺黄相吉，青休黑囚白不良。

假为肝病面青时，白色当春未易医。此是肺金来克木，色黄又彼脾家欺。

心病夏天尚面赤，望色只愁形色黑。此彼肾水克心火，白色又被肺家屈。

肺病愁来面白宜，若行赤色最难除。此因心火克肺金，青色反令肝作威。

肾病面黑各天相，黄色现时多恺②快。此乃脾土克肾水，色赤反致心磨障。

---

① 沤（ōu 欧）：气泡，水中浮泡。一说沤，即为柔也。

② 恺：芟除茅草，引申谓结庐安居，隐逸山林。

脾居四季面形黄，如遇青色最难当。此为肝木克脾土，色黑反使肾家强。

春赤夏黄秋黑色，冬青虽相亦无益。从前来者实形传，实泻其子平方吉。

五脏所属各一宫，五色分来人不同。色内能分明与滞，据色方能辨吉凶。

心赤顺时鸡冠色，不宜瘀血糊涂赤。肝形翠羽顺光多，色如嫩草安为吉。

脾色贵如蟹腹黄，形如枳实必灾殃。肺形独贵猪脂状，枯骨定知寿不长。

肾色最尚如鸟羽，形如炭煤非吉理。色色去将两色分，吉凶灼然不虚语。

更看人气清明顺，神昏气馁作凶认。瘦而气壮色必实，肥而气怯色必嫩。

气壮则实以安祥，气怯则虚寿不长。再看得病面如何，发热额上红必多。

青色现时急惊作，若成昏暗定知殂。额冷足冷夹食惊，额热足热伤风重。

囟门贵合不宜陷，肿起成坑两无用。印堂青色惊之疴，红色心惊白主和。

或见微微青紫色，只因客忤蓦相过。山根青兮惊为疾，紫色伤于乳和食。

泻脱宜黄白须死，年寿黄为吐利基。若成晄白是乎虚，两颐赤为啼哭热。

左腮红是痰气为，右腮红是伤风热。面青唇赤伤寒至，面目皆黄湿热生。

面黄弄舌五心热，两眉红主儿夜啼。眉皱头疼痢疾为，眼胕浮肿主久嗽。

病之将瘥目皆黄，淡红心热无多说。目多直视乃惊风，赤脉贯睛肝病凶。

鱼目定睛非吉兆，瞳人中陷死之宗。

三关观指举症

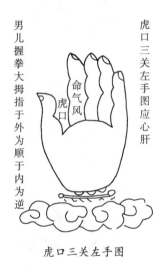

男儿握拳大拇指于外为顺于内为逆

虎口三关左手图应心肝

命气风

虎口

虎口三关左手图

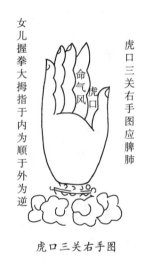

女儿握拳大拇指于内为顺于外为逆

虎口三关右手图应脾肺

命气风

虎口

虎口三关右手图

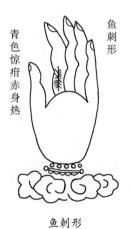

青色惊疳赤身热

鱼刺形

鱼刺形

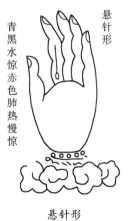

青黑水惊赤色肺热慢惊

悬针形

悬针形

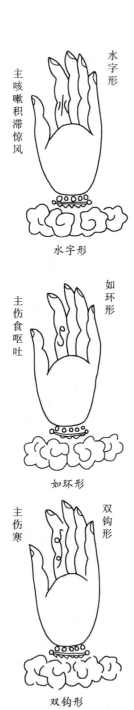

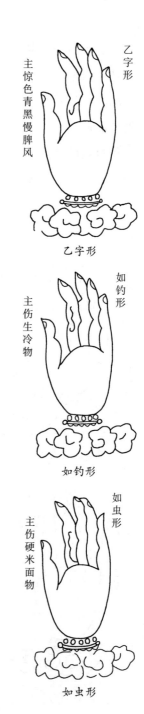

水字形
主咳嗽积滞惊风
水字形

乙字形
主惊色青黑慢脾风
乙字形

如环形
主伤食呕吐
如环形

如钩形
主伤生冷物
如钩形

双钩形
主伤寒
双钩形

如虫形
主伤硬米面物
如虫形

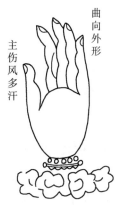

主伤风多汗　曲向外形

曲向外形

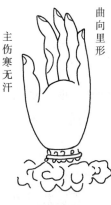

主伤寒无汗　曲向里形

曲向里形

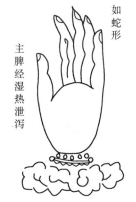

主脾经湿热泄泻　如蛇形

如蛇形

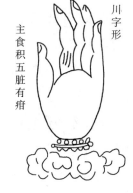

主食积五脏有疳　川字形

川字形

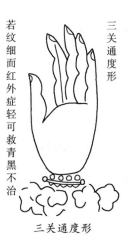

若纹细而红外症轻可救青黑不治　三关通度形

三关通度形

三关观指脉法

阴阳运合，男女成形。已分九窍四肢，乃生五脏六腑。部位既别，逆顺难明。若存寸舌之浮沉，必乃横亡于孩子。须明虎口辨别、三关消详，用药始无差误。

寝后方将形脉看，要分寅卯辰三关。男看左手女看右，气寅风卯命辰安。

纹青枝紫惊为病，纹紫枝红伤寒症。红为米粒肺结热，黑色透辰伤暑论。

青纹泻痢胃家寒，白色微微即是疳。枝赤涎潮胸痞膈，黄纹隐隐困脾端。

枝形宛为钩钓样，伤风伤寒分所向。向外伤风有汗形，向内伤寒无汗相。

枝青浑如鱼刺形，惊疳虚风三部分。枝直悬针青黑色，水惊肺热慢脾怦①。

枝如水字三关有，咳嗽积滞风疳久。枝如一字青红纹，总是惊风慢脾疾。

一曲如环伤食干，两曲如钩伤冷看。三曲长虫伤硬物，双钩脉样是伤寒。

枝形或似如蛇样，定是脾经湿热多。乱纹食指如川字，食积相兼五脏疳。

脐风撮口

脐风、撮口，总为一病，未有脐风而不撮口，未有撮口而

---

① 怦（pēng）：流露。

丹台玉案

二六六

非脐风也。患此病者，九死一生，盖脐，命根也，脐为风所入，命根绝矣，而可以得生乎？求其所属之经，乃心脾之症也。开口属心，闭口属脾。风入于脐，先流于脾，由脾而至，上传入于心，心为邪所客，故口不能开而频撮也。其发搐者，风使之也。究其病之所由成，有内外因之异，盖脐带系于胞，必其未生之时，其母先感风邪，遗其邪于小儿，谓之胎风。其惊搐者，谓之胎惊。病从内得，故曰内因。其或断脐之后，包裹失于周密，被窝风入来，及六七日而脐带已脱，必成此症。病从外得，故曰外因。有以艾灸其脐，徒苦之耳，竟何益哉？欲求一生于万死之中，惟下之而已矣，外此更无他法。

立 方

复生饮 治一切脐风撮口。

牙皂 僵蚕 穿山甲各六分 麻黄 防风 胆星 半夏各五分 甘草三分 大黄一钱，后入，略煎一滚

先即以此儿脱下脐带煎五六沸，去带，再入前药煎，临服加入姜汁、竹沥各二茶匙，麝香少许调匀，徐徐以匙灌之以通利，则有生机。

又方：前药不效，再服此剂。

牛黄 僵蚕各一钱 胆星八分 麝香一分

上为末，每服五分，姜汁调灌下。

封脐散 生南星为末封脐，不可再见风。

重舌 鹅口

舌者，心之苗也，以为君火。其体本热，而况小儿以纯阳之躯，先受于胎，复感热于外，其母爱惜之至，惟恐其寒，而又裹之以绵衣，覆之以重衾，几何而不为儿之病哉？重舌鹅口

之症，未必皆儿之自病，或者其母有以致之也。古人云：若要小儿安，常令饥与寒。饥则不致于伤脾，寒则不致于生热，此保婴之道乎。所谓寒者，亦非使之冻也，惟令常温，不至甚暖耳。冷暖得宜，岂复有鹅口、重舌之患耶？然何以名之曰重舌？重舌者，舌下肿突，其状又若一层，故谓之重，非真有两舌也；何以名之曰鹅口？鹅口者，满口皆白，有似鹅之口中，俗谓之雪口是也。分而言之，重舌属心，鹅舌属脾；合而言之，总为心热。何者？心统于脾，故曰治于口也。使不由于心热，则口虽白而舌自赤，何为而舌上皆白耶？大法：内服泻心清热之剂，而外敷凉药，则重者可消，白者可退矣。

立 方

清热饮 治重舌。

黄连 生地各一钱 甘草 木通 连翘 石莲子各五分

淡竹叶七片，时时灌入口中。

泻脾饮 治鹅口。

山栀 石膏 黄连各八分 生地 黄芩 白茯苓各七分

灯心十茎，徐徐灌之即愈。

凉心散 重舌、鹅口，皆可吹入舌上。

青黛 硼砂 黄连人乳拌，晒 人中白各二钱，煅过 风化硝 黄柏各一钱 冰片二分

上为极细末吹之，并治口疳。

丹毒门

丹毒，火症也，得于胎热。其母受胎之后，不忌胡椒姜蒜、煎熬炙爆、酒面之类，或感风热，或不节房事，皆能助火，火邪内攻，胎受其毒，而传气于儿，故小儿出胎之后多有是症，

近则五六日，或十日，或半月，远则弥月之后，或两三月。其症形不同，或颊下如樱桃突出、色赤而光，谓之赤瘤；或遍身红点如洒珠，谓之丹疹；或遍身红肿、热气如蒸，谓之火丹；或小腹、膀①上、阴囊等处忽然红肿如霞，流行不定，谓之赤游丹。病名非一，总为丹毒，丹毒入腹，腹胀不饮乳者死。必于未入腹之时，急服退毒凉剂，外用小刀轻轻刺出恶血，犹有可生。其入腹者，无如一泻，间有泻而得生者，乃千百中之一也。诸丹毒惟赤游丹为至危，善保婴者，若见小儿多啼、多哭、多乳，则遍视其身上，一有红色即急治之。苟看视不周，丹毒在身而母犹未觉，及至觉时，已入腹矣，救之奚及？丹毒惟丝瘤不治，因久服热药，迫热在胎，非药所能解也。

立　方

解毒汤　治小儿一切肿硬焮赤、诸般丹毒，初起即服，立愈。

黄芩　黄柏　黄连各一钱　甘草　连翘　天花粉　皂角刺各五分

竹叶十片，不拘时呷之。

化毒饮　治火丹遍身红肿。

赤芍　当归　甘草　大黄各八分

水煎，不拘时服。

防犀饮　治丹疹遍身如洒珠者。

防己三钱　朴硝　犀角　黄芩　黄芪　升麻各八分

淡竹叶十五片，煎服。

消毒饮　治五种丹毒。

---

① 膀：原字迹不清，据近圣居本补。

郁金　天花粉　干葛各一钱二分　甘草　赤芍各八分

灯心二十茎，不拘时服。

慰毒散　多年胞衣化开，同金汁涂之，神效。

又方：绵羊脑子同朴硝研贴患处，并治赤瘤，神效。

十种丹毒，三日不治，毒入肠胃则不可救，治法录后。

一从头项起肿，用葱白研汁涂之；二从头上起红肿痛，用赤小豆末、鸡子清调搽；三从面起红肿，用灶心土、鸡子清调搽；四从背起赤点，用桑白皮（为末）、羊脂调搽；五从两臂起赤肿黄色，用柳叶（烧灰）水调涂；六从两胁起虚肿，用生铁屑和猪粪调搽；七从脐上起黄肿，用槟榔末、米醋调搽；八从两脚起赤肿，用乳香末、羊脂调搽；九从两脚有赤白点，用猪槽下土、麻油调涂；十从阴上起黄肿，用屋漏处土、羊脂调搽。

中恶门 天吊，客忤，夜啼

中恶天吊者，为恶鬼之气所中，两目上撺、吊起而不能札也。此因胎气不足，精神失守，虚之所在，邪必凑①之，心虚则神走，肺虚则魂乱，肝虚则魂亡，脾虚则意扰，肾虚则精乏，而鬼得以犯之矣。其症面白带青或土色、目睛上视、口吐白沫、手足拘挛、身冷如冰，有似于惊风，而实非惊风也。又有所谓客忤者，非中恶之谓也，乃偶见生人异物，卒然惊骇、啼哭不止、心志恍惚、闻响即跳、常欲躲避之状者是也。如为所忤犯，故为客忤，岂以客为鬼乎？又有所谓夜啼者，非客忤之谓，乃心经受热也。其症至夜即啼，百计安之而不能止，盖心为君火而主于血，夜则血归于肝，而心虚火炽，故烦燥不宁而多啼也。

---

① 凑：原作"腠"，据医理改。

立　方

定神散　治中恶天吊。

茯神　远志　胆星　麦门冬各五钱　石菖蒲二钱　琥珀一钱
五分

上为末，每服二钱，滚汤调下。

抱龙丸　治中恶天吊、夜啼客忤等症，每一丸，姜汤下方
见惊风门。

安魂汤　治客忤，立效。

枣仁　茯神　远志各一钱　当归　胆星各七分

灯心二十茎，煎服。

保安丸　治夜啼。

人参　麦门冬　黄连　茯神　龙齿　远志各五钱　朱砂一钱
五分　金箔二十片

上为末，蜜丸，朱砂、金箔为衣，每服一丸，滚汤化下。

吐泻门 附食积　伤食

小儿吐泻交作，人皆以为脾胃受寒，不能容饮食，故上则
为吐，下则为泻。此据其病形而言耳，而不知脾胃受寒者，止
于腹中偎偎①作痛、或微泄、或吐痰涎而已，其势殊无可畏。
至于大吐大泻一时发越、津液顿亡、面目乍瘦，岂受寒之为病
哉？必是平素先伤饮食、郁蒸作热，蓄之既久，将发未发，一
感外之风势，势不可遏，故攻击脏腑，一齐而至，遂令小儿困
惫。当此之时，若以为吐泻空虚即投补剂，尽温热之药，立见
危亡，慎之慎之。如有吐而无泻，或有泻而无吐者，乃有寒热

---

① 偎（wēi）偎：疑为"微微"之讹。

之分。吐酸臭而苦者热也，清痰则非热矣，泻臭秽而不可近者热也。

立 方

藿半散 治小儿吐酸苦者。

黄连姜汁炒 半夏姜制 藿香各五钱 白茯苓 砂仁各三钱

上为末，每服二钱，不拘时姜汤调下。

安然汤 治吐清痰者。

白豆蔻 苏子 藿香各一钱 胆星 陈皮各八分

生姜五片，不拘时煎服。

霞龄散 治小儿吐泻交作。

木瓜 厚朴 砂仁 藿香各五钱 木通 白扁豆 黄连姜汁炒 白芍 广木香各三钱五分

上为末，每服二钱，白滚汤调下。

和脾温胃散 治小儿泻利清水不止。

陈皮 苍术 白术 白茯苓 甘草 防风各五钱 肉桂二钱

上为末，姜汤调下一钱。

消滞调脾饮 治小儿泄出臭秽之极。

陈皮 滑石 黄连各八分 神曲 麦芽 白芍 车前子 泽泻各六分

生姜三片，不拘时煎服。

香橘丸 治吐泻，或食积所伤、肚腹作痛、脾胃不和、蛔虫上行，并皆治之。

橘红 茯神 青皮 麦芽 厚朴 山楂各二两 砂仁 三棱 神曲 人参 泽泻各一两 甘草五钱

上为末，蜜丸，如龙眼，每服一丸，姜汤化下。

[附] 食积伤食

消磨散 治小儿诸食所伤，以致肚腹膨胀、面色黄瘦。

蓬术 三棱 陈皮 山楂 草果去壳。各一两

上为末，每服二钱，姜汤调下。

针砂丸 治小儿腹中食积成块，坚硬如石，作疼痞块、身面俱黄、肚腹胀大。

针砂四两，煅红，醋淬七次 使君子肉 三棱各二两 草乌一两，去皮，醋煮 南木香 皂麻煅红 鸡肫皮各二两，炒 虾蟆蛆 芦荟各二两五钱

上为末，以楝树皮煎汤为丸，如绿豆大，量儿大小，或三四五六分，临睡苦茶下。

连脾饮 治小儿饮食所伤、腹中作痛、脾气不调。

香附 萝卜子 陈皮 山楂各六分 广木香 白术 青皮 丁香各四分

生姜二片，不拘时温服。

惊风门

夫风，一也，在大人则为中风，在小儿则为惊风。大人无惊，故名之曰中；小儿易惊，且易惹风，故以惊名，而兼乎风也。惊之有慢有急，犹风之中腑中脏。急惊与中腑同，谓之阳症，而症俱在表；慢惊与中脏同，谓之阴症，而症俱在里。治者能辨其阴阳表里而治之，斯可以无误矣。盖急惊之症，其身常热、其眼常开、手足直跳、头项强直、痰涎壅盛、啼叫哭泣、烦燥不宁者是也；慢惊之症，身常不热、眼常半开、手足微掣、精神倦怠、形体若呆、大便或泄者是也。又有慢脾风者，虎口纹青

紫色或黑色，隐隐相杂，似出而不出，手足不动、遍身皆冷、两眼常合、不能啼哭，症若至此，无复救矣。慢惊病根固有浅深，而亦可以施治于万一之中，若因急惊而变慢惊，或因吐泻而生慢惊，则难治矣；因慢而成慢脾，或因吐泻而致慢脾，则不治矣。大抵惊属于心，风属于肝，心火动则振跳而不可遏，肝气发故搐搦而不自持，二经相助，其势必盛。心火有余，则火炽而风益猛，是风从火出也；肝有余，则风狂而火益旺，是火从风炽也。风火齐发，故可畏。此特以急惊言之耳，而慢惊慢脾，又兼脾虚与寒，势若稍缓而及深焉。然以其病之可生可死而细分之，则各有所属，非谓止于心肝二经而不入于他经也。是故不时吊眼者，惊入于肝；梦中切牙者，惊入于肾；夜啼至晚者，惊入于小肠；喉中如锯者，惊入于大肠；面青下白，惊入于胆；气喘吸水者，惊入于脾；不时干呕者，惊入于胃；睡中惊哭者，患在三焦，此皆可生之症也。至若爪黑者为肝绝，泻黑血者为心绝，日多盗汗者为胃绝，忽作哑声为肺绝，咬人者为骨绝，眼半开半合者为肾绝，口鼻干黑者为脾绝。惊风患此七绝，其儿何能得生耶？

立　方

秘宝万灵丹　治急慢惊风、慢脾风垂危者，一丸立愈。

牛黄　朱砂　礞石硝煅　蛇含石各五钱，醋淬　僵蚕　全蝎　胆星　半夏姜制　茯神各一两　麝香三钱　金箔　银箔各八十片　皂角　麦门冬各一两五钱，煎膏

上为末，以皂角、麦冬膏为丸，如樱桃大，金银箔为衣，每服一丸，姜汤化下。

镇惊丹　治急慢惊风、发喘痰盛，或咳嗽，并痰迷心窍、不能言语。

南星姜汁炒　防风　枳实麦麸炒　天麻甘草水浸，煨　半夏姜制

桔梗各二两四钱　熟大黄九蒸九晒　生大黄　礞石用生。各一两　巴豆霜去油净，二钱　辰砂　雄黄各四钱

上为末，蜜丸，如粟米大，量小儿大小，或三四分，姜汤下。有风寒，葱汤下。

抱龙丸　治惊风发搐，或风痰身热。

胆星　琥珀　雄黄　朱砂各五钱　天竺黄　全蝎各六钱　麝香一钱　甘草二两

上为末，甘草膏为丸，如芡实大，每服一丸，姜汤化下。

保婴秘效散　治急慢惊风，或胎惊、脐风撮口、天吊夜啼、奇怪异症。

牛黄一钱　胆星　琥珀　珍珠各一钱五分　滑石　茯神　远志各二钱　麝香　朱砂各六分　大黄九蒸九晒，五钱

上为末，量儿大小，四五分，灯心汤调下。

聚宝丹　治慢脾风，神效。

人参五钱　白茯苓　琥珀　天麻　胆星　防风各八钱　全蝎三钱　僵蚕　白附子　乌梢蛇　朱砂各二钱　麝香一钱

上为末，蜜丸，如芡实大，每服一丸，姜汤化下。

至宝汤　治一切惊风等症。

天麻　胆星　白附子　陈皮各五分　僵蚕　钩藤　白术　白茯苓各三分　甘草一分

生姜二片，不拘时煎服。

疳积门

小儿疳症，大抵多是过食甘甜胶腻之物，停积于脾，不能消化，则变而为疳。疳者，甘也。脾喜甘，而凡属于甘者，其味皆属于脾，从病从甘，故名曰疳。其症身体常热，形容黄瘦，小便

如泔，肚腹膨胀，毛发黄直，脸多白印，恶心欲吐，饮食不为肌肤，或头面头上多生疮痒。而疳之大概有如此者，此脾之症也，脾先受病，传于他脏，故有五疳之名焉。在心则为惊疳，在肝则为风疳，在脾则为滚疳，在肺则为气疳，在肾则为急疳。五疳分属五脏，而其为病亦未尽同。悉而言之，则浑身壮热，四肢无力，面黄脸赤，怕寒爱暖，口鼻干燥者，因惊扑而成，所谓惊疳是也；摇头揉鼻，白膜缦①眼，揩磨多泪，面有青色，体浑疮癣，毛发焦竖者，因感风而成，所谓风疳是也；食物难消，爱食泥土，腹大有筋，头发松疏，喘息呵欠，无欢欲啼，痢多酸臭者，因伤食而成，所谓滚疳是也；多啼嗽逆，鼻颈生疮，昏昏爱睡，体瘦肠滑，四肢软弱，面色带白，泻浓吐血者，因伤气而成，所谓气疳是也；泻痢兼作，吐逆脱肛，身体壮热，手足偏冷，饮食不进者，病势已急，所谓急疳是也。五疳之症惟急疳为难疗，以其肾气不足，土来克水故也。要而言之，总归于脾，脾土一虚，则不能摄五脏之气，故其传变②至于如此耳。

立 方

保命丹 治诸般疳积，神效。

大蝉二只，剖开，砂仁、胡黄连各五钱装入缝好，外以泥裹，煅红取出 皂角二枚，煅灰存性 蛤粉三钱 麝香三分 使君子肉一两

上为末，以神曲打糊为丸，如粟米大，每服一钱，姜汤下。

肥儿丸 治疳积肌肉消瘦、肚大筋青、饮食不思，或泄泻口渴。

黑鳝③以大者，不拘几只，放深缸中，取粪坑内蛆淘净，倒其缸内，任

---

① 缦（màn）：布帛。此处指遮盖。
② 传变：原字迹不清，据近圣居本补。
③ 鳝：原作"蝉"，据文义改。

从自食，待五日泻出粪水取起，倒挂阴干，炙脆为末，三两　人参一两
白术　砂仁　使君子肉　山楂肉各一两五钱　宣黄连　胡黄连
白茯苓　芦荟　莲子各八钱

上为末，陈米糊为丸，每服一钱，米饮化下。

鸡肉丸　治疳痨壮热、形体羸瘦、眼闭不开、四肢渐小、
肚腹渐大。

黄连姜炒　柴胡　鹤虱　秦艽　知母酒炒　黄芩酒炒　使君
子炒　芦荟各一两　芜荑五钱

共为末，用黄雌鸡一只，以大麻子饲之七日，缢死，去毛
净，尾上开一孔，取肠洗净拭干，入前药末于内缝密，以小甑
先用黑豆铺底，安鸡上，又以黑豆盖之厚三寸，蚤①晨蒸至晚，
俟冷去骨，捣烂为丸，如干加酒少许，丸如麻子大，每服十丸，
五岁二十丸，量儿大小加之，白滚汤下。

鸡肝散　治疳积眼目不明、翳膜朦瞽。

雄鸡肝一具　威灵仙　白土②各二钱，为末，即打米光粉

上鸡肝同二末煮熟，只食肝，每日一个，七个全愈。

疟疾门

小儿疟疾，不外乎风、痰与食，无食不发热，无风不作寒，
而痰，食、风之所成也。外感风寒，则手太阴肺经先病，肺主
皮毛，故风易入；内伤饮食，则足太阴脾经先病，脾受有形，
故食多则伤脾也；肺气不清则生痰，脾土受伤则裹痰，故痰者，
风、食之所成也。无痰则不成疟，故寒热作焉。要而言之，风

---

① 蚤：通"早"，早晨。《诗·豳风·七月》："四之日其蚤。"
② 白土：即白垩，石灰岩的一种。清·阮葵生《茶余客话》："白土俗
名光粉，余杭产最多。"

虽属肺，食虽属脾，而风、食之所藏又近于胆经，故作寒热。盖胆经为足之少阳，其位在半表半里，是以寒热往来也。大率寒多则为风，热多则为食，寒热相半则风食俱多。治此病者，惟消食、疏风、化痰而已。然消食必兼疏风，疏风必兼消食，而消食疏风必兼化痰。盖三者不全则不能成疟，故宜兼用，但量其所属轻重可也。

立　方

疏脾饮　治小儿因风成疟。

紫苏　柴胡　半夏各一钱　防风　青皮　厚朴　川芎各五分

生姜三片，不拘时热服。

槟陈饮　治小儿因食成疟。

山楂　青皮　草果各八分　槟榔　枳实　半夏　柴胡　麦芽各六分

生姜三片，空心煎服。

平妥饮　治小儿痰疟，来时作呕。

半夏　贝母　橘红　柴胡各七分　黄芩　草果　白术　枳壳各五分

生姜三片，不拘时热服。

鳖甲饮　治小儿久疟不住。

何首乌　鳖甲酒炙　当归　白术　人参　黄芩各八分

黑枣三枚，空心煎服。

痢疾门

凡泻在脾而痢在肾，故先泻而后痢者则曰脾传肾，为贼邪，其病难愈；先痢而泻者则曰肾传脾，为微邪，其病易愈。此前人之说也，以愚论之，泻为在脾不暇言矣，而谓痢为在肾，不能无议焉。泻固多由于饮食，而痢独非饮食之所伤乎？饮食停积，因湿热而化，遂为稠浊胶固于肠胃之中，欲下不下，是以有里急后重之苦，明是脾经之病矣。而顾①以痢属于肾者，何所谓欤？吾未闻饮食之人不由于脾而反由于肾也。大概谓之肾病矣，然治痢之药悉用苍术、厚朴、黄连、木香、白术、陈皮之类，并未有用杜仲、黄柏、牛膝、地黄补肾等药治肾之疾，而乃用脾家之剂，必其非肾病故也。要之先痢后泻而易愈者，以其积滞已尽而脾尚虚也，岂肾传脾之谓耶？先泻后痢而难愈者，以脾土已坏而积滞方壅也，岂脾传肾之谓耶？肾能藏精，不能藏饮食，若以痢属于肾，则饮食皆藏于肾矣，岂理也哉？大约治痢之法，与大人无异，但下痢纯血者，在大人则为难治，在小儿则为食积，而无所妨。而治小儿之痢，又宜多以消积为主，其详具大人痢疾门，不复细赘耳。

立　方

通快饮　治小儿痢疾始发。

山楂一钱　麦芽　苍术　莱菔子　枳实　木通各七分　大黄　槟榔各一钱二分

生姜三片，不拘时热服。

金宝散　治小儿赤白痢疾、肚腹作痛、里急后重。

广木香　黄连酒炒　陈皮各三钱　肉豆蔻面包煨　厚朴炒　车前子各二钱　白术　山楂　苍术各一钱

上为末，每服一钱五分，空心灯心汤调下。

归芍饮　治小儿痢疾久不肯住。

人参　白术　白芍　白茯苓　诃子肉各五分　乌梅半个　黄

---

① 顾：文言连词，反而、却。

连　厚朴　肉豆蔻　柴胡各六分

黑枣二枚，空心煎服。

伤风门

伤风之症，头疼身热、鼻塞气粗、喷涕呵欠、呻吟不绝、见风便怕、洒淅微寒，与大人伤风无异。若挟食即吐食，挟痰即吐痰，药剂比大人所服者宜减一半。不论有痰有食否，常须兼用清痰消食之药。盖小儿易伤食，而热则生痰，故剂中宜略用，轻轻疏解，令汗微出为度，稍加清热则愈矣。盖风邪客于膝里，非疏解则不能愈，非清热化痰则小儿亦未易安也。症虽与大人无异，然亦不能无少差耳。

立　方

加味香苏散

川芎　紫苏　防风　荆芥　香附　甘草　羌活　白芷各三钱
葛根　前胡各二钱　苍术　天麻　黄芩各八分

上加葱头十枚、生姜三片，煎服，以被覆，取汗为度。如或消痰，或消食，以此方为主，随症加减，不得一一详赘矣。

或荆防败毒散方见伤寒门。

咳嗽门

有声有痰者，名曰咳嗽。究病之所由成，皆由火之所致，然未始不由于外感也。是故或伤于风，或伤于寒热，种种不同，内外夹攻，其所由来者渐也。然咳嗽之名，非一名所能悉，病有数端，详载于咳嗽门矣。症虽与大人无异，而所感略有不同，大人兼七情所伤，或任劳嗜酒，而小儿无是，是以不能无少异耳。药剂以轻清为佳，而服药亦不宜太骤，当逐时进之，不必尽剂。

立方

平肺饮　治感风邪，咳嗽痰多、洒淅恶寒。

陈皮　前胡　桑皮　薄荷　防风各五分　栝蒌仁　苏子　桔
梗各四分

生姜三片，煎服。

凉肺汤　治肺热咳嗽、痰盛音哑。

黄芩　贝母　天花粉　枳壳各七分　橘红　山栀　桔梗　麦
门冬　甘草各五分

灯心三十茎，食远服。

定嗽汤　治小儿肺有寒痰、咳嗽，并作气喘。

款冬花　杏仁　橘红各八分　桑白皮　桔梗　枳实各六分
栝蒌仁　胆星各五分

生姜三片，不拘时煎服。

八卦部位举症图

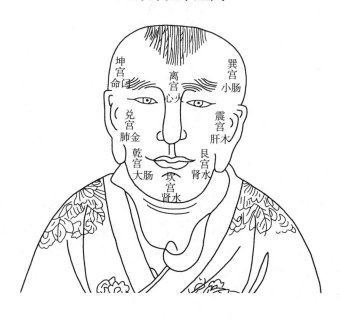

中央戊巳土，疏黄无辛苦。若①见紫黑色，便是木来克。

八卦举症歌

乾宫属大肠，稠密背受殃。粪门多痒塌，宜服保元汤。

坎宫属肾水，稠密阴疔起。肾腧似火烧，七日归泉里。

艮宫属肾经，梅花甚不仁。若加紫黑色，八日落牙根。

震宫乃肝木，宜大不宜三。如品如串样，十四日归山。

巽宫属小肠，稀疏宜带黄。若还梅品赤，淋闭还不妨。

离宫属心火，蚁形甚不可。四肢不容针，遍身无你我。

坤宫属命门，生死在其中。稠密终不好，疏朗亦无凶。

兑宫属肺金，更多我不惊。若还无空地，胸背反相因。

耳后筋②纹看法—见吉凶皆知

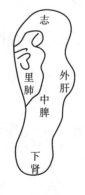

耳文图

歌曰：

耳后筋纹淡淡红，疏疏磊磊决无凶。若然紫黑青白色，任

---

① 若：原字迹不清，据近圣居本补。

② 后筋：原脱，据原书目录补。

是轩岐枉费功。

耳后红筋赤一条，又无枝叶上面高。将来必主心经痘，头面若稀不必忧。

耳边紫黑鱼刺形，纷纷却向里边行。将来必主肝经痘，满身斑黑八朝冥。

耳后苍筋痘主稀，头大尾尖人不知。将来必主脾经痘，向外排行疏更奇。

耳后淡白乱如麻，纷纷俱往外头爬。将来必主脾经痘，形如蚕种七朝嗟。

痘疹门①

痘疹忌触十四款

腋下狐臭气，沟渠浊恶气，房中淫液气，妇人经候气，诸般白腥气，酒醉荤腥气，硫黄毒药气，麝香臊秽气，痰汗蒸湿气，误烧头发气，鱼骨腥臭气，葱蒜韭②薤③气，烹煎油腻气，坑厕尿粪气。

治痘总论秘诀

痘之发与杂症不同，杂症只在一经，痘则五脏之症俱见。古云似伤寒者，亦大概言也。寒由外入，痘自里出，故恶寒无汗、头痛脊强、左额青纹、面色惨而不舒，此伤寒之所有而痘症之所无也。两眼含泪、鼻气出粗、睡中微惊、耳纹现、恶热不恶寒，此痘症之所有而伤寒之所无也。五脏症已详。

---

① 痘疹门：原无，据目录补。

② 韭：古同"韭"。

③ 薤：原作"韮"，据近圣居本改。

凡初热时睡中微悸、鼻气出粗，斯二者仅可作痘症验，有云中指独冷、耳尻冷等说不必信。

痘者，豆也，肖其形则生，不肖其形则死。形之不肖，元神竭矣；尖圆而凸，周净而耸，形之有神者也；如麸如沸，如疹如疥，如蚕种，如蛇皮，如蚊迹，如蚤斑，如汤泡，如火刺，形之无神者也。形而无神，可冀生乎？至如色也，欲如春花之在露，不欲如秋草之经霜。红白两分，明润光活，色之有彩者也；如腻粉，如枯骨，如红米饭，如猪肝色，色之无彩者也。形不有神，色不现彩，生意可知矣。呜呼神彩！其生死之门户也。

凡看痘先看元气，痘儿元气非有非无，唯心领意会耳。已如形色初善而终变恶者，元气内竭也；形色初恶而终归善者，元气内强也。元气本也，形色末也，故善者必求本。

人知痘借气血，不知痘之所藉尤有超于气血者，元气是也。盖元气盛则气血流通，而领遂，而①负戴，并行祛毒，痘必应期而开落。元气一亏，则在外者内不续，在内者外不固，毒肆妄行，或出或入，而为外剥内攻矣。调养真元，补益气血，诚治痘完策。不得已而欲攻他症，中病即已。经曰：常毒治病，十去其八；无毒治病，十去其九。

夫包血成圆者，气也，气能拘血制毒，则痘窠必圆尖而周净；附气成晕者，血也，血能附气制毒，则痘晕必光明而红活。顶陷者气之虚，塌陷者气之离，晕枯者血之虚，根散者血之离。圆也，晕也，气血之所为也。而所以成圆成晕者，气血不得专主也。

---

① 而：原作"有"，据《慈幼新书·总诀》改。

根窠者血之晕，脓者血之腐，故六日之前专看根窠，无根窠必不贯脓；六日以后专看脓色，无脓色必难收靥。此理也，势也。

无形者依有形，有形者附无形，互相依附，固天地之道，亦气血之道也。气之离不由血之散乎？故自气血交后，常观根窠为凭准。粗紧红活，生意沛然，若微细而不现、不敛且黯淡，则气将飞去而必不克制毒矣。是故内攻根散者死，内攻而根血犹附，非毒作楚，必三因致之。顶白根红，气血分也，在四五日间不分则后必作痒；顶冲根附，气血交也，在六七日不交则后必有变。至是而根白地清，起势勃勃，可不药而愈。若深红壮热，疔将作也。四日用清，六日用补，乃治常痘绳墨①。

气血有常，而不能盈于常，而能自亏于常。然亦有盈者，何也？毒壅于气，火搏于血耳。斑者，血有余也；泡者，气多甚也。经曰：邪气甚则实，精（真）气夺则虚。

凡形色大恶，气血不交，浆不成，似为死症。若精神爽朗，便食如故，而天庭上有一二颗悦目者，犹可发毒，作臭烂而愈，何者？毒在外不在内故也。

毒停肌肉则发肿，毒滞皮肤则作臭。肌肉，阳明主之，属土；皮肤，太阴主之，属金。痈肿土象，腥臭象金，亦各从其类也。

书谓红斑生，紫斑者死，黑斑、蓝斑百不救一。亦有红死而紫斑、蓝斑得生者，斑，血热也。失于解利则发斑，恶痘斑出，热所必然，无论颜色。

但天庭疏朗，形色善而斑出，又当别论。昔一斑症，诸医

---

① 绳墨：木工打直线的工具，比喻规矩或法度。

莫治，召予视之，已七日矣。斑分上中下，上红斑，中紫斑，下青斑，视其痘则绽凸疏朗，内含清水，色虽黑黯而精神爽健，视唇舌则多苔燥。予曰：失解故也，进以清凉自愈。后果然由是。书不可拘也，察形色，验唇舌，是准疗之结也。亦热毒壅甚，失于解利，内不能入，而结随道空隙之所。恶痘疗结，逆转为顺矣。但结前、后心者死，结耳门、喉下者死。辨疗有法，慎无以黑痘①作疗。黑痘犹痘也，疗则陷入肉中，形如螺盖，捏之有核，割不知痛，其白根或长寸许，医多误认靥后疗烂，生肌散治之。

痘之所恃者，血为养而气为充也。故眼鼻必欲封合，眼合则神不驰，鼻封则气不逐，神气内荣而毒不为制伏者鲜矣。抑又有微甚，塞而有涕，美之征也，鼻塞而窍外干黑者死；封而有泪，生之兆也，眼封而沿眶涂煤者死。眼封当在五六日间，若未肿过而封，后必有眼疾。痘少者不封，或封而才靥即退。

气血之分，犹清浊之本乎上下也；气血之交，犹阴阳之互为依附也。当分不分，毒结之；当交不交，毒隔之。知升阳散郁，何不分之患；知清热解毒，何不交之患。痘之形症有四，曰毒壅，曰血热，曰气虚，曰血虚。又虚实有四，表里虚实是也。见点稠密、形不尖耸、色惨黯而皮间欲出不出，此毒壅也；见点深红而渐变紫黑、夹疹夹斑，血热也；顶陷皮薄、平塌不振者，气虚也；色淡根散，或痘色与肉色无异，血虚也；身微热而有汗曰表虚，壮热无汗、喘促面浮、皮毛焦、肌肤痛，表实也；精神困倦、唇舌淡白曰里虚，狂乱气甚、渴饮善食、唇燥而舌见黄白苔者，里实也。毒壅也，血热也，同为表里之实；

---

① 痘：原作"毒"，据《慈幼新书》卷三"痘疮"改。

血虚也，气虚也，同为表里之虚。此又一而二，二而一者也。壅者疏之，热者凉之，虚者补之，实者泻之，不实不虚，以平调之。明此八者，思过半矣。虽然，辨寒热虚实，尤当用舌作纲领。

大都症候相似，气运使然也。彼与此一般症状无殊，非气运而何？故干涸者，火郁胜；吐泻而肉肿者，土郁胜；枯燥喘促，金郁胜；彼此凝伏，水郁胜；郁而不出，木郁胜。火则清之，土则平之，金则润之，水则温之，木则发之。书云：责之于症，求之于经。其此之谓乎。

谅形体用药，上工也。小儿脏腑易虚易实，体实剂过，犹为之损，况弱乎？凡痘极光泽，极荣灌，至回谢日而忽变逆，谁之咎欤？形体素虚，理宜补益，不察而爱行攻劫，使人元气一驱而出，外虽荣灌，内实耗蠹，欲不死者得乎？谅形体者非泥于形，而审形形之神也。痘陷有五，有白陷，有红陷，有灰陷，有紫陷，有黑陷。皆责气虚，而后人责以用补，误矣。彼之论陷，有深究其源，唇舌滋润、身不壮热，唯痘色迁变而陷，故责以气虚。若唇燥舌苔、壮热燎人、焦紫其色而凹陷不起，果虚乎，抑毒耶？妄执补益，犹按图索骥耳。予治陷不然，有外实则解之，有内实则清之下之，内外无症则平剂以调之。不惟治陷，即始终亦然，药随舌转，症由舌痊。呜呼！舌之功大矣哉。

舌通五内，人知之而莫之用，不由指示，临局必迷，熟知此乃用药枢纽也。药有寒者、凉者、温者、热者，令之枢纽在手，则纵横颠倒，一自我出。而是非，而利害，皆置勿论。且易虚易实，小儿也。使无定见，而谓不枉人命，吾未知前信。

治痘有四节次，务要不紊，紊则气血颠倒，火毒肆虐，而诸症蜂作矣。故惊者、狂者、吐者、泻者、斑者、疹者、腰疼腹痛者、肉肿痘不肿者、水呛错喉者，皆当发不发，毒郁三焦，停滞气道也。焦紫者、枯黑者、渴者、燥者、发疔毒者、胃烂口臭者，皆当清不清，阳明内热所致。当补不补，则为白陷、为泄泻、为痒塌、为倒靥，外剥内攻，中气虚也。

当渗泄不渗泄，则反壮热，或少食，或泻不止，或肌肉作疰疖而疤烂，何者？脾湿内淫也。

标离而异，本合而同，药当其节，变症息矣。不应四法，必三因乘之，六气外袭为外因，惊恐内动为内因，调摄失宜为不内外因。四法正也，三因奇也。奇正互用，两得之矣。

治痘症不治杂症，万古秘论也。杂症有日，痘症止两七耳。且痘中之症缘失治而作，今犹治症不治痘，将症愈甚而痘愈惫矣。

发热三日诀

夫痘不热不发，犹五谷之不热不结。身有热也，乃毒与时气相触而动，内传百脉，外注皮肤，痘未见而先兆，此乃必至者。但热有轻重，毒轻则热轻，毒重则热重，又有热五六日出者，有热一日即出者。太过则正不胜邪，愆期则气血凝滞，唯三四日身凉痘出为正。凡发热，肌肤温平潮润，唇舌滋洁无苔，声音清亮，睡中微惊，便食如故，或少食贪睡，皆吉兆也。重则反是，一发热即唇裂舌坑，烦燥狂乱，口渴恶寒，两耳灼热，两睛红，二便结，方内加玄明粉或千里马下之。恶热者单下，以苔为增减，不可拘在初热当发之说。此亦百中一二，又毋执以为常。如唇舌滋润，虽见恶症，切不可妄下损人。

发热时腹疼腰痛，四肢酸痛，皆重症。若表过痛止者吉，痛加甚者凶。发热吐泻，切不可行止法，惟吐泻酸臭，可加消导药佐之，是伤食也。惊发痘前者吉，何也？由惊阳症，痘属阴，阳被阴冲，则壅遏之患息，故吉。照前加减治之，毋服惊药，误服而冰其毒，酿害匪浅。亦有一①惊即死，此必中恶。

发热时谵语颠狂，见神见鬼，躁乱不宁，是热甚失表，外邪内毒两相搏激也。重发之则愈，舌见黄苔，非下不可。

凡脏腑郁毒，非微汗则不解，故一发热，必用汗药也。

身热，四五日不退者，知毒犹在内，务要热退为佳。

身热，四五日不退，痘影焦紫，郁郁不出，此必寒气外郁，闭塞鬼门也。令服惊蛰丸发出臭汗，则热自退，痘自出也。

一发热，头面中有大痘数点，余不出，复不除热，此名曰报痘。急用银针剔破，不去则领败正气，为留连之祸。

初发热即头温足冷、不渴、大便溏、面㿠白，或泻痢清谷，呕食不化，虚症也。

凡热时，灯照肉内有隐隐紫红块者，重；面红唇白亦重，再加形色不善，死必矣。九窍流血者死，目闭无魂，舌墨声嗄②，胸高而凸，掌文③出血，皆死症不治。

见点三日诀

见点三日，死生判矣。断于此时，方称高列。关窍唯面部为吃紧，面者诸会之首，天庭、印堂尤面部最紧要者。天庭为看痘把柄，何者？元神所归也。元神者，元气也。小儿出痘不过气、血、毒三字，气血又元气所统也。元气胜毒，开落应期；毒胜元气，内攻外剥。毒既胜矣，又安望元气之复胜哉？故此

---

① 一：原字迹不清，据近圣居本补。
② 嗄（shà 煞）：声音嘶哑。《玉篇》："嗄，声破也。"
③ 文：通"纹"。《韩非子·十过》："四壁垩墀，茵席雕文。"

处先见、先起、先贯、先靥、密而痒、惨而黯，皆死症也。毒从虚发，信矣哉。

凡见点磊落，摸得碍手，色润泽，眼部以下先见，身热渐退，吉症也。磊落碍手，稀而有神者也。色润泽，谓有彩也。天庭后见，元气固也。反是者逆。

痘初出时，三五相连者后必密，单见者稀，毒之浅深于此预见矣。

形属气，色属血，两者均可验吉凶，决生死，人何专言血而不及气？气无形难知，血有色易见。故见点三日，色如猪肝者死，如红米饭者死。如洗过旧红绸者太重，虽然面部上有数十颗有神彩者，亦可救活。不虑形恶虑无神，不虑色恶虑无彩。神绽而凸，彩润而明，恶痘中见有一二红活可爱，虽凶亦吉，何者？元气犹存也。大都自眉以上几点悦目可爱，又不琐屑，又不歪斜，虽遍体稠密，杂症百出，终不至于死。悦目二字，即予笔舌难尽馨，在学者意会。

见点头焦，面色或紫者，血分毒炽也，满天秋治之；唇燥舌苔、热见愁、黄苔起者，千里马。盖焦紫虽血热，而未必不由内热也。审之以舌，药斯当矣。

见点白如水珠者，重。若稀疏不密，其人平素色黄而兼痘起发，气至而血不至也，当与散火。倘神不内宁，痘日增多，头尖作痦子形，毒太甚也，恐非药可愈矣。若见点色白不红，不可便作虚治。白而无神，唇舌淡白，或吐或泻，虚症也。若白而起㿠色，唇舌赤红，非虚也，是伏火痘也。三日后必渐变红紫，倘作虚治，其误人不浅。见点脚冰冷者，不必虑气未下行也。

见点两日而大便尚秘，舌上无苔，知是血燥，非毒壅也。急行清解，枳壳、玄明粉治之，恐贯时咽痛，作泻而不起，方内归、芎宜倍用。

初见时大小不一，有色点如痱者，曰夹疹，救苦丹治之。又一等琐屑红点隐隐肉间，曰夹瘖，治亦同前，丹症亦然。但有此症，必正痘悦目可爱，方为瘖疹之夹，不然皆痘也，识者详辨之。

又有痘出数颗而夹疹遍身，圆净疏朗，颜色红活，现两日而尽没，众医莫不惊愕。予曰：疹也，非痘也。痘没，必阿乱烦燥，此则宁静，且正痘依然，予故知其为疹也。治以平剂，后渐愈，未没特亦难辨焉。

点见身热，毒未尽也。但所感不同，有寒气外郁者，有热毒内郁者，两者均且散之，救苦丹是其治也。内郁黄苔，加千里马。其色渐焦紫，隐隐不出，而身热壮盛，或肌肤肿亮，再加赛春雷发之。

见点自汗，有生者有死者，丹溪谓自汗无妨，指形色善者言也。若汗出而形色日变，必死，不可不辨。但治症不须以此虑，虚症也，又须看舌用药。

凡痘出不快，须审时令药之，冬则寒郁，主赛春雷；夏则热郁，主满天秋。然亦有虚实之别，唇舌滋润无苔，当从虚治。

见点色白不甚起发，唇舌淡白，或吐或泻，或腹膨，或自汗肢冷，神气怯弱，表里虚也，治从虚例。

见点在脐、在肛门四围成堆者，皆重症。

出数点即发数粒，山根上者重，才出而声遂变，或焦或哑者，尤重。

痘出数点，而面目即光亮如爪、口中气臭勃勃①冲人，其

---

① 勃勃：兴盛貌。

死甚速，后必发斑吐血而死。

见点先于眉上，或两太阳出数粒，突起光亮，少顷即没，此赋痘也，必死。

又有初出爱人，皮薄光亮，一两日即大长，是未至而至，疠气使然也，后必变痒塌而死。认为顺症，则医杀之诮①断乎难免。

凡患诸疮毒未愈，或疮毒新愈而见点于此者重，此阳毒也。但疮不干红，虽重决不死。

谓为于可为之时则从，为于不可为之时则凶，指险症也。至见点如蛇皮、如蚕种、蚊迹、蚤斑、汤泡、火刺、青黑蓝斑，身如被杖，发斑，而唇肿口臭，琐项蒙头，断腰无根，色粉白如枯骨，胸高气喘，七孔流血，面斜视如橘皮，形色不正而惊狂，并腰疼腹痛不止，可为乎，不可为乎？

凡谓断腰无根，必诸痘形色不善，如形色圆泽，即腰脚无痘何妨。

起胀三日诀

曰起胀，是点已定，毒气尽出时也。本乎上者上之，本乎下者下之，气血定位，毒被制伏，成脓矣。若白不泛顶，红不敛窠，气血毒混而为一，元气弱也。苟能察形色，验唇舌，如转柁回流，一持而正，后段②如破竹矣。

凡痘三日，先见者先起胀，后见者后起胀。根红顶白，面与目渐浮肿，鼻塞流涕，口角涎出，而眼蒙不欲开，顺候也。即不然，而两腮间有一二，起胀悦目，顶白根红，亦顺候也。

---

① 诮：责备，谴责。《书·金縢》："王亦未敢诮公。"
② 段：原作"假"，据近圣居本改。

凡起胀时色焦紫者，毒甚也；形大皮薄而起皱纹者，毒甚气虚也；满顶红者，血滞也。滞者活之，焦者清之，气虚毒甚，补而兼解散之。但面部有一二，悦目可爱，用药当节，则枯者润，薄者厚，而生意自勃勃矣。

起胀时诸痘未起，而其中先有起虚大、色如黄金者，名曰贼胀痘。痘至五日而内外症平，宜该起发退红。若不起发不退红，正气虚也。方内倍人参，加黄芪，古人以此为唤浆法。

当起胀时有一等光活可爱，娇嫩艳观，手捻之则破，灯照如琉璃，此假胀，又名空欢喜。急救表，或可幸治，迟则必痒塌而死。

又四日起大駚①，亦非吉兆，何者？表虚毒甚也。七日后肿退、倒靥，皆此之变，遇此须分虚实预防之。

又有一等至五日而即带黄色，假浆也。不信请以神彩办之，有神有彩者为真浆，此则无也。或补或泻，唯舌是准。

起胀时痘上有小孔，不黑不白，曰蛀痘。用保元汤加丁、桂服之，其孔一密，其痘自起。

痘出五六日，眼不封、鼻不塞而大孔时下气者，逆也，轻痘无妨。

大都痘出五六日，气血不分，颜色焦紫，面红肿如瓜而痘伏，或犹烟云罩定，或舌白至唇湿处者，曰内溃。或遍身发紫泡，或闷乱不宁，叫哭不已，腰腹犹痛，皆死症也。虽然，亦有形色本善、调理失宜而然者，又有误饵汤药而致者。

贯脓三日诀

痘出七日，阴中之阳尽付于外，内则空虚如釜中甑内之气，

---

① 駚（yǎng 痒）：跳跃前进。

妙不可言。阳起一分，阴亦长一分，故其浆也则宜渐而黄，根下血晕亦宜渐而紧，如线围定，不铺散，不灰黯，昼夜痛楚，饮食倍常，大便少，身微热，吉症也。反是者逆至。是欲决生死，唯视血晕聚散、脓色真伪耳。真者宝色烨烨①，手捏黏丝，伪则土黄也。聚者，气拘血而化毒也。散则气虚散而真气将竭，血晕全无者死。脓者，毒所化也。诀曰：六日以后，专看脓色。故脓有者生，无脓者死。使或有或无，而脚根不红，或连肉灰红，作痒烦燥，目闭后开，作泻干呕，不食少睡，气虚不能拘血，化毒也，急峻补之。倘此时尚见黑苔有刺，生意绝矣。不唯不容补，即补之何益。

浆行七日，肿要过颈，浆要过胸。肿者，毒外出也。言过胸者，从上下也。至阳物亦要贯，乃宗筋之会也。两脚不贯不妨，又两臂亦宜满。不然，临收时必不食而生他变。手臂，脾所主也。

痘出七日或大泻者，气陷也，急补涩之。若浆色正，而根血一线紧紧绕定，虽泻无妨。浆色不正，血散②不敛，毒在内也。七日毒尚在，如命何？

若正痘依然根晕红活，精神饮食清健而泻，此阳症也。不妨但看舌，用兼止之药而愈。

至八九日浆行似足，忽眼开而陷，毒内攻也。内攻者必闷乱烦燥，根晕飞散，若无是而唇舌洁净，方内加桂、附治之。唇燥舌赤，内加连、芩解毒治之。

有一等，至八日充灌饱满，扑摸不破而剔破无脓，毒陷伏

---

① 烨（yè 夜）烨：明亮，鲜明。
② 散：原书字迹不清，据近圣居本补。

也。不可作顺痘误人，服赛春雷是正法也。若数服而犹硬无脓，根晕不活，生意可知矣。然此必神不内宁，若神宁痘少，不必药治。

贯脓时作痒，十常六七，并准以唇舌药之。但爬破成坑者，或干而无水者，皆不治。

痘行浆作痛，火热也，亦吉兆也。丹溪曰：诸痛为实。是气滞作痛，方内加枳壳、山楂治之；血热作痛，方内加芍药、生地治之。

八九日寒战切牙，虚极也。唯峻补而已，此外无法。若头摇、牙颤、目闭、无魂者，不治。

又八九日有等土黄而硬者，往往作正浆目之，不知此为阴阳失政，致浆注于中，板腻死塞而黄硬也，俗呼曰板黄痘，须急辨舌治之。古有曰：珠不在大，在乎体之明；浆不在足，在乎色之正。土黄者，黄而无彩者也。又有贯脓充足，至九日大便忽欲去不去，阳明血燥也。方内倍加当归以润之，不治则靥落之后，非滞下必干热而死。

灌脓发泡，气过甚也。本方加白术、茯苓渗利之。擦破水出而不能包者，败草散掩之。八九日最忌皮薄浆清，皮薄则嫩而易破，浆清则水而不脓，书曰：浆假毒成，毒从浆化。若此而幸成者，未之有也。凡皮薄浆清，至九日而躁乱不宁，生死可隔壁断矣。周岁半岁者，又不必至九日。若七日便蹬打不定、揩破不干，万不救一，何者？痘以七日为界，七日以前气血外行，七日以后气血内入。外行时尚不欲留毒，矧内入时乎？故七日后躁乱者，毒攻也，毒攻内者必死。

凡灌脓时额上如汤泡，皮肉尽赤而干者死，诸痘才贯而两唇先黄硬者死，擦破无脓血者死，擦破而疮痕隐然有生意者，秽触也，不当作死症论。

结靥三日诀

痘至十日，毒解矣，脓亦转黄，作苍蜡色。元气实者，痂必循次而结，如口角与阳物先结，正收也。身渐轻快，肿渐清解，眼蒙蒙而欲开，食倍常，便如故，从上至下而收，结痂厚，色红，大事毕矣。不然，犹未可以为喜。结痂时忽忽发热者，蒸浆作靥也，不必虑。

凡一时痂尽，一痂即落者，毒火烁也，急解之。此症必脓未充足，若声哑烦闷，喘促不食，死期迫矣。否则，必发痈毒而解。

痘至十日，正收靥之期，靥而不靥，非气虚必血热也。气虚，方内加参、芪、丁、桂治之；血热，方内加芩、连解毒治之。气虚血热，唇舌红不红辨之也。亦有时令致然者，时之寒也，用温剂以敛之；时之热也，用凉剂以清之。

凡不及期眼开者重，轻症不拘。又过期眼不开者亦重，十二日眼开期矣。

当结靥时渴饮无休，津液竭矣，方内加生脉散主之。若渴甚而下泻，尤重者，为难治。凡治渴，切勿利小便，便愈利而渴愈甚矣。

十日九日半痂、半不痂，作泻者，不必虑，乃阳气内回，非贯脓时比也。方内倍白术、茯苓治之，切忌涩剂。倘不知误用，后必不食而痢。

十二十三日有形，如火烧烟熏者，生死最决。若音不清，食不入，破处干枯，烦乱不寐，死症也。音清能食，睡卧安宁，爬破淋漓，神舒气爽，生症也。又当分虚实治，唇舌洁净，温补兼清解之；唇燥舌苔，单解之。解而苔去，继以平和，则攻补两尽矣。

凡当靥时而流浆不已，为过表故也，然亦有饮水淫湿致然者。两者皆方内倍白术、茯苓，加防、苍燥之。或腐烂而和皮脱去者，倒靥也，方内加人参、丁桂主之。破者复灌，消者复肿，空处复出一层，治功也，俗呼曰翻空痘。逆症有此，大吉也。靥后腮红、唇干、面色带紫者，肺痈将作也，连翘饮治之，桔梗、知母、百合、麦冬宜常服。

痘至结靥未及结痂时，必定作气息者，第①腥臭者佳，尸臭者死。全无气息，知有余毒也，须解之。

额与足迟靥者，独阴独阳也；额与足先靥者重，反阴背阳也。当靥之时，凡见腹胀气喘，咽烂不食，或唇白至舌，泄泻闷乱，昏沉不省，作坑尸臭，目中无神，寒战噤牙，手足摇动，皆死症也。间有一二不死，亦幸活耳。

落痂余毒诀

痘至落痂，一大事工案了手矣。子尚有言否？曰：是何言也？末路难恃，功亏一篑，正此之谓也。如痂久不脱，或堆如鸡屎，薄如竹膜，泡发丹缠，痛肿疔溃，或疹，或麻，或呕吐作渴，或赤白痢，或咳嗽，或虚烦不眠、坐立微颤、唇不盖齿，咽哑腹痛，或热，或发痒，而形色粉红，非险乎？又如破而不贯，坑陷干枯，惊搐无魂，走马牙疳，目暗吊白，或胸高而喘、战掉不休，疤痕之色皆粉，自不红，非逆乎？且气血初定，相火易煽，即靥后疤红，而不禁辛热，犹致目疾；不避风寒，犹发疮痍；不节饮食，犹成吐痢诸症，子何以无事目之。

---

① 第：但。

靥渐结渐落，色明而厚顺也。或粘肉不脱，或嵌入肉中，或半粘半揭，或痂半有衣，或薄如竹膜，色煤黑者，险也。有虚实寒热，实而热者，连翘饮主之；虚而寒者，方内加参、芪、肉桂治之，治瘢色亦然。紫红者实也，粉红者虚也，粉白者气血衰也。气血衰，服药不转者死。

痘后痈毒，非痘之过，乃医之过也。当发不发则成痈，不当补而补则成痈。痈者，壅也。元气内实，毒不能留，故寻窍而出。经曰：营气不从，逆于肉里则生肿。是矣！曲池、委中，三阴交会之地，毒多壅此，虚故也。然有实者、有虚者，形体怯弱，食少微热，肿处不痛，虚也；形体壮盛，身热能食，痛叫不已，实也。虚者流气饮，实者连翘饮，外并以必胜膏贴之。溃而出脓，大补汤；久不收口者，生肌膏涂之。凡多痈不食，呕泻不休，睛慢唇白而脓出清水者死。靥后病目，俗皆谓目中出痘，加果痘也，胡不见报痘成脓而遂结痂耶？此症亦医之过也。古云热蕴于肝则目病，确言也。有赤肿而痛不能开者，赤肿，凉肝散；翳膜，凉隔散。切忌点药，睛突瞳陷，不能治矣。痘初出而即用护眼法，乌有后患？

凡口疳皆胃热致之，有轻者重者，有死不治者。满口白糜，或红点簇，轻症也，灵枣丹吹之；唇舌肿硬，牙龈黑烂成疳者重也，内服甘露饮，外吹灵枣丹；烂入喉者，亦以药吹之；色如干酱，臭烂日甚，而鼻发红点者死，俗名走马疳，然此亦医之过也。

痘后腹痛甚重，须分治之。伤食，和中丸；余毒，连翘饮；血虚，本方去翘、桔，加参、芪、干姜治之。腹痛见舌白者死，元气竭也。

惊发痘后，书云莫救者，是目闭无魂，更兼吐泻、唇白、肢冷，如热甚，小便闭塞，或素有惊疾，又非不可治者。痘后出瘄①，名曰痧，盖痘落发此，吉兆也。不可作寻常痧麻治，只消疏风之剂，丹与瘾疹亦然。

痘后浮肿，囊大如钵，毒匿皮肤，以连翘饮加腹皮、茵陈主之。有加枳壳，倍柴胡。

立 方

三豆汤 治天行时气，广出痘疮，日日服之，出时必少。

小赤豆 黑豆 绿豆各五钱 甘草节一钱

水煮熟，任儿食之，久服则不出矣。

胡荽酒 治痘疮初发，喷之。

胡荽一握，酒煎一二沸，去渣，乳母含口内喷之，从顶至颐、身足，涂擦周遍，满房门户洒之。

解肌败毒饮 治痘疮初起，三日内服。

柴胡 防风 独活 前胡 荆芥各八分 蝉蜕 桔梗 薄荷 川芎 紫苏 紫草各六分

葱白三茎、胡荽一握，煎服。

鼠粘子汤 治痘疹稠密、身热等症。

鼠粘子 当归 甘草 柴胡 连翘 黄芩 黄芪 地骨皮各等分

水煎，不拘时服。

人参透肌散 治虚而有热，虽能出快，长不齐整，隐于肌肤者。

人参 白术 白茯苓 紫草 当归 白芍 木通 蝉蜕 甘草 糯米各五分

---

① 瘄（cù 促）：痧子。

水煎，不拘时服。

犀角地黄汤　治血热痘，初出太热，大便黑粪，或鼻衄，小便出血方见伤寒门。

保元汤　治痘疮初出，圆晕成形，干红少润，然毒尚浅，急服此剂。

人参二钱　黄芪　甘草各一钱

水煎，不拘时服。

紫草散　治痘疮黑陷，气血虚弱，痘疹不起。

紫草　甘草　黄芪　糯米各一钱五分

水煎，温服。

益元散　治痘疹烦燥作渴，调下二钱方见伤寒门。

流气饮　治虚而结痈者。

当归　川芎　赤芍　黄芪　人参各五分　甘草节　广木香　紫苏　乌药各四分　桔梗　厚朴　枳壳各三分

水煎服。

十神解毒汤　治见点三日，身热等症。

丹皮　红花　赤芍　川芎　当归　生地　木通　桔梗　连翘　甘草等分

淡竹叶十片，煎服。

生脉散　治气虚口干舌燥方见中暑门。

连翘饮　治热毒蓄内，痘不肯出齐。

黄芩　黄连　黄柏　山栀仁　大黄　石膏　蝉蜕　牛蒡子　红花各八分　升麻三分

灯心三十茎，煎服。舌上无苔，去大黄。

和中丸　治痘后伤食、腹痛等症。

陈皮　厚朴　枳壳　麦芽　山楂肉各一两五钱　白茯苓　白

术各一两　神曲三两

　　上为末，神曲打糊为丸，每服二钱，滚白汤下。

　　醍醐饮　治见标太重，以此托之。

　　当归　桔梗　白术　川芎各一钱　熟地一钱二分　桂枝六分

　　水煎，温服。

　　大补汤　治毒流脓不止，气血两虚。

　　人参　白术　白茯苓　甘草①　当归　川芎　白芍　熟地
黄芪　肉桂　白芷　连翘　金银花各等分

　　水煎，温服。

　　救苦丹　自发热至见点，多获其效，四日前毒甚者服。

　　羌活　防风　升麻　麻黄　生地　吴茱萸　黄柏　连翘各五
分　当归　黄连各三钱　川芎　藁本　酒芩　生芩　苍术各二钱
细辛　甘草　白术　陈皮　红花各一钱

　　上为末，蜜丸，龙眼大，每服量人大小，加煎剂内同服。

　　满天秋　自发热至起胀，时有热症者皆可服。

　　石膏一两，煅　茜草　寒水石　人中白各三钱　甘草　红曲各
二钱五分　郁金　紫草茸　辰砂各二钱

　　上为末，每服三钱，灯心汤调下。

　　赛春雷　治红紫焦枯，或因风寒，痘不起发，内热壅甚，
痘郁不出，自②畏热七日前，皆可服。

　　麻黄　紫草各一两　甘草　白附子各五钱　僵蚕　蝉蜕各三钱
穿山甲一钱五分　蟾酥一钱　蜈蚣一条，炙　全蝎八分。共为末

　　上末，另以麻黄二两，紫草、红花各一两，酒、水各一碗，

---

　　①　甘草：原作"草甘"，据文义乙正。
　　②　自：原作"皂"，据近圣居本改。

煎去渣，再熬成膏，入蜜三两，再略熬，同前末捣丸，如龙眼大，每服一丸，灯心汤化下。

热见愁　凡见唇燥舌苔，即宜服之。

烧人粪一两　黄芩　黄连　黄柏　山栀俱酒炒。各一两　升麻三钱

上为末，每一二钱，量人大小，加入煎剂同服。

千里马　疏泻之剂，无舌苔不可服。

大黄一两，酒浸过　红曲五钱，炒　川芎　乌药各三钱　蚯蚓去泥土，一两

上为末，另以大黄四两熬膏，加蜜少许为丸，如龙眼大，每服一二丸，入煎剂同服。

一丸春　治一切顶陷不贯者。

天麻　僵蚕　天花粉各三钱五分　全蝎　甘草各二钱　象皮光乌各三钱　礞石　朱砂　狗宝各一钱　牛黄五分　麝香三分

上为末，元米饭①为丸，如龙眼大，朱砂为衣，每服一丸，临卧时酒浆化下。

敛脓散　治当靥不靥，以此收之。

黄芪蜜炙　枸杞子　白芷　甘草　何首乌各一两，蜜炙

上为末，每服二钱，米饮调下。

护眼膏　治见点两眼肿赤，肝脾二经热甚，以此涂之。

甘草　黄柏　大胭脂各一两，共为末　绿豆五合，水五碗，浸一昼夜，去豆

以绿豆水加红花四两，煎至二碗，去渣，入前末成膏，涂眼眶上下。

---

①　元米饭：即糯米饭。

凉隔散　治痘后羞明怕日，翳膜遮睛。

当归　川芎　柴胡　黄连　龙胆草　防风　蝉蜕　密蒙花各六分

上为末，以豮①猪肝一两切片，同煮服。

四圣丹　治七日外有疔，以此点之。

珍珠三分　莞豆四十九粒　男发煅灰存性，一钱　雄黄六分　冰片一分

上为末，以紫草二两、麻油熬膏调点。

必胜膏　专贴肿毒，每日两换。

葱白不拘多少，捣烂，入蜜和作饼，贴患处。

灵枣丹　治走马牙疳并一切口疳，吹之立效。

小青蛤蟆三十个　生矾一钱　南枣去核，五枚　铜绿一分　麝香三厘

上共捣烂，盐泥封固，火煅存性，去泥，为末，吹之。

绵茧散　治痘后烂不收口。

绵茧二十个，以生矾装满为度，火烧炙干，为末，每一两，密陀僧五钱、白芷二钱。

上为末，白蜜调敷。

生肌散　治靥后疔溃成坑，内见筋骨者。

赤石脂　伏龙肝　轻粉　黄柏　血竭　杭粉各一钱　黄丹发灰　乳香　没药各五分　冰片三分　密陀僧一钱五分

上为末，掺上，如有臭气，加阿魏三分。

熏痒法

茵陈　白及　荆芥各等分

---

① 豮（fén 坟）：阉割过的公猪。《说文》："豮，羠豕也。"

为末，以纸条熏之。

逐蛆法

以丝瓜捣汁，噙喷痘上，其蛆自出。

又方：以柳叶铺床。又有皮厚不能出者，用银针挑破，滴油入内，蛆见油即出，外用花椒水浴之。

痧麻门①

夫痧麻出自六腑，先动阳分，而后归于阴经，故标属阴而本属阳也。如未出时、或已出而出之不畅者，即当发散，必先明其岁气。如时令温暖，以辛凉之药发之；时令暄热，以辛寒之药发之；时令严寒，以辛热之药发之；时令或寒或热，以辛平之药发之。但发得出则毒尽解，若发不出，再加药发之。要其大纲虽是热症，然不可骤用凉药，恐遏绝邪气于内而不得出，多有不救者，宜解毒发散为主。若发热之时遍身汗出者，此毒从汗散；有鼻中血出者，此毒从血解；若上吐下利，则毒从吐利解。俱不可遽止，若太过，斟酌止之。痧已出，其色喜红润，极忌紫黑。如有咽喉肿痛，不能饮食者，此毒火拂郁，上熏咽喉也；咳嗽、口干、心烦者，此毒在心肺，发未尽也。痧已出而泻尤不止者，最为恶候；出已遍身而尤拂拂②烦热，频作呕吐者，此毒未尽，留连于脾胃之间也。

立 方

解毒汤 治痧症初起，天时温暖。

防风 薄荷 荆芥 石膏 知母各八分 桔梗 甘草 牛蒡

---

① 门：原无，据目录补。
② 拂拂：散布貌。

子　连翘　木通　枳壳各六分

淡竹叶甘片，煎服。

清毒汤　治初起，夏月大热。

黄连　黄芩　防风　荆芥各一钱　桔梗　石膏　玄参　木通
山栀仁各八分

淡竹叶甘片，煎服。

化毒汤　治痧症初起，冬月寒冷。

桂枝　麻黄　赤芍　防风各八分　荆芥　羌活　桔梗　人参
川芎各五分　牛蒡子一钱

生姜三片，煎服。

清宁汤　治痧①症，汗出太多、鼻血不止。

当归　连翘　石膏　黄连各一钱　生地　麦门冬　玄胡各七
分　甘草二分

浮小麦一钱，煎服。

玄桔汤　治痧症咽喉肿痛。

玄参　桔梗　牛蒡子　连翘　天花粉　甘草各一钱

淡竹叶②甘片，煎服。

清金饮　治痧症咳嗽、口干心烦。

天花粉　桔梗　桑皮　知母各七分　玄参　连翘　干葛各
八分

灯心三十茎，煎服。

必胜饮　治痧已出而泻不止。

陈皮　厚朴　苍术　白茯苓　牛蒡子　泽泻　木通各八分
生姜一片，食前煎服。

---

①　痧：原无，据上文补。
②　叶：原无，据上文补。

和荣散 治痧已出，浑身发热。

当归 川芎 生地 麦门冬 白芍 木通 甘草各八分

灯心三十茎，煎服。

灵功饮 治痧后痢疾。

当归 黄连 川芎各八分 人参三分 广木香 枳壳 滑石 槟榔各六分 甘草一分

灯心三十茎，食前温服。

治痧发不出：

葱一握，捣汁一盏，入酒浆一盏同服。

又秘方：樱桃核四十九粒，甘草五分，煎服。

痧出紫黑：

急以人粪烧存性，酒调五分，立刻变红。

疮疡科

诸痛痒疮疡皆属心火，则疮疡之疾非外得也。而昔人列之为外科者，以形症在外，非若内症之无形可见也。然外之所成皆内之所发，未有不由脏腑而出者，其可视以为外症而忽之乎？疮疡之中，痈疽为甚，而大疔之毒尤甚于痈疽。故治大疔者，十活其一二；治疽者，十活其五六；治痈者，十活其八九。惟毒有浅深，故治有难易耳。然何以辨其痈疽、大疔哉？亦视其肿之高下、地之广狭、脉之浮沉而已。盖痈者，壅之义也。气血为毒所壅，瘀而不行，故发而为痈。其初发之时，必洒淅恶寒而身微热，多生于背与顶。在背之上部，或左或右，为上搭手；在背之下部，为下搭手①。或为正发，生于脑后者为对口，

---

① 为下搭手：原无，据上文例补。。

比之上下搭手尤为毒也。凡痈皆焮①然热而肿高，其势易大，其根不甚深，从乎阳也。疽者，沮之义也。气血为毒所阻，滞而不行，故发而为疽。其初发之时亦洒淅恶寒，先觉麻痒如痦瘟之状，按之内实，手推不能动，多发于背腰、肩隅之间及小腹、胸旁，其发股足之间者名附骨疽。凡疽皆肿不甚高，势不易大，而其根反深。惟发于背心及股者为至重，乃五脏所发，从乎阴也。疔者，丁之似也，犹钉之在木，拔之不能出，摇之不能动，其根至深，其毒至甚，其头至硬。其初发之时反不知痛痒，但不觉麻木，外虽如麻，里则如瓜，及其势甚则痛苦异常，应心入胆而不可忍，乃五脏六腑所发之火煅炼已久，并合于一处。而生疔者，多见于面部、骨节之间，而究其毒之所从来，多由于饮食服饵之中。经曰：膏粱之变，足生大疔。凡肥甘厚味、炙煿煎熬之物最能助火，嗜味之人恣供口腹，醉之以酒，劳之以色，脾土于是乎燥烈，肾水于是乎枯竭。积之既久，留于五脏，布于六腑，火郁而不散，乘其气血所虚之处而发之，根抵于内而烦炽于外，其毒甚于鸩鸟。试割其肉以饲鸡犬，立见其毙，此大疔之所以多死也。若夫似疔而非疔者，则俱以肿毒治之，而无大害。然三者之脉何以辨之？盖浮而数者，毒气在表，故知其为痈；沉而数者，毒气在里，故知其为疽；若沉而又滑、数而弦急者，必疔也。此皆有形之可见者，虽其治有难易，犹可因其症而施之。至于肠痈、腹痈、肺痈之类，皆为内痈，其状与癥瘕、痞癖无异，苟或以为内科之症而进以削坚破结之剂，所治非其所忍，几何而不殒人之命也？大法：疮疡之在外者，初发无如一灸，艾烟一透，其毒立效，若延至六七

---

① 焮：原作"掀"，据文义改。

日则不可灸矣。毒之浅者点之，毒之深者决之，毒之尤深而针刀所不及者则烙之，未成毒脓则用化毒，既成脓则用托里。此外，在人之临症机变矣。

发背门

阴发难治，阳发易医。为治之法，或疏散，或消毒，或针烙，或内托，或外消，或泻，或补，随其虚实寒热而调治之。又当辨其五善七恶，如痛息自宁，饮食有味，一善；便利调匀，二善；脓肿自消，色鲜不臭，三善；神彩光明，声音清朗，四善；体气平和，为之五善。腹痛而渴，泻利无度，小便如淋，一恶；脓大溃，焮肿犹甚，臭败莫近，二恶；喘粗气促，恍惚嗜卧，三恶；毒气攻心、药食呕逆，四恶；声嘶色脱，面目如垢，唇青鼻黑，四肢浮肿，五恶；小便不通，烦燥时咳，六恶；四肢沉重，未溃先黑陷下，为之七恶。

立 方

神授卫生汤 治发背，并脑疽、对口诸恶毒。未成者即消，已成者即溃，药性平和，功效甚速。

羌活 防风 白芷 穿山甲 沉香 红花 连翘 石决明各六分 金银花 皂角刺 当归尾 甘草节 天花粉 乳香各八分 大黄酒炒; 二钱

水煎，食远服。

消肿托里散 治发背不拘上下左右，并一切痈疽肿毒。

人参 赤茯苓 白术 滑石 桔梗 金银花 荆芥 山栀当归 川芎 黄芪各一钱 赤芍 苍术 麻黄各七分 大黄三钱黄芩 防风 甘草 薄荷 连翘各八分 石膏 芒硝各一钱五分

水、酒各一钟，煎服。

灸法：如发背初起时，背上微有红肿重坠，即是发背，以此法立时消散，屡屡效验。

用河边水中泥先挖去一尺许，再取一大块，同人粪杵极熟，做一饼，如碗大，顶上以针通一细孔，放在患处，外用艾火灸之。如痛灸至不痛，不痛要灸至痛住。

熏发背奇方　治发背七日后，未成者自消，已成者自溃，不起发者即发，不腐溃者即腐。

雄黄　朱砂　血竭　没药各二钱　麝香五分

上为细末，每用三分，绵纸裹药为捻，长尺许，以麻油润透，照火，离疮半寸许，自外而内周遭，徐徐照之。初用三条，加至五条，候毒势渐消渐减。

散毒饮　治发背三五日间，身上洒淅恶寒，疼痛急胀，如未成脓即消，已成即溃，调气血，和脾胃，使毒不攻心。

乳香　没药　天花粉　黄芪　防风各一钱　当归　白芷　桔梗　穿山甲各一钱二分　皂角刺　连翘　陈皮　金银花　牡丹皮　川芎各八分

水煎，食后服。

蜡矾丸　治发背痈疽，并一切肿毒。服之能护心膜，毒气不能攻心。

黄蜡一斤　明矾八两，研末　朱砂八钱，研细

先以蜡熔开，入明矾末搅和，投水中，众手丸如绿豆大，朱砂为衣。每服百丸，白滚汤下。

生肌丸　治一切发背疽毒。服此长肉收功。

黄蜡一斤　乳香研细　没药研细　血竭各二两，研细　象牙末四两

先用蜡熔化，再入乳、没等药，和匀，投水中，众手丸如

绿豆大。每服百丸，一日二服。

吸毒竹筒 治发背痈疽肿毒，以此拔出脓血恶水。

苍术　白蔹　厚朴　艾叶　白及　乌柏皮　芽茶　白蒺藜各等分

如法用竹筒六七个，长二寸，一头留节，削去青，令极薄，随大小用之，以药煮筒十数沸，煮干为度，乘筒热按上，紧吸疮口，脓水满自脱落，不然，用手拔脱，更换别个竹筒。如此三五次，毒尽消矣。

托里定痛散 治发背溃后血虚，余毒未尽作疼。

归身　熟地各二钱　乳香　没药　川芎　白芍各一钱，酒炒肉桂　粟壳各一钱五分，泡去筋膜，蜜炒

水煎，食后温服。

五宝饮 治发背不肯收口，作疼作痒，服去即收功。

金银　黄芪　甘草　归身　人参各二钱

水二钟，煎八分，食后服。

生肌神秘散 治发背将收功，掺上腐肉即去，新肉即生。

白升药一两　轻粉　铅粉各一两二钱　银朱　珍珠豆腐内煮过。各四钱

上为极细末，掺于疮口。

十全大补汤 治发背已溃，寒热往来，或作疼痛脓多，或自汗盗汗、气血两亏、神思倦怠、疮口不敛。

人参　黄芪　川芎　白芍　当归　肉桂各二钱　熟地　白茯苓　白术　甘草各一钱五分

黑枣五枚，食前煎服。

痈疽门附脑痈、肺痈、臀痈　附骨疽

凡痈疽，缘阴阳相搏而生。盖气属阳，血属阴，血行脉内，

气行脉外，相并周流。寒与湿搏之则凝滞而行迟，为不及；热与火搏之则沸腾而行速，为太过。气得邪而郁，津液闭结，为痰为饮，积久渗入脉中，血为之浊；血得邪而滞，隧道路阻隔，或溢或结，此阴阳不能和畅，则痈疽恶毒从此生焉。

立 方

真人活命饮 治一切痈疽肿毒。初起服此，止痛，立消散毒。

当归尾 赤芍 防风各二钱 白芷 天花粉 穿山甲 乳香 没药各一钱 皂角刺 浙贝母 陈皮 金银花 甘草节各一钱五分

头生酒、水各一碗煎，随其疽毒上下，以分饥饱服，服后再饮酒数杯。

飞龙夺命丹 治一切痈疽，并发背、疔疮、对口、无名恶疮。未成者服之立消，已成者服之即溃，疼痛者服之立止，此丹乃恶症中至宝。

蟾酥酒化开 乳香 没药 朱砂为衣 铜绿各二钱 明雄黄三钱 胆矾 寒水石各一钱 麝香五分 蜗牛二十一个，连壳用 轻粉五钱 血竭一钱 蜈蚣一条，酒浸，炙黄色，去头足

上为末，以蜗牛研为泥，加葱汁和丸，如绿豆大，每服三丸，先用葱白三寸令病人嚼烂，放手掌中，将丸裹在葱白内，用热酒送下，于被覆暖取汗。如未有汗，又饮酒数钟以助药力。

立溃拔毒膏 点破诸般恶毒，痈疽疮疖。

糯米一两，南星、当归、赤芍各三钱同炒 硇砂 斑蝥各三钱 好石灰一两，皂角烧烟熏，共为末 桑柴灰 真炭灰 皂角灰 毛竹去青，煅灰 芝麻楷灰各三两

上以五样灰淋汁，锅内慢火熬之，面上起白霜为度，调前四味点于患处。

太乙神应膏　治发背痈疽，疔疮肿毒，跌打损伤，心疼腿痛，一切外科百病，无不效验。

川乌　草乌　黄连　黄柏　赤芍　白芍　玄胡索　当归尾各二钱　良姜　木鳖子　僵蚕　乱发各五钱　紫荆皮　地龙　石南藤　穿山甲　白芷　川芎　白牵牛　槐花　五倍子　地骨皮　杏仁　花椒　大茴香　茅香　玄参　苍耳子　桂皮　南星　瓜蒌仁　苦参　苍术　五加皮　防风　熟地　密陀僧　丁香　内消①　生地　藁本各一钱　何首乌　细辛各二钱五分　江子②三十粒，去壳　蓖麻子三十粒，去壳　旱莲草　人参　百药煎　黄芪甘草节　羌活　五灵脂　独活　地蜈蚣根各一两

前药各为咀片，用麻油一斤半浸二宿，入铫内文武火熬至黑色，滤去渣，却将后药为末，次第加入：

广木香　安息香　琥珀　芸香各二钱　乳香　没药　血竭降香　韶粉　自然铜各一钱五分，醋淬三次　桑白皮　白及　白蔹雄黄各五钱　黄丹六两，夏月加三两，炒黑色

上各为末，入油，次下黄丹，以槐柳条不住手搅，滴水成珠为度。诸品要选真正道地者，虔诚煎熬，自然应验。

千金内托散　治痈疽恶毒，未成者速散，已成者速溃。此方活血调气，祛风解毒，和脾补虚。

黄芪　人参各二钱　防风　厚朴　当归　白芷　薄桂　川芎甘草　桔梗各一钱

酒煎，温服。

紫金锭　治一切痈疽疮疖、发背恶毒。每服三钱，酒磨送

---

① 内消：不知何物，待考。
② 江子：巴豆的别名。

下，外以磨敷上，其毒渐渐消散方见痰门。

［附］脑痈

立 方

黄连救苦汤 治脑痈初起，憎寒发热，头面耳项俱肿，服之立消。

黄连　赤芍　桔梗　金银花各一钱五分　升麻八分　柴胡干葛　川芎　当归尾各一钱二分　连翘　防风　羌活　黄芩　甘草各二钱

水二碗，煎八分，临服加酒一钟，食后服。

保安汤 治脑痈已溃，流脓，内痛，饮食减少。

黄芪　麦门冬　藿香各一钱二分　当归　白茯苓　川芎各一钱五分　桔梗　半夏　陈皮　白术　甘草　人参各一钱

黑枣五枚，食后煎服。

飞龙夺命丹 治脑痈初起，洒淅恶寒，头脑胀痛，日服二次方见前。

十全大补汤 治脑痈已溃之后，脓水出多，气血两虚，精神短少，饮食少进，烦燥不眠，日晡潮热方见发背门。

［附］肺痈

立 方

平肺饮 治肺痈初起，咳嗽气急，胸中隐隐作痛，呕吐脓痰。

人参　麦门冬　赤芍　槟榔　赤茯苓　陈皮　桔梗各一钱甘草五分

水煎，食远服。

清肺饮　治肺痈，咳吐脓痰，胸膈胀痛，上气喘急，发热。

银柴胡　玄参　陈皮　桔梗各一钱　白茯苓　地骨皮　麦门冬　薏苡仁　人参　甘草　瓜蒌仁各八分

灯心三十茎，煎八分，食远服。

排脓散　治肺痈，已吐腥臭之痰，服此排脓补肺。

黄芪　白芷　北五味　人参各三钱

上为细末，每服三钱，食后白滚汤调下。

八宝饮　治肺痈，咳嗽日久，痰带腥臭，身热虚赢。

白茯苓　桔梗　贝母　人参　北五味　天门冬　胡黄连　熟地各等分

水煎，食后服。

［附］臀痈

臀痈生于小腹之后，位远僻奥，气亦罕到，血亦少来。凡生是痈者，乃湿热凝滞聚结而成此毒也。

立　方

活血散瘀汤　治臀痈初发，红赤肿痛，重坠如石，及大便秘涩。

川芎　当归　防风　赤芍各一钱　苏木　连翘　天花粉　皂角针　红花　黄芩　枳壳各一钱二分　大黄三钱

水煎，食前服。

十全大补汤　治臀痈出脓后，服十余剂，外贴太乙膏方见发背门。

内消沃雪汤　治臀痈未得出脓，坚硬肿痛不可忍者。

青皮　陈皮　乳香　没药　连翘　黄芪　当归　甘草节

白芷　射干　天花粉　穿山甲　贝母各一钱　白芍　金银花　皂
角刺各八分　广木香五分　大黄三钱

水、酒各一碗，煎服。

［附］骨疽

黍米寸金丹　专治附骨疽并诸肿毒，神效。

乳香　没药　雄黄　狗宝　轻粉　乌金石各三钱　蟾酥　硇
砂各四钱　白粉霜水银升炼　黄蜡各五钱　鲤鱼胆三个，阴干　狗胆
一个　白丁香四十九枚　金头蜈蚣七条，酥炙黄色　人乳头胎者佳

上为末，先以乳、蜡二味熬成膏，同药为丸，如绿豆大。
大人三丸，小儿一丸，重者五丸，葱汤送下，衣被密盖，出汗
为度。

当归拈痛汤　治附骨疽，因湿热下注，腿脚赤肿，痛不
可忍。

羌活　当归　防风　茵陈　苍术各一钱　苦参　升麻　白术
各七分　葛根　甘草　黄芩　知母　泽泻　猪苓　人参　黄柏各
五分

水煎，温服。

托里黄芪汤　治附骨疽，初起肿痛，外贴太乙神应膏方见
本门。

黄芪　当归　柴胡　木瓜　连翘　羌活　肉桂　生地　黄
柏各等分

水、酒各一钟，煎服。

羌活防己汤　治附骨疽初发于太阳、太阴、厥阴分者。

羌活　川芎　苍术　防己　木香各一钱　连翘　射干　甘草
赤芍　木通　归尾　苏木各一钱二分

水、酒各一钟，煎服。

黄连消毒饮 治附骨疽在腿外侧，坚硬漫肿作痛，不能行步。

黄连 羌活 黄柏 黄芩各一钱二分 防己 生地 防风 归尾 知母 独活 陈皮 黄芪 人参 苏木各一钱

水煎，温服。

十全大补汤 治附骨疽将愈时，服十余剂，永无他患方见发背门。

乳痈门附乳岩、肠痈、囊痈

夫乳病者，乳房阳明胃经所司，乳头厥阴肝经所属。乳子之母不善调养，以致乳汁浊而壅滞，因恼怒所伤，气滞凝结而成痈毒。又有忧郁伤肝，思虑伤脾，积想在心，所愿不得志者，致于经络痞涩，聚结成核。初如豆大，渐若棋子，半年、一载、二载、三载，不疼不痒，渐渐而大，始生疼痛，痛则无解。日后肿如堆粟，或如覆碗①，紫②色气秽，渐渐溃烂，深者如岩穴，凸者若泛莲，疼痛连心，出血作臭。其时五脏俱衰，四大不救，名曰乳岩。凡犯此症，百无一生，宜清肝解郁、益气养荣。患者清心静养，无挂无碍，服药调理，苟延岁月而矣。

脉 云

乳痈之脉，多于弦紧。弦数郁火，弦滑郁痰。

立 方

牛蒡子汤 治乳痈，结肿疼痛之甚，服此立散。

---

① 碗：原书字迹不清，据近圣居本补。
② 紫：原书字迹不清，据近圣居本补。

牛蒡子　陈皮　山栀　金银花　栝蒌仁　天花粉　黄芩
青皮各一钱二分　连翘　柴胡各一钱　甘草三分

水煎，临服加酒一钟同服。

消痈散毒饮　治乳痈，恶寒发热，焮肿疼痛，服此立消。

青皮　浙贝母　天花粉各二钱　蒲公英开黄花，即满地金钱，一
握，捣汁　连翘　鹿角屑　当归各一钱五分

水、酒各一钟，煎服。

飞龙夺命丹　治一切乳痈已成、未成者方见痈疽门。

散肿汤　治乳痈未成者①，一服立消，外贴太乙神应膏方见
痈疽门。

青皮　石膏各二钱　甘草节　瓜蒌子　没药　蒲公英即满地
金钱　金银花　当归尾各一钱五分　青橘叶二十片

水、酒各一钟，煎服。

［附］乳岩

立　方

青橘饮　治妇人百不如意，久积忧忿，乳内有核不痒不痛，
将成乳岩。

青皮五钱，醋炒　橘叶三十片

水煎，食远服。

神功饮　治妇人乳内一核初起如钱，不作疼痒，三五年成
者，红肿，溃时无脓，惟流清水，形如岩穴之凹。

忍冬藤　蒲公英　甘草节　金银花各二钱　瓜蒌一个，连壳

生酒煎服。

---

① 者：原作"功"，据上文例改。下同。

十六味流气饮　治乳岩赤肿疼痛。

人参　黄芪　当归　川芎各一钱五分　肉桂　白芷　厚朴
甘草　桔梗　防风　乌药　槟榔各一钱　赤芍　枳壳　广木香
苏梗各八分

水煎，食后服。

［附］肠痈

肠痈因湿热流入小肠而成，小腹急胀，按之则痛，小便淋
数，时时出汗，恶寒发热，腹皮坚实高肿，绕脐生疮是也。

立　方

神通散　治肠痈不拘已成、未成，服之脓血皆从大便中出。

出过蚕蛾烧灰　大黄各六钱　穿山甲炒　牙皂各五钱

上为末，每服一钱，酒调下。

化毒饮　治肠痈、腹痛初起，小腹肿痛急胀。

木通四钱　黄连　青皮　乳香　没药　大黄各三钱，九蒸九晒

生姜三片、水二碗，煎服。

牡丹皮汤　治肠痈，腹濡而痛，以手按之则止，或时时
下脓。

人参　丹皮　白芍　赤茯苓　黄芪　桃仁去皮尖　薏苡仁
白芷　当归　川芎各一钱　广木香　甘草　官桂各五分

水煎，食前服。

排脓汤　治肠痈，小腹胀痛，里急后重，时时下脓。

黄芪　穿山甲　白芷　当归各一钱二分　金银花　防风　川
芎　瓜蒌仁各一钱

水煎，食前温服。

十全大补汤　治肠痈，小腹胀痛，脓下无时方见发背门。

[附] 囊痈

囊痈者，乃阴虚湿热流注于囊，结而为肿，至溃之后，睾丸悬挂，犹不伤人。其毒从外发，治当补阴、清利、湿热为主。

立 方

如意黄金散 敷囊痈初起，红赤肿痛，发热坠重者。

天花粉　黄柏　大黄　姜黄各五分　白芷三两　厚朴　陈皮甘草　苍术　南星各三两

上为末，以葱汁同蜜调，敷患处。

清肝渗湿汤 治囊痈，肝经湿热结肿，小水不利，发热焮痛。

川芎　当归　龙胆草　生地　白芍　柴胡各一钱五分　天花粉　山栀　黄芩　木通　泽泻各一钱

灯心三十茎，食前服。

滋阴内托散 治囊痈已成，肿痛发热，有脓，服之即溃。

当归　川芎　白芍　黄芪各一钱五分　熟地　皂角刺　穿山甲炒　泽泻各八分

水煎，食前服。

悬痈门

悬痈者，乃三阴亏损，湿热结聚而成。此穴在谷道之前，阴器之下，又谓之海底穴也。初起如豆，少痒多痛，日久渐大，赤肿焮痛。溃脓后，轻则成漏，重则沥尽气血，变为痨瘵多矣。

立 方

内消沃雪汤 治悬痈初起，憎寒疼痛方见痈疽门。

琥珀蜡矾丸 治悬痈，并一切痈疽发背已成、未成之际。

恐毒不能出，必致内攻，预服以护心膜，亦散毒止痛。

明矾一两五钱　黄蜡一两二钱　琥珀　朱砂　雄黄各二钱　乳香一钱　蜂蜜三钱，临入

前药俱为细末，将蜡溶化，再末药并蜜搅匀，众手急丸如绿豆大，朱砂为衣，每服三十丸，白滚汤下。病重早晚日进二次，神效。

神功内托散　治悬痈日久不溃，高硬肿痛不可当者。

人参　白术各二钱　白芍　当归　附子　陈皮　穿山甲　木香各一钱二分　川芎　枳壳　皂角刺　黄芪各一钱

生姜三片，煎八分，食前服。

透脓散　治悬痈，并一切疽毒已成，不肯穿破者，服之即溃。

穿山甲炒　当归各二钱　黄芪　川芎　皂角刺各一钱五分

水、酒各一碗，食前热服。

生肌丸　治悬痈不能收口，每日早晚服之即愈方见发背门。

疔疮门附癣疮、臁疮

夫疔疮之初生也，人多不觉，生于头面手足、肚胁腰腿间，亦无定处。一二日必作寒热似疟，头疼体痛不可忍，其痛法异于寻常之症，须遍身觅之，有小疮头肿黑、根赤色而其形壮者，即外疔也。又有内疔与外疔同，亦发寒热，但疮形不见，过数日一处肿起，即内疔也。

立　方

追毒饮　治一切内外疔疮，神效。

归尾　川芎各八分　荆芥　干葛　乌药　独活　赤芍各六分　白芷　升麻各四分　羌活　甘草节　防风　枳壳　红花　苏木各七分

水二钟，煎八分，食远服。

金蟾丸　治一切疔疮。

草乌　雄黄　朱砂　海金沙　轻粉各二钱　蟾酥三钱，酒煮化

上为末，以蟾酥为丸，如绿豆大，每服三丸，用葱白一寸夹药在内，灰火中煨，令香取起，带葱连药嚼下，白滚汤送之，被盖出汗。

拔毒丹　治一切疔疮。

蜣螂一个，去翅、足　硇砂五分　白砒三分

上为末，以葱汁为丸，如绿豆大，先以三棱针刺破疮，将此丸以颊簪脚①捺入，须臾大痛，变作黄水而出。

解急饮　治一切疔疮。

野菊花捣汁一盏，滚酒送下，一日连进三服。

又方：马齿苋捣烂，加醋少许，敷在疔上，立刻拔出。

又方：酱板草捣烂，加醋少许、盐三分，敷患处，神效。

红玉散　治疔疮不收口。

轻粉　血竭各三钱　珍珠　甘草　黄连　铅粉各二钱

上为细末，掺上即愈。

代针膏　治疔疮坚硬作痛，并诸毒难治者，点上即时出脓。

碱水二碗，入硇砂五分，煎至一碗，加入天明②灰一两，待化过再熬至干，入白砒末三钱、银销末三钱，仍入好醋研和，收贮器中。

神验方　治一切疔疮初起，一敷即散。

烂鸡粪　蜗牛七个　荔枝肉一个　杏仁七粒　银朱三分

上四味同烂鸡粪捣匀，贴在患处。

---

① 颊簪脚：《外科方外奇方》卷三"拔疔丹"作"顶针"。

② 天明：原书字迹不清，据近圣居本补。

[附] 癣疮

立 方

柳光散 治一切顽癣。

斑蝥去翅、足 大枫子各二钱 川槿皮 枯矾 轻粉各三钱
白砒五分

上为细末，醋调擦患处。

又方：治阴癣。

川槿皮二钱 槟榔 番木鳖子各五个，以上三味用阴阳水三碗，煎
至一碗，入后药 全蝎 巴豆 大枫子肉 斑蝥各十五个 麝香四分
轻粉三钱

上为末，以前药水调和，将穿山甲刮微破，用笔蘸涂之，
六日全愈。

浮萍丸 治一切阴阳顽癣。

紫背浮萍 苍耳草 苍术各二两 苦参三两 黄芩 僵蚕
钩藤 豨莶草 防风各一两五钱

上为末，酒法为丸，每服二钱，白滚汤送下。

效妙散 治一切顽癣，并杨梅癣亦效。

密陀僧 雄黄各三钱 白砒二钱 枯矾五钱 硫黄火煅，入烧酒
煮过，埋土中一宿，一两

上为细末，抓破患处，以煨熟姜切开，蘸药擦上，七日全无。

[附] 臁疮

立 方

万金膏 治臁疮久不收口。

黄连　粉霜各三钱　轻粉　铅粉各二钱　樟脑　银朱各五分
冰片三分

上为细末，以猪脂溶化，入前末，留冰片候冷加入，和匀
摊贴，神效。

赤玉膏　治内外臁疮。

血竭　黄丹　血余煅灰　寒水石煅过。各一两　珍珠一钱五分
黄蜡六两　猪脂一两

上为极细末，先以黄蜡、猪脂溶化，再入前末搅匀，摊贴疮上。

洗方

黄柏　花椒　杏仁　防风　苦参　荆芥各等分

上药水煎，去渣，洗疮，以绢拭干，再贴赤玉膏。

瘰疬门 附汤火、金疮

瘰疬皆由①于痰毒风热所致，先起之于少阳一经，因不守
禁忌，延及阳明经。缘是食味之厚，郁气之积，故发此症也。

立　方

真人活命饮　治瘰疬未溃，连服五剂立消方见痈疽门。

紫金锭　治瘰疬初起，磨五钱，滚酒下，外以井水磨敷方
见痰症门。

飞龙夺金丹　治瘰疬已溃、未溃，每服三丸，葱、酒送下
方见痈疽门。

蜡矾丸　治瘰疬未溃时，滚汤送下三钱，渐消止痛。

生肌神秘散　治瘰疬溃烂，不得收口，掺之二方俱见发
背门。

---

① 由：原作"犹"，据文义改。下同。

［附］汤火

玄妙饮 治汤火所伤。先服，恐火毒攻心。

川黄连　天花粉　玄参各二钱　陈皮　桔梗　山栀各一钱五分

淡竹叶廿片，煎服。

黑龙散 治一切汤火伤，以此敷之。

山木炭　黄连　大黄各等分

上为末，以生桐油敷患处。

［附］金疮

秘验桃花散 治刀刃所伤，出血不止。

石灰一升　大黄五两，切片，同炒红色，筛去大黄

上炒过石灰，以水牛胆汁拌匀，复装入胆内，阴干为末，搽患处。

广疮门 附结毒、便毒、疳疮、蛀疳

夫广疮者，即杨梅疮也，总由湿热邪火所化，气之传染者轻，精化欲染者重。

立　方

托毒饮 治广疮初起。

当归尾　金银花　天花粉　连翘各一钱　赤芍　皂角刺　僵蚕　蝉蜕各六分　芒硝　穿山甲　大黄各二钱　蜈蚣一条

水煎，空心服。

灵奇饮 治广疮，一服神效。

麻黄去节，春夏六钱，秋冬八钱　大黄　蝉蜕　威灵仙　白芷各一两

以羊肉一斤、水五碗煮，去肉，留汤煎药，热服出汗。

化毒汤　治一切广疮。

川黄连　木瓜　金银花　苡仁米各二钱　肥皂子七个　皂荚子七个　土茯苓半斤　猪胰子一个

水七碗，先煎胰子，取汁煎前药，空心服。

点药

杏仁取霜，二钱　胆矾　轻粉各八分　冰片　麝香　银朱各三分

上为末，醋调点上。

十全大补汤　治广疮将愈，多服以补元气，日后无患方见发背门。

［附］结毒

结毒神效方　治一切结毒，并筋骨痛。

当归　川芎各三钱　肥皂子七个　防风　生地　白鲜皮　赤芍　金银花　牛膝　人参　防己　威灵仙各二钱　土茯苓四两

水四碗，煎二碗，温服，服后饮酒以助药力。

八宝奇秘散　治一切结毒。

钟乳石　牛黄各三钱　麝香　冰片各六分　蟾酥　鸦片各分半　珍珠　朱砂各三钱

上为细末，收贮，临用时取药一钱，加飞面三钱同拌匀，分作十服，每一服加土茯苓一斤、水四碗，煎汤调服。

生肌散　治结毒流脓水、不得收口，掺患处方见发背门。

［附］便毒

祛毒饮　治便毒初起，一服即消。

金银花　穿山甲各二钱　瓜蒌仁带壳,一个　全蝎五个　大黄
五钱　牛膝　甘草各一钱

水、酒各半,煎服。

飞龙夺命丹　消肿定疼方见痈疽门。

吸毒竹筒　治便毒已溃,脓出不尽,用此。

生肌散　治出脓难于收口,掺患处二方见发背门。

［附］疳疮蛀疳

龙胆泻毒汤　治一切下疳。

柴胡　龙胆草　山栀各一钱　大黄　黄连　滑石　木通各一
钱五分　甘草五分

加灯心三十茎,食前服。

长肌散

珍珠一两　乳香　血竭各三钱　头发煅灰　丝绵煅灰　冰片各
一钱

上为末,掺患处。

碧云散　治蛀筋疳,先以杏仁煎汤洗。

象牙泥裹煅存性　雄黄煅　凤凰衣煅。各一钱　鸡肫皮五个,煅
南枣煅　面粉　珍珠　茶叶煅灰。各二钱

上为末,搽患处。

痔疮门附痔漏

夫痔,不分男妇小儿皆有。缘富贵之家多患此疾,皆因嗜
饮曲酒,过贪色欲,并厚味肥甘、椒姜炙煿等物,以致湿热流
注大肠之经,积而成痔。蕴蓄日久,则变为漏矣。

立 方

和荣清火汤 治痔疮疼痛。

槐角子 连翘 枳壳各一钱 川连 当归 川芎 桃仁 生地 赤芍各一钱五分

加灯心三十茎，煎服。

壮气收肠汤 治翻花痔，肠落不收。

黄芪 人参 当归 川芎 广木香 金银花 川连各一钱 升麻七分

黑枣二枚，煎服。

猬艾丸 治一切痔疮出血，里急后重。

艾叶 槐角 地榆 当归 川芎 刺猬皮 贯众各一两 头发煅存性，三钱 猪后甲十个，炙焦

上为末，蜜丸，每服三钱，空心米饮下。

熊冰散 治内痔。

熊胆 冰片 芦荟 雷丸各二钱 银朱五分

上为末，以胡萝卜煨半熟，绵裹蘸药入幽门。

［附］痔漏

清润汤 治一切痔漏。

防风 秦艽各一钱五分 生地 当归 川连 阿胶各二钱

水煎，食前服。

秘灵丹 治一切远年、近日痔漏，神效。

血竭 乳香 没药 全蝎去头、足 僵蚕 蝉蜕各三钱 大黄酒蒸 当归 象牙挫末。各八分 穿山甲酥炙 头发煅 珍珠各四钱 川连 槐花 琥珀各五钱 青黛 刺猬皮各二钱五分，醋浸，去刺，炙

上为末，以黄蜡八两溶化，入蜜一两，同前末搅匀，众手为丸，每服二钱，空心清茶送下。

耳疮门 附诸虫入耳

夫耳疮，皆缘三焦湿火、肝经风热，并肾家虚火妄动而成疮者是也。

立　方

清肝抑火汤

石菖蒲　川连各三钱　　龙胆草　山栀仁　柴胡　当归各一钱五分

龙眼肉五枚，空心煎服。

珍奇散　治耳疮，并耳内流脓。

珍珠　炉甘石煅　紫草茸各三钱　麝香　枯矾各二分

上为细末，吹入耳内。

［附］诸虫入耳

蝇、蚊诸细虫入耳，以麻油滴数点入窍，虫自死，取出。

蜈蚣、蜜蜂等大虫入耳，以肉炙香安耳边，其虫闻香自出。

有虫夜间暗入耳者，宜正坐点灯，光向耳边，其虫自出。

诸虫咬

蜈蚣咬，取蜘蛛一枚于上，即吸其毒，立愈。

壁镜①咬，醋磨大黄涂之。

---

①　壁镜：又称"壁钱"，蜘蛛的一种。体扁黑色，腿长易脱落，常在墙上织成白色圆形的囊，用以孵卵。

毒蛇咬，雄黄（为末）、蓝叶（捣汁）调敷，内以半枝莲（取汁）入酒和汁服。

蜘蛛咬，毒入肉，取苎汁涂之。

蚯蚓咬人，形如大麻风，眉须皆落，以浓盐汤浸浴数次愈。

蝎咬，白矾一两为末，醋半碗煎滚，入矾末浸螫处，外以井泥敷之。

蠼螋乃妖虫也，隐于墙壁间，尿射人影，遍体生疮如汤火伤，以鸡翅毛（烧灰）、麻油调敷。

蜈蜂咬，取地下青苔擦之；又方，以耳末①搽上，其痛立止。

诸兽伤

马咬，独颗栗（烧灰）掺上。

鼠咬②，麝香（为末）唾调涂，或用猫毛（烧灰）裹③之。

猫咬，薄荷汁涂。

猪咬，松脂熔作饼子贴；又方，屋溜中泥涂。

虎咬，明矾（为末）掺伤处裹之，止痛立愈。

狗咬，花椒煎水洗，兰草（为末）、麻油调涂。

狂狗咬，番木鳖（磨水）服三分，其伤以麻油灯火爆④之，再⑤服雷横散。

雷横散 治狂狗咬，一服即愈。行下有胞衣包之，一串约

---

① 末：《证治准绳·疡医》"诸虫兽螫伤"作"塞"。
② 咬：原作"蛟"，据上下文例改。
③ 裹（yì）：缠绕。
④ 爆：原作"刺"，据五凤楼本改。
⑤ 再：五凤楼本作"或"。

六七个，先看如头上有红发一根，已伤五脏，不可救矣。

白丑　黑丑　大黄各六钱　雄黄一钱

上为末，大人二钱，小儿一钱，黑砂糖汤调下。

误吞诸物[①]

误吞钗环：取韭白根，令萎黄，煮使熟，勿切，食一大束，钗即随出。

又方：取饴糖一斤，渐渐尽食之，便出。

误吞钱：炼蜜服二升，即出矣。

误吞钉并箭、金针、钱等物：多食肥羊肉、羊脂诸般肥肉等，自裹之即出。

误吞金银环子、钗子：以水银半两吞之，再服即出。

小儿误吞针：用磁石如枣核大，磨令光，钻作窍，丝穿含针即出。

小儿误吞珠珰[②]钱而哽：烧铜弩牙赤，投水中冷，饮其汁立出。

小孩误吞铜钱在喉，不上不下住喉间，生死止在旦夕：以生鸭蛋去壳，食之即下。

食中误吞发，绕喉不出：即取头发烧灰，每服一钱，水调下。

食诸肉中毒[③]

误服馔中毒，未审中何毒，卒急无解：只煎甘草、荠苊汤

①　误吞诸物：该节内容原无，据近圣居本补。
②　珰（dāng）：古代妇女戴在耳垂上的装饰品。
③　食诸肉中毒：该节内容原无，据近圣居本补。

服之，入口便服。

食自死六畜肉中毒：黄柏①末服方寸匕，未解再服之。

食牛羊肉中毒：煮甘草服之一二绳，即愈。

饮食中毒：苦参三两，酒二升半，煮取一升服，作吐愈。

食生肉中毒：掘地深三尺，取土三升，水五升，煎五沸，清服一升即愈。

食马肝有毒杀人者：以雄鼠屎三七枚，和水研，饮服之。

食郁肉漏脯②中毒：屎末，酒服方寸匕。

食鱼中毒：橄榄、陈皮饮汁。又方：服冬瓜汁最验。

食蟹中毒：用紫苏煮汁饮之。又方：生藕汁或煮干，蒜汁或冬瓜汁并佳。

---

① 柏：原脱，据《证类本草》卷十二"柏木"补。

② 郁肉漏脯：腐败变质的肉食。

校注后记

一、孙文胤生平简介

孙文胤，字对薇、薇甫，号在公，自称尊生主人，明代医家，新安（安徽休宁）人。孙氏自幼聪颖，研读三坟五典，飏举不凡。青年时，于休宁掌管宾客请见等传达与接待事务，但他囊括文雅，杰然著作之林而小有名气，故怀有远大抱负而性格自负狂傲，自谓获取功名如俯身拾芥。然而，官场上严酷诡异的政治环境，使他屡考功名不第，因不能展现其鸿鹄之志，导致心绪愤郁，日久以致疾患缠身，于是便放弃举业而专习医学。后移居江苏镇江舅父故里，研习《素问》《灵枢》《难经》，悉发古今医家论著，穷搜博讨，考故征新。虽觉习医之苦不比读"八股"轻松，然读之多年亦渐入佳境，病体遂获痊愈。如此经过数年寒窗残灯、苦心孤诣之研习，孙文胤对中医学的"五运六气之征，五脏六腑之变，温凉生克之数，标本奇正之方，亦庶几管窥蠡测，探其一斑矣"。于是，孙氏便往来于大江南北，金焦、北固二山之间，为当地民众诊病疗疾，所投辄治，应手见效，在当地颇负盛名，"问膏肓者踵相接也"。

明崇祯年间，孙氏之舅父谈自省，官任应天府府尹通议大夫，见其外甥医业有成，医技日精，认为其医术已不能仅囿限于镇江弹丸之地，遂召之来平湖行医。平湖，地处古代东吴长江下游平原，北接沪申，南近杭城，西邻嘉湖，人口众多，物产丰富。且平湖一地，"人士闲雅，林水潇散，读书谈道，地与性宜"。于是便租屋寓居，行医于此，使平湖"一郡疾疢，籍彼以医"。孙氏于医学"精理明义，因病以设方，不执方以求病"，无怪乎徐石麟盛赞孙氏医术，在镇江则名振镇江，在平湖则名振平湖，在嘉兴则名振嘉兴。他认为倘若让其复归新安，肯定也是名振新安的。孙氏医术在平湖、嘉兴一带名声大噪，以致第中诸辈皆称其为"新都（新安）孙对薇，卫生神手也"。

行医二十余年后，孙氏遂将平生治验心得，"以济物之暇，益肆力于仲景、元素诸家之秘旨，精思剧解，汇辑成编"，名之曰《丹台玉案》，以嘉惠后学。

二、《丹台玉案》提要及版本

《丹台玉案》，全书 6 卷，为论述中医内、外、妇、儿诸科，而以中医内科杂病为主的综合性医书。成书于明崇祯十年（1637）。书中集《素问》《难经》《灵枢》、仲景、河间、丹溪、东垣等诸家医书，撷其精核萃要，删去繁芜雷同，合而采撰而成。卷一首论脉镜诊断，后列调摄养生 16 条，并介绍《素问·灵兰秘典论》之藏象图说、各脏用药治法。卷二至卷六，分别介绍伤寒、中风、温病、温疫、内科杂病、妇人、小儿、疔疮、痈疽，以及耳鼻、咽喉等 80 余门、200 余种病证，依照证、因、脉、方次序，逐一阐述。论述中肯平实，涉方全面广泛。

据孙氏自序，《丹台玉案》成书于明崇祯九年（1636），刊于明崇祯十年（1637）。《中国中医古籍总目》记载，该书现存多种明、清木刻版本，现介绍如下：

1. 明崇祯十年（1637）孙氏仁寿堂刻本

该版本为最早的刻本，6 卷，12 册，分装 2 函，版式单鱼白口，四周单边，21.2cm×13.2cm，9 行 20 字，现存于中国中医科学院图书馆、中国中医科学院医史文献研究所、长春中医药大学图书馆、成都中医药大学图书馆、天津图书馆。成都市图书馆所藏的明崇祯九年（1636）刻本，尚未经实地考察，疑即为明崇祯十年（1637）刻本。上海图书馆所藏的明崇祯十一年（1638）刻本，经实地考察，为明崇祯十年（1637）刻本。1984年上海科技出版社据此刻本影印。

2. 明崇祯十一年（1638）近圣居刻本

《中国中医古籍总目》未载版本情况，经考核为近圣居刻本，系仁寿堂翻刻本，6卷，12册，分装2函。版式、字体、行款、字序、装帧均与仁寿堂刻本相同，序文亦与仁寿堂刻本相同。现存上海图书馆。考近圣居之名，有《福建省志·出版志》附录二"古代部分书坊名录"记载的明代晋江安海余氏近圣居（系书坊），和《浙江藏书史》记载的清代鄞县柯氏近圣居（系藏书楼）。值得一提的是，《美国哈佛大学哈佛燕京图书馆藏中文善本汇刊》第四、五、六册载有"近圣居三刻本参补四书燃犀解二十一卷"，版本年代鉴定为明崇祯末年。因此，综合上述情况，该版本应为明崇祯末年晋江安海余氏近圣居翻刻仁寿堂本。

3. 清顺治十七年（1660）学余堂刻本

该刻本6卷，12册，分装2函，版式四周单边，白口，无鱼尾，24cm×13cm，9行20字。序文与仁寿堂刻本相同。现存于中国中医科学院图书馆、首都图书馆、首都医科大学图书馆、中国人民大学图书馆、中国医学科学院图书馆、四川大学医学图书馆、广州中医药大学图书馆、浙江大学图书馆医学分馆、内蒙古中蒙医研究所图书馆、南京中医药大学图书馆、山西中医药研究院图书馆、天津医学高等专科学校图书馆。

4. 清乾隆元年（1736）三乐堂刻本

该刻本6卷，12册，分装2函，版式、字体、行款、字序、装帧均与仁寿堂刻本相同，序文亦与仁寿堂刻本相同。现存于中国中医科学院图书馆、首都图书馆、国家图书馆、河北医科大学图书馆、天津中医药大学图书馆、天津医学高等专科学校图书馆。《中国中医古籍总目》所载中华医学会上海分会所藏的清康熙刻本，经考察即为三乐堂刻本。

5. 清乾隆十四年（1749）存仁堂刻本

《中国中医古籍总目》未载，6卷，12册，分装2函，版式、字体、行款、字序、装帧均与仁寿堂刻本相同，序文亦与仁寿堂刻本相同。现存于中国中医科学院图书馆。

6. 清五凤楼刻本

该刻本6卷，6册，版式单鱼白口，四周单边，24.5cm×13.2cm，9行20字，序文与仁寿堂刻本相同。现存中国中医科学院图书馆、国家图书馆、内蒙古自治区图书馆、山东省图书馆、宁波市图书馆、辽宁省图书馆、山西省图书馆、湖南中医药大学图书馆、上海中医药大学图书馆、黑龙江省中医研究院图书馆、苏州市中医院图书馆、陕西省中医药研究院图书馆。

至于首都医科大学图书馆所藏的清顺治师俭堂刻本系孤本，因图书馆搬迁中遗失未见，不能判断。

三、孙文胤学术思想及临床经验

1. 沉潜经典，洞晰脉理

《丹台玉案》首列"先天脉镜"一章，孙氏自谓是"得之异人秘授，并自胗验，与轩岐、叔和有所不同"。但实际上是孙氏揣摩《素》、《难》、《灵枢》、仲景、河间、丹溪、东垣诸家之书，并结合自己临证之经验而得。他先论脉之胃气，一般谓脉有胃气，是指医者在诊脉时，指下不浮不沉，不急不徐，从容和缓，节律一致，但掌握却很困难，大多存在着"人不自知，不自见"。故孙氏说："在脉中，指下难取形状，便是胃气；但可以形状拟，便是六淫之气也"。指出除浮沉、迟数等病脉外的脉都是脉有胃气的表现。他说："乃指下浑浑缓缓，无形之可碍者是也，但觉有形，便是六淫阻滞，就可认之为病脉也。须大小缓急不同，乃六淫之体性有不同耳，自与中和胃气大相悬隔。苟若以邪为无形，则气血以自通畅流行，乃正气而非邪气，何病之有哉！"所以"人须病，而脉犹有胃气者可医，无则不能治"。"故诊之时，既是邪脉，犹当表里之中寻取胃气也。此脉但可被邪脉伤，终不与邪脉混，故当审察分看，不可茫茫然无杂别也。人能知此医理，斯过半矣"。此外，孙氏还强调须分部来辨别胃气，"夫诊脉下指之时，须观胃气为主，若此部得其中和，则此部无病。或云独大者病，独小者病，此言犹未尽善。譬若寸关尺三部，有二部皆受热邪，则二部洪盛而一部独小者，得其中也。今若以小者配大者，不去凉二部之热，而反来温一部之寒，吾恐如抱薪救火，而反伤其一部中和之体，可不损人之天年者矣。故当以胃气为主者是也"。这对临床颇有参考价值。

2. 依据脏腑，分类用药

药物的分类从《神农本草经》上、中、下三品开始，至明代李时珍《本草纲目》按水、火、土、石、草、谷、菜、果、木、器、虫、鳞、介、禽、兽、人等十六部分类法，以及清代汪昂《本草备要》按药物功能分类，应该说是完备了。但孙氏从临床实际出发，改用脏腑分类，结合补泻温凉以用药。如心补用枣仁、麦门冬、远志、山药、当归、天竺黄，泻用贝母、玄胡索、黄连、木香，温用藿香、石菖蒲，凉用竹叶、牛黄、朱砂、连翘、犀角，引经用独活、细辛等，颇切临床实用。

3. 伤寒正名，寒温一统

孙氏在"伤寒门"中将伤寒分为真伤寒、温病、热病、温疫与类伤寒（夹食伤寒、夹痰伤寒、蓄血伤寒、脚气伤寒、劳力伤寒）。真伤寒与感冒伤寒及似伤寒而非伤寒等相似者如何辨之？他认为：真伤寒为"冬月感冒而发"。温病为"冬伤于寒不即病，至春分后而发"。热病为"冬伤于寒，春亦不病，到夏至后而发"。温疫为"有感于天行时气，而病相同者"。"或足、膝等处忽然红肿或软弱，发热、头疼"为脚气伤寒；"或心腹饱闷、呕逆、头疼、发热恶寒，右手关脉紧盛，左手三部和平，而身不痛者"是伤食；"若头痛而身亦痛，左右手俱紧盛"为夹食伤寒；"左手脉来紧盛，右手洪滑，或寸脉沉伏，身热、恶寒、隐隐头痛、喘咳烦闷、胸胁体痛"是夹痰伤寒；"头痛、发热、恶寒，但右手脉来空虚，左手脉来紧盛"是劳力伤寒；"左手脉来紧涩，右手脉沉芤，心、胸、胁下、小腹有痛处，汗至胫而回"是蓄血伤寒。集前贤诸说而有创新，熔温病、伤寒学说于一炉，强调从病之宜，不拘一格，于后世伤寒、温病之研究，在证情归类、辨证鉴别方面均有较大启示。

4. 因病设方，不执病施

《丹台玉案》一书总收病种约153种，因病设方，每种病证立方若干。选方也较广泛，如中风门选用通关利窍散、仙授立刻回生丹、小续命汤、乌药顺气散、排风汤、愈风汤、稀涎散、清神解语汤、保命金丹、解语丸、正舌汤、豨莶丸、防风至宝汤等13首方剂，其中的通关利窍散、仙授立刻回生丹2首方为孙氏自拟。对于其他引用的方剂适应症、用法，叙述比较具体，倡导不执病而施方，须因症加减。在具体使用上，则因症、因人、因时而加减变化不同。如小柴胡汤，孙氏共列了29种加减法，理中汤则列了 17 种加减法。此外，孙氏还提倡依据病变部位来加减，如犀角地黄汤，"心经血，加麦冬、黄连；肝经血，加青皮、黄芩；脾经血，加百合、白芍；肺经血，加百部、天冬、山栀；肾经血，加知母、黄柏、玄参、青蒿；胆经血，加柴胡、竹叶；胃经血，加干葛、大黄；心包络血，加茅根、丹皮；大肠经血，加槐花、地榆；小肠经血，加山栀、侧柏、木通；膀胱经血，加茅根、牛膝；三焦血，加地骨皮、连翘；吐血不止，加陈棕灰（炒黑）、荆芥穗；蓄血不消，加桃仁、大黄"。最后值得一提的是，孙氏依据季节来调整原方的剂量，如三黄丸，春三月用大黄二两、黄连四两、黄芩四两，夏三月用大黄一两、黄连一两、黄芩六两，秋三月用大黄二两、黄连二两、黄芩六两，冬三月用大黄五两、黄连三两、黄芩三两。

5. 融会贯通，化裁古方

孙氏汇集精萃，融会诸说而以己意折衷，探索群书，谨守绳尺，节解章列，条分缕析，对古方药物组成进行加减化裁。如神仙粥，原载《惠直堂方》卷一，组成为葱白 7 条（连根叶），生姜 5 大片（捣碎），白糯米 1 撮。主治伤寒阴阳两感，初起发寒热。孙氏改用带皮老姜三两，捣烂，将热酒泡饮。治身热作饱，不思饮食，头疼，冒雨受寒，一时无觅医处，此法取汗。孙氏认为此方简便，"轻者即愈，重者可解一时之急"。再如固元汤，原载《医宗己任编》卷三，组成为人参、黄芪、归身、甘草、煨姜、大枣、白芍，主治气虚不能摄血之吐血。孙氏改为人参、五味子、黄芪、甘草、枣仁，治血从毛孔中出之血汗等。在《丹台玉案》一书中，孙氏对原方直接以加味或加减命名者，有加味理中汤、加味平胃散、加味治中汤、加味四君子汤、加味香苏饮、加味理中汤、加味补中益气汤、加味香连丸、加味滚痰丸、加味地黄丸、加味定志丸、加味八正散、加味香苏散、加味二陈汤、加减续命汤、加减调中汤、加减补中益气汤等20余首。

6. 独出机杼,创制新方

《丹台玉案》悉发古今医家论着,穷搜博讨,考故征新,将平生治验心得,共收录方剂723首,其中孙氏根据自己的临床经验,创制新方313首,占全书方剂的三分之一以上,如回阳急救汤、清热解毒汤、疏风清热饮等。此外,孙氏还非常重视单验方,《丹台玉案》一书另载单验方120余首。如治疟疾久远不愈的秘验方、治伤食成疸的秘方、治血崩初起的秘方等。这些新方和单验方切合临床实际,极大地丰富了中医方剂学内容,给后人留下了一笔宝贵的遗产。

7. 强调君佐,重视引经

孙氏十分强调药物配伍中的君佐作用,如治一切头痛的灵速散,"风入太阳经,则发际痛、脉浮紧、恶风寒,以羌活为君,川芎、升麻、白芷、防风、甘草为佐。风入阳明经,则额前痛,兼鼻痛、脉浮缓、发热恶寒,以白芷为君,羌活、升麻、川芎、防风为佐。风入少阳经,则两鬓间及额角痛、脉弦、往来发热,以柴胡为君,川芎、升麻、羌活、白芷为佐。风入少阴经,则头骨紧痛,以细辛为君,独活、防风、黄柏、白芷为佐。风入厥阴、太阴之交,则顶巅痛,以藁本为君,升麻、川芎、牙皂、甘草为佐"。此外,他非常重视引经药物的使用。他认为由于病变部位的变化,宜斟酌损益。如治血凝气滞的秘方,孙氏认为"内伤于血,视其所伤者何处,分上下治之"。如胸前痛,则用红花、赤曲、降香、丹皮,而以桔梗引经,枳壳开气;如两胁痛,用当归、苏木、红花、桃仁,而以青皮、柴胡引经,以木香调气；如中脘痛，有当归为君，佐以玄胡、红花、苏木，而以芍药引经，大腹皮宽膨胀；如小腹痛，用桃仁为君，佐以当归、红花、蓬术，而以青皮、官桂引经，槟榔破气。

8. 擅用外治，提倡食疗

中医外治疗效独特，具有简、便、廉、验之特点，孙氏擅用外治，其内容包括针灸、点眼、脐疗、外敷、熏洗、水渍等20余法。如中热在路、昏迷不知人事、汤药不便，恐气脱难治，解急方法为"急扶阴凉处，不可卧湿冷地，掬道上热土于脐上，拨开作窍，令人尿于其中，急求生姜或蒜嚼烂，以热汤或童便灌下，外用布蘸热汤熨气海，立醒。醒后切勿饮冷水，饮之即死"。其他如治疗股痛的洗法、治遍身发斑的搽药方、治疗脱阳的蒸脐法、治噤口痢的点眼散、治拳毛倒睫的搐鼻散、治疗缠喉风的熏法等。此外，孙氏还倡导食疗，如治痈疬壮热、形体羸瘦的鸡肉丸（黄连、柴胡、鹤虱、秦艽、知母、黄芩、使君子、芦荟、芜荑、黄雌鸡）、治黄疸久久不愈的效验方（茵陈、红枣）等。

总之，孙氏汇集精萃，发古今医论，结合平生治验心得，创新发挥，对中医学的贡献诚如施风来在序中评价："有对薇之人，可以拯救一世；有对薇之书，可以垂训四方。"

方名索引

十一画

丹台玉案

三五四

总书目

I

伤寒论特解

伤寒论集注（徐赤）

伤寒论集注（熊寿试）

伤寒微旨论

伤寒溯源集

伤寒启蒙集稿

伤寒尚论辨似

伤寒兼证析义

张卿子伤寒论

金匮要略正义

金匮要略直解

高注金匮要略

伤寒论大方图解

伤寒论辨证广注

伤寒活人指掌图

张仲景金匮要略

伤寒六书纂要辨疑

伤寒六经辨证治法

伤寒类书活人总括

订正仲景伤寒论释义

张仲景伤寒原文点精

伤寒活人指掌补注辨疑

诊　　法

脉微

玉函经

外诊法

舌鉴辨正

医学辑要

脉义简摩

脉诀汇辨

脉经直指

脉理正义

脉理存真

脉理宗经

脉镜须知

察病指南

崔真人脉诀

四诊脉鉴大全

删注脉诀规正

图注脉诀辨真

脉诀刊误集解

重订诊家直诀

人元脉影归指图说

脉诀指掌病式图说

脉学注释汇参证治

针灸推拿

针灸全生

针灸逢源

备急灸法

神灸经纶

推拿广意

传悟灵济录

小儿推拿秘诀

太乙神针心法

针灸素难要旨

杨敬斋针灸全书

卫生编

袖珍方

仁术便览

古方汇精

圣济总录

众妙仙方

李氏医鉴

医方丛话

医方约说

医方便览

乾坤生意

悬袖便方

救急易方

程氏释方

集古良方

摄生总论

辨症良方

活人心法（朱权）

卫生家宝方

寿世简便集

医方大成论

医方考绳愆

鸡峰普济方

饲鹤亭集方

临症经验方

思济堂方书

济世碎金方

揣摩有得集

亟斋急应奇方

乾坤生意秘韫

简易普济良方

内外验方秘传

名方类证医书大全

新编南北经验医方大成

临证综合

医级

医悟

丹台玉案

玉机辨症

古今医诗

本草权度

弄丸心法

医林绳墨

医学碎金

医学粹精

医宗备要

医宗宝镜

医宗撮精

医经小学

医垒元戎

医家四要

证治要义

松厓医径

扁鹊心书

素仙简要

慎斋遗书

折肱漫录

丹溪心法附余

IV